Inhalt

Heilen mit Musik – Zu diesem Buch	7
Warum lieben wir Musik? – Berichte aus Forschung und Therapie	16
Musiktherapie zwischen Forschung und Praxis	16
Die Wirkungen der Musik erforschen – ein Überblick ..	16
Musiktherapie und Forschung – Arthur W. Harvey (USA)	28
Die Brücke zur Welt – Ein Forschungsprojekt mit Musik auf der Intensivstation	40
Interview mit Professor Hannich	51
Kontakte ohne Sprache – Musiktherapie mit Schädel-Hirn-Verletzten	64
Das Hören – Wie wird aus Schall Musik?	71
Hören – ein Teil der Sinnesphysiologie	71
Was passiert, wenn wir Musik hören? – Hirnforschung .	81
Musiktherapie mit Frühgeborenen	90
Singen, Spielen, Hören – Grunderfahrungen in der Musiktherapie	97
Der Ton macht die Musik – Physik und Psyche	97
Singen ist gesund	115
Die Macht der Instrumente	121
Rhythmus und Melodie in der Musiktherapie	134
Musikhören zwischen Selbsterfahrung und Therapie – Ute Wagener	144
Interview mit Ute Wagener	147

Die Traditionen der Musiktherapie 162
Die magisch-mythische Form der Musikheilung 162
Rational-wissenschaftliche Methoden der Musikheilung
in Antike und Mittelalter 170
Musik und Medizin vom 15.–19. Jahrhundert 183

Musiktherapie in der Praxis 191
Musiktherapie in der Psychotherapie 191
Musiktherapie als Psychotherapie – Bericht aus der Praxis 206
  Interview mit Dr. Rosemarie Tüpker 208
Musiktherapie bei Depressionen 220
Musiktherapie in der Psychiatrie 229
  Interview mit Volker Mönnich 234
  Interview mit Martin Kusatz 239
Musiktherapie in der Kinder- und Jugendpsychiatrie 242
  Interview mit Wolfgang Meyberg 249
  Interview mit Ottmar Krauß 252
Musiktherapie mit Autisten 254
Musiktherapie mit älteren Menschen 260
Musiktherapie mit geistig Behinderten 268
  Interview mit Sabine Fleer 274

Ausbildungsmöglichkeiten in der Musiktherapie –
Eine Übersicht 279
Verzeichnis der verwendeten Literatur 290
Literaturempfehlungen 298
Anhang 303
Sachverzeichnis 306

Heilen mit Musik – Zu diesem Buch

Wenn wir gesund sind, haben wir wenig Grund, über Krankheit und Heilmittel nachzudenken. Wir gehen unseren alltäglichen Beschäftigungen nach. Plötzlich aber fehlt etwas. Das Herz macht nicht mehr mit oder der Rücken, vielleicht auch die Psyche nicht mehr. Wir werden krank – und bekommen Angst: Wird es bald wieder besser werden? Helfen uns die Mittel, die der Arzt uns verschreibt, die Tabletten, Tropfen, Bestrahlungen?

Wenn wir krank sind, fragen wir auch: War es abzusehen? Habe ich es vorher gefühlt? Hätte ich rechtzeitig etwas dagegen unternehmen können? – Wir stellen uns und unsere Lebensgewohnheiten in Frage, die viele Arbeit, den Streß beim Autofahren, den Alkohol und vieles andere mehr. Ja, mehr noch: Wer krank ist und auf Heilung hofft, zieht immer auch die in Zweifel, die helfen wollen: den Arzt, der doch so viele Dutzende von Patienten betreuen muß, die überforderten Pflegerinnen und Pfleger in den Kliniken, die Therapeuten, die den Ursachen der Erkrankung nachspüren. Reichen ihre Heilmittel aus? Sind Tabletten, Tropfen oder andere Arzneien überhaupt die geeigneten Mittel, um unsere Krankheiten zu kurieren?

Immer mehr Menschen spüren solche Zweifel an der Effektivität und Zuträglichkeit der Schulmedizin. Viele beginnen sich umzuorientieren, suchen nach Alternativkonzepten – eine der auffälligsten und wichtigsten Entwicklungen in unserem Gesundheitswesen. Große Zeitschriften sprechen von einem Boom alternativer Behandlungsmodelle und belegen deren Vielfalt von Akupunktur über die Homöopathie und verschiedene psychosomatische Ansätze bis hin zu abstrusen »Geist- oder Wunderheilern«.

Das ist auch die Stunde eines Heilmittels, das die Menschen zwar seit Jahrtausenden kennen, das in der modernen Medizin aber eine Wiedergeburt erlebt: die Musik. Ein Heilmittel, das – wenn wir der Bibel glauben wollen – um das Jahr 1000 vor unserer Zeitrechnung den israelischen König Saul von einer schweren

Melancholie heilte und das noch im 17. und 18. Jahrhundert in ganz Europa, aber auch zum Beispiel im Orient am Krankenbett verordnet wurde – vom »Medicus«, der häufig selbst auch ein »Musicus« war! Zahlreiche Malereien, Dokumente und Gesundheitsführer aus jener Zeit überliefern die positiven Erfahrungen jener – nach heutigen Maßstäben – vorwissenschaftlichen, »magischen« Heilpraxis.

Mit der Entwicklung der modernen naturwissenschaftlichen Medizin im 19. und 20. Jahrhundert allerdings verlor die Musik – von wenigen Ausnahmen, zum Beispiel in der Psychiatrie, abgesehen – ihre traditionelle Akzeptanz bei den Medizinern. Kein Wunder, war doch deren Konzept nun vor allem auf die wissenschaftlich exakte Untersuchung objektiver Naturprozesse gerichtet – etwa auf den Nachweis chemischer, biologischer oder physiologischer Prozesse. Arzneien und Behandlungsmethoden wurden gesucht und entwickelt, die den Menschen unabhängig von ihrer Verschiedenheit helfen sollten – nur so war der ungeheure medizinische Fortschritt denkbar! Daß hier die Musik, deren Wirkung sowohl auf objektiven als auch auf einer Vielzahl von subjektiven Faktoren beruht, keine Chance mehr hatte, liegt auf der Hand. Bei einem Musikstück ist zwar zum Beispiel die Lautstärke meßbar, das Instrument benennbar – was aber ist mit der persönlichen Einstellung des Patienten der Musik gegenüber? Mit seiner Vorerfahrung? Mit seinem musikalischen Interesse? – Vor diesem komplexen Hintergrund betrachtete die medizinische Wissenschaft positive Einzelerfahrungen mit der Musik in der Behandlung kranker Menschen als zufällig. Wie sollte sie nach ihren eigenen Maßstäben auch Verständnis für die Komplexität und Individualität musikalischer Wirkungs- und Heilungsprozesse gewinnen können?

Im 20. Jahrhundert nun verkehrte sich diese Entwicklung zunehmend in ihr Gegenteil. Parallel zu der bereits angedeuteten Krise beziehungsweise Überlastung der Schulmedizin gewannen die (psycho)therapeutischen Disziplinen zunehmend an Bedeutung – von der klassischen Psychoanalyse Sigmund Freuds über die Verhaltenstherapie bis hin zu den unzähligen neueren Richtungen, etwa der Atem- oder Körpertherapie. Insbesondere vor dem Hintergrund einer schnell wachsenden Zahl von psychischen Erkrankungen in der westlichen Welt und einer stärkeren Nachfrage nach Psychotherapie mag es nicht allzu sehr verwundern, daß seit 1945 – in den Anfängen in den USA bereits vor und während des Ersten Weltkriegs – eine junge, äußerst vielfältige und für Patienten und Mitarbeiter des Gesundheitswesens häufig faszinierende Disziplin entstand: die Musiktherapie. Eine rege Forschungstätigkeit an zahlreichen Instituten und Universitäten, vor allem in den USA und in Europa, hat inzwischen die grundlegenden Wirkungsweisen der Musik weit über den biologisch-physiologischen Bereich hinaus geprüft und nachgewiesen.

Vor allem in der Psychotherapie hat sich ein hervorragendes, auch von immer mehr Medizinern akzeptiertes Praxisfeld einer wissenschaftlich begründeten Musiktherapie entwickelt. Eine Fülle allgemeiner wissenschaftlicher Studien sowie als Fallbeispiel analysierte einzelne Behandlungen stützen ihre Attraktivität. Doch wie »funktioniert« dieses »Heilen mit Musik«? Bei welchen Erkrankungen und Symptomen, bei welchen Patientengruppen ist es möglich? Wie unterscheiden sich die Verfahren der einzelnen Behandlungskonzepte – etwa bei der psychotherapeutischen Arbeit in psychosomatischen Kliniken, in der Psychiatrie oder bei Depressionen? Was sind überhaupt die aktuellen Schwerpunkte der musiktherapeutischen Praxis?

Einmal ist hier vorrangig der Bereich zu nennen, in dem sich Musiktherapie als eine Form der Psychotherapie versteht. Auf der Ebene der Institutionen sind dies in erster Linie die psychosomatischen Kurkliniken, die ja in der BRD gegenwärtig auch einen großen Teil der stationären Psychotherapie anbieten. Zweitens wird Musiktherapie derzeit im Bundesgebiet vor allem in der Psychiatrie angeboten, in Kliniken und Tageskliniken, aber auch in anderen Psychotherapiekliniken. Drittens ist Musiktherapie in der Arbeit mit geistig behinderten Kindern und Erwachsenen zu finden, zum Beispiel in betreuten Wohnbereichen. Zudem gibt es Musiktherapie zum Beispiel auf Kinderkrebsstationen oder in anderen Bereichen, wo bei der Behandlung von Schwerstkranken die Musik als ein zusätzliches Mittel der Linderung beziehungsweise Heilung eingesetzt wird. Ein weiterer Bereich ist die Intensivmedizin, wo es unter anderem um die musikalische Kontaktaufnahme zu komatösen Patienten geht. Hier gelang es, mit Hilfe der Musiktherapie Patienten, die zum Teil tage- oder wochenlang keinerlei Lebenszeichen von sich gegeben hatten, zu einer Kontaktaufnahme zu bewegen. Sie öffneten die Augen, drückten eine Hand, lächelten sogar. In dem Zusammenhang bewiesen Hirnforscher, daß Musik die Hirnpotentiale weitaus stärker anregen kann als das gesprochene Wort.

Schließlich ist hier als ein weiterer hervorragender Praxis- und Forschungsbereich die Musiktherapie mit älteren Menschen zu nennen. Sie soll zum Beispiel die Wahrnehmungsfähigkeit schulen. Darüber hinaus findet die Musiktherapie hier auch unter psychotherapeutischen Zielsetzungen statt. – Wenn man diese hier nur exemplarisch genannten Bereiche der Musiktherapie klassifizieren möchte, kann man sagen: Generell teilt sich die Musiktherapie in zwei große, gänzlich unterschiedliche Praxisfelder. Zum einen ist sie eine Form der Psychotherapie, zum anderen ein Gestaltungsbereich heil- und sozialpädagogischer Arbeit.

Im Mittelpunkt dieses Sachbuches, das zugleich ein Lesebuch für Musikinteressierte, Mediziner, Krankenschwestern, Pfleger und natürlich für Patienten sein möchte, soll zweierlei stehen: In einem ersten Teil werden grundlegende Wirkungsweisen der Musik, zum Beispiel in biologisch-physiologischer oder psychischer Hinsicht, beschrieben; für alle Nicht-Musiker werden dabei auch die wichtigsten Merkmale und Besonderheiten der Musik dargestellt. Darüber hinaus erhalten Sie Gelegenheit, zum Teil anhand einzelner Behandlungsbeispiele, die gegenwärtig bedeutendsten Praxisfelder der Musiktherapie, wie sie sich in der Bundesrepublik Deutschland beziehungsweise in Europa und den USA herausgebildet haben, kennenzulernen. Die großen Chancen der Musiktherapie als einer zusätzlichen, künstlerischen Form der Behandlung mögen so auch dem Nicht-Fachmann verständlich werden.

Bitte erwarten Sie, liebe Leserinnen und Leser, keine abstrakten Definitionen oder Theoriezusammenfassungen, wie sie leider heute noch in allzu vielen Musiktherapiezeitschriften zu finden sind. Das vorliegende Buch möchte erstmals eine fach- und sachgerechte Darstellung kombinieren mit einer größtmöglichen Lesbarkeit – daher werden immer wieder Berichte, zum Beispiel über einzelne Musiktherapeuten und deren besondere Arbeitsweisen, eingefügt. Damit kommen auch die Hauptakteure selbst zu Wort. Die Musiktherapeutinnen und -therapeuten können ihre Erfahrungen und Probleme, ihre Erfolge und Mißerfolge, ihre Standpunkte und Widersprüche selbst schildern, auch als Ermunterung für alle, die eine »Pioniertätigkeit« wie die ihre aufnehmen möchten – nicht zuletzt auch, um Krankheiten vorzubeugen und Gesundheit zu bewahren. Musikliebhaber wissen – oder ahnen –, wie das Therapeutikum Musik auch vom gesunden Menschen gewinnbringend anzuwenden ist, zum Beispiel als ein Mittel zur Entspannung oder zur Selbsterfahrung.

Gerade die Gesundheitsprophylaxe wird zweifellos in den nächsten Jahren und Jahrzehnten an Bedeutung gewinnen. Denn es ist nicht nur billiger, Risikofaktoren frühzeitig zu mindern oder ganz auszuschalten – viele der gegenwärtig häufigsten Erkrankungen, ob Herz-Kreislauf- oder Lebererkrankungen, Krebs oder Suchtsymptomatiken, könnten bei individueller Gesundheitsvorsorge unter Umständen vermieden werden. Es liegt auf der Hand, daß unter diesem Gesichtspunkt »Gesundheit« selbst mehr ist als nur die Abwesenheit von Krankheit, was gerade interdisziplinär arbeitende Gesundheitsforscher mit Recht betonen. Für sie ist Gesundheit in einem positiven und ganzheitlichen Sinn ein Zustand, in dem die körperliche, seelische, geistige und soziale Existenz des Menschen sowie auch sein Verhältnis zur Natur ausgeglichen beziehungsweise im Einklang sind. Demzufolge sollten nach ihrer Ansicht die medizinischen Wissenschaften nicht nur Krankheiten aufzuhalten oder »zu reparieren« versuchen, sondern auch den Blick auf die zahlreichen modernen Risiken der Zivilisation für Mensch, Tier und Pflanze richten. Wie lautet doch die richtungsweisende Definition der World Health Organisation der Vereinten Nationen:

»Gesundheit ist der Zustand des völligen körperlichen, geistigen und sozialen Wohlbefindens, und nicht nur das Freisein von Krankheit und Gebrechen!«

Gegenüber diesem umfassenden Verständnis jedoch wird das soziale und individuelle Risiko »Gesundheit« im aktuellen System der medizinischen und gesundheitspolitischen Intervention fast ausschließlich auf das Risiko zu erkranken eingeschränkt – alle zentralen und wissenschaftlichen Maßnahmen richten sich immer noch auf die Krankheit und ihre Behandlung. So stellt die naturwissenschaftliche Medizin als »Wissenschaft von der Krankheit« Methoden und Verfahren zur Bekämpfung von Krankheiten neben einigen wenigen Formen der Vorsorge beziehungsweise Früherkennung in den Mittelpunkt der Bemühungen. Kritische Gesundheitsforscher wie zum Beispiel Annelie Keil von der Universität Bremen formulieren es so: »Die Medizin ist heute eine Wissenschaft von der Krankheit. Eine Wissenschaft über die Geschichte, die Entwicklung, die Ursachen und Veränderungen etc. des kranken Menschen gibt es nicht.« Oder anders ausgedrückt: Alle Faktoren, die den Erkrankungsprozeß über das biologisch-physiologische Geschehen hinaus wesentlich oder gar ursächlich beeinflussen, bleiben von der systematischen wissenschaftlichen Reflexion ausgeschlossen – kurz: In dieser Medizin ist weder das Subjekt, der Mensch mit allen seinen physischen und psychischen Eigenschaften, eingeführt, noch spielt seine soziale oder familiäre Umgebung eine wesentliche Rolle.

Ich werde in diesem Buch zeigen, daß gerade die Musiktherapie als eine Form künstlerischer Therapie mit Recht beanspruchen kann, bisherige grundsätzliche Mängel medizinisch-therapeutischer Sichtweisen – vorsichtig ausgedrückt – deutlich zu machen. In der musikalischen Behandlung spielt das Subjekt des Musikspielers oder -hörers immer eine grundlegende Rolle, ja mehr noch: Gerade die Musik ist ja vor allem ein Ausdruck des persönlichen Gefühls des Produzenten, und in gewisser Weise »produziert« dabei auch der Hörer die Musik, der sie aktiv wahrnimmt. Alle verschiedenen Schulen und Vertreter der Musiktherapie – und das sind beim derzeitigen Entwicklungsstand dieser Disziplin nicht gerade wenig – gehen darum auch, entgegen dem primär kurativ ausgerichteten Interventionssystem mit seiner stark technisch-apparativen Struktur, ex- oder implizit davon aus, daß Gesundheit mehr mit einer umfassenden Lebenskompetenz zu tun hat als mit einer »Restgröße« Krankheit, die häufig genug – in der typischen Logik einer Industriegesellschaft – mit Arbeitsunfähigkeit gleichgesetzt wird. Dann wird die Störung der Arbeitsfähigkeit das entscheidende Kriterium für die Feststellung der Gesundheit, und letztere selbst erscheint häufig, zum Beispiel in aktuellen Gesundheitskampagnen, als »Lebensersatz«, als eine Art »Ware«, wobei die Medizin letztlich die Macht über die Funktionalität beziehungsweise Arbeitsfähigkeit besitzt. Sie nimmt den einzelnen und sein Verhalten »im Namen der Gesundheit« in die Pflicht, Risiken zu vermeiden, ohne gesellschaftlich produzierte Gefahren und Lebensrisiken überhaupt nur zu erwähnen. Und dies, obwohl heute nicht wenige Kritiker des Gesundheitssystems, darunter auch viele Musiktherapeuten, bezweifeln, daß ein größerer Fortschritt im Gesundheitsbereich künftig allein durch einen Ausbau medizinischer, technologischer und pharmakologischer Systeme der Krankheitsbewältigung erzielt werden kann: Die Gefahren für die körperliche, geistige und seelische Gesundheit nehmen schnell zu – vor allem Umweltbelastungen, Über- und Unterforderungen am Arbeitsplatz, Arbeitslosigkeit, Verarmung und Vereinsamung, veränderte Generationen- und Geschlechterbeziehungen.

Vor diesem Hintergrund ist »Krankheit« immer weniger ein individuelles »Restrisiko« als eine Bedrohung für alle. Vor allem die Zunahme chronischer Dauererkrankungen, psychischer und psychosomatischer Massenerkrankungen zeigt: Gesundheit und Krankheit werden beeinflußt durch Lebensbedingungen, Lebensentwürfe und Lebensweisen – und damit wachsen auch die Zweifel an der Rationalität der traditionellen Medizin. Übergreifende, interdisziplinäre Forschungen und Behandlungskonzepte in Gesundheitswissenschaft und -politik werden notwendig, ganz so, wie sie die Wissenschaft von der Musiktherapie als ein vielfältiges, interdisziplinäres Forschungs- und Praxisfeld bereits – zumindest in Ansätzen – repräsentiert.

Durchaus typische Themen in musiktherapeutischen Fachdiskussionen mögen das gemeinsame Bemühen vieler Wissenschaftler aus unterschiedlichen Wissenschaftsdisziplinen verdeutlichen. Da geht es zum Beispiel um die »Gemeinsamkeiten und Grenzen von Musiktherapie und Musikpädagogik«, um eine »Musiktherapeutische Gruppenimprovisation aus sozialpsychologischer Sicht« oder um eine »Rezeptive oder aktive Einzelmusiktherapie«, aber auch um »Das Problem der musiktherapeutischen Anamneseerhebung in der Erwachsenen-, Kinder- und Jugendpsychiatrie«, um eine »Musiktherapie mit verhaltensauffälligen Jugendlichen«, um die »Perkussion als Aggressionsabfuhr«, um »Rudimentäres Musizieren mit Imbezillen«, um »Strukturelles Hören als musiktherapeutische Aktionsform«, um »Musiktherapie und psychoanalytische Techniken«, um »Musiktherapie in der Psychosomatik«, um »Atem und Musik«, um »Innere Medizin und Musiktherapie« oder um »Sterbebetreuung durch Musiktherapie«. – Einzelaspekte einer auf spezifische Patientengruppen und Praxisfelder ausgerichteten Musiktherapie, wie sie in der einschlägigen Literatur beziehungsweise in Handbüchern (vgl. Anhang Literaturliste) nachzulesen sind. Andere Fragebereiche kommen hinzu: Musiktherapie mit körperlich und geistig Behinderten, mit Sprachbehinderten, Mutisten, Autisten, Hörgeschädigten sowie mit Kindern mit dem Hospitalismus-Syndrom – und natürlich die Zusammenhänge und Grenzen zwischen Musiktherapie und anderen künstlerischen Therapien, zum Beispiel in der Verknüpfung von Musik mit Bewegung, Farbe, Form, Sprache und Theater. Außerdem musikpsychologische und lern- beziehungsweise spieltheoretische Aspekte, Fragen der Gesprächs- und Verhaltenstherapie.

Die Musiktherapie ist, gesundheits- beziehungsweise wissenschaftspolitisch gesehen, in ihrer fächerübergreifenden Praxis- und Forschungskonstruktion ein Beispiel für künftige Gesundheitsforschung schlechthin und vor allem für eine Integration von Objekt und Subjekt in die Wissenschaft. Denn wer zum Subjekt seiner eigenen Gesundheit werden will, muß lernen, in seiner Lebenspraxis über Gesundheit und Krankheit nachzudenken, sich mit anderen Menschen darüber zu verständigen und damit umzugehen. Dabei kann die Musik eine hervorragende Hilfe sein – zum Beispiel bei einer Analyse der Geschichten kranker Menschen: In der Geschichte einer Krebserkrankung, eines Herzinfarktes, einer Depression oder einer Schlafstörung erscheint oft das »ungelebte Leben« als wirksame Kraft. Krankheit erscheint dann als »Warnstreik« oder gar als »Generalstreik« des Körpers und der Seele gegen Verhältnisse oder Verhaltensweisen, die ein zufriedenes, glückliches Leben verhindern – ein Leben, in dem der Mensch seine Sinne optimal entwickeln und fördern kann: Die Glieder bewegen sich, die Haut fühlt, die Finger tasten, der Fuß greift, die Nase riecht, das Gehirn denkt und lenkt, das Auge sieht – und das Ohr hört!

In irgendeiner Form dürfte in jedem Menschen eine positive Vorstellung von dem, was »Gesundheit« darstellen kann, existieren; wir müssen sie nur wahrnehmen, ernstnehmen und entwickeln. Musik kann hier als eine Erlebnisform fungieren, durch die letztlich alle Sinne, vor allem aber das Hörorgan angeregt werden. Sie ist somit zugleich ein Medium der Sinnesschulung, ein Ort der praktischen Erprobung und zugleich des Austauschens von Kulturformen. Genereller Maßstab für die Gesundheit und auch für die Musiktherapie könnten schließlich die Möglichkeiten des Menschen sein, seine Wünsche, Bedürfnisse und Vorstellungen von Gesundheit ein Stück weit zu befriedigen und zu gestalten – und gleichzeitig alle jene Faktoren oder Bedingungen zurückzudrängen, die im alltäglichen Leben Gesundheit und Wohlbefinden behindern.

Warum lieben wir Musik? – Berichte aus Forschung und Therapie

Musiktherapie zwischen Forschung und Praxis

Die Wirkungen der Musik erforschen – ein Überblick

Musiktherapie ist in der aktuellen Praxis in erster Linie eine Form der psychotherapeutischen und auch der heil- beziehungsweise sozialpädagogischen Behandlung. Sie hat also – je nach Praxisfeld – ihre psychotherapeutische beziehungsweise heil- oder sozialpädagogische Wirksamkeit nachzuweisen. Dies aber ist nur im Zusammenhang mit einer differenzierten Betrachtung der unterschiedlichen Behandlungsziele, Methoden und Verfahren möglich – im Kapitel »Musiktherapie in der Praxis« wird dies ausführlich geschehen. Das Gemeinsame aller musiktherapeutischen Behandlungen aber ist die Nutzung von musikalischem Material wie Melodie, Harmonie und Rhythmus. Und damit verbunden sind immer diverse musikalische Tätigkeiten wie Musikhören, Spielen, Singen. Gerade ihre Berücksichtigung ermöglicht erst ein zeitgemäßes, wissenschaftlich abgesichertes Verständnis von dem, was in dem komplizierten Prozeß »Musiktherapie« tatsächlich zwischen Patient und Musiktherapeut geschieht.

Es ist zwar in den vergangenen Jahren hin und wieder modern gewesen, der Musik eindeutige, quasi feststehende »musiktherapeutische« Wirkungen zuzuschreiben (»Die musikalische Apotheke«) – diese Auffassung aber hält einer Überprüfung in der Praxis nicht stand – keine Musik besitzt eine bei allen Menschen immer und überall wirksame, heilende Kraft. Deshalb betrachten wir Musik in erster Linie als Teil einer gezielten, methodisch ausgearbeiteten Umsetzung des sogenannten dritten therapeutischen Prinzips der Heilkunde – eben des psychotherapeutischen oder psychischen Prinzips neben dem chemisch-pharmakologischen und dem physikalisch-chirurgischen Prinzip.

Musik an sich besitzt bio-physische und psychische, soziale, kulturelle und andere Wirkungen – aber noch keine musiktherapeutische! Nach dieser ausdrücklichen Differenzierung wollen wir in diesem Kapitel zunächst auf die allgemeinen bio-physischen und psychischen Wirkungen eingehen. Denn immerhin sind sie ja stets die Basis aller musiktherapeutischen Behandlungen. In diesem Zusammenhang wird auch das Medium selbst, die Musik, in seinen elementaren Eigenarten angesprochen – zum Beispiel hinsichtlich der Tonerzeugung, der besonderen Wirkungen von Melodie, Rhythmus, Harmonie. Auch über die therapeutischen Erfahrungen mit einzelnen Instrumenten wird gesprochen. Selbstverständlich liegen gerade diesen Ausführungen die Erfahrungen langjährig tätiger Musiktherapeutinnen und -therapeuten zugrunde. Eine besondere Rolle spielen hier auch die Berichte über Forschungsergebnisse der Sinnes- und Neurophysiologie. Wie sehr derzeit die musiktherapeutische Praxis und eine adäquate musiktherapeutische Forschung aufeinander angewiesen sind, wird eine Darstellung der Forschungsergebnisse einzelner Musiktherapeuten deutlich machen. Bevor wir jedoch dazu kommen, geben wir Ihnen zunächst einen Überblick über die Rolle der Musik in unserem Alltag – und über die unterschiedlichen wissenschaftlichen Disziplinen, die sich mit der Musik und ihren Wirkungen auf den Menschen beschäftigen.

Überall erleben wir Musik – sie hat sich in den vergangenen Jahren und Jahrzehnten durch eine immer weiter fortschreitende technische Verfügbarkeit quantitativ ungeheuer ausgebreitet, während noch unsere Urgroßeltern nur live gespielte Musik erleben konnten. Es gibt kaum eine Stunde, in der sie uns nicht erreicht – über Radio und Fernsehen, CD und Walkman. Wir stehen mit Musik auf, frühstücken mit Musik, machen Schulaufgaben mit Musik. Offensichtlich ist hier: Bei dieser Art des Musikhörens erleben wir die Musik als eine Ablenkung im Hintergrund – unsere Konzentration ist ihr nur zu einem Teil gewidmet.

Aber trotz eines oft oberflächlichen Umgangs mit Musik in

unserem Alltag: Jeder von uns wird sich – sogar unter diesen Vorzeichen eines eher beiläufigen Musikkonsums – an besonders schöne Musikerlebnisse erinnern. An eine als besonders schön empfundene Tanzmelodie, an einen Schlager, einen zündenden Rhythmus eines Orchesters. In Gesprächen mit vielen Erwachsenen während meiner musikalischen Bildungsarbeit in Osnabrück wurden zum Beispiel immer wieder bestimmte populäre Lieder, etwa der Beatles, genannt. Dabei dürfte der Grad an Aufmerksamkeit für ein bestimmtes Musikerlebnis sich in der Erinnerung des einzelnen Menschen widerspiegeln. Ich selbst zum Beispiel erinnere mich sehr gut an einzelne musikalische Erlebnisse während meiner Kindheit und Jugendzeit: Hausmusiken etwa; oft ohne großen technischen Glanz, aber mit um so mehr Spaß und Hingabe wurden da in meinem Elternhaus – auch wenn es nur wenige Male im Jahr oder sogar in Jahren geschah – die Mundharmonika, die Gitarre, die Ziehharmonika ausgepackt: an einem Geburtstag, bei einem Richtfest, was auch immer der Anlaß war. Diese Stunden faszinierten mich als Kind und Heranwachsenden.

Natürlich kennt jeder neben den »Highlights« auch negative Erfahrungen: Situationen und Momente, in denen uns Musik ungute Gefühle bereitet, ja sogar als Lärm erscheint. Beide Erlebnisformen haben offenbar etwas damit zu tun, daß wir in unterschiedlichen Momenten unterschiedlich gut der Musik zuhören können – genauso, wie wir ja auch der menschlichen Sprache mal gut und mal weniger gut zuhören können. Und damit wird deutlich: Musik ist kein »Wundermittel«, sondern ein Medium der Verständigung und des Austauschs – zwar ein nicht-sprachliches, analoges Medium, gleichwohl aber ein Mittel der Kommunikation. Sie erreicht uns – oder eben manchmal auch nicht –, teilt uns Gefühle oder Stimmungen mit, ohne daß diese durch Sprache beziehungsweise Begriffe vereinheitlicht würden.

Jeder Mensch fühlt in der Musik nur das, was er selbst fühlen kann oder möchte. Könnte ich Ihnen, liebe Leserinnen und Leser, jetzt eine Reihe verschiedenartiger Musikbeispiele zu Gehör bringen, so würde jede beziehungsweise jeder von Ihnen darauf höchst individuell reagieren – auch wenn manche Musikstücke beziehungsweise -stile häufig eine Tendenz vorgeben, zum Beispiel aufgrund eines hohen Tempos eher fröhlich wirken oder aufgrund eines langsamen Tempos eher traurig oder melancholisch. Gleichwohl aber erlebt jeder Mensch seine eigene Trauer, seine eigene Fröhlichkeit. Reaktionen wie die folgende mögen das verdeutlichen: Jemand ist traurig. Kann ihn eine schnelle, lustige Melodie aufheitern? Vielleicht. Es kann aber auch sein, daß ihn gerade diese fröhliche Musik zum Weinen bringt. Auch umgekehrt: Eine tendenziell eher traurige, langsame Musik kann unter Umständen einen besonders fröhlichen, ausgelassenen Menschen zum Lachen reizen! – Fragen wir also zunächst nicht nach spezifischen Wirkungen einzelner Musiken. Fest steht: Musik kann die Gefühle jedes Menschen individuell ansprechen. Dabei besteht kein Zwang – wie in der Sprache – zur begrifflichen Verallgemeinerung. Gerade deshalb ist es zum Beispiel schwer, musikalische Erlebnisse mit Hilfe der Sprache zu beschreiben – welche Worte auch gewählt werden, immer geht etwas verloren, immer umfaßt das Musikerlebnis mehr als einzelne Begriffe. Wir können annehmen, daß diese Offenheit des Erlebens zu einem nicht geringen Teil die besondere Faszination der Musik ausmacht.

Gibt es aber einen weiteren Gesichtspunkt, der plausibel machen könnte, warum so viele Millionen und Abermillionen von Menschen zu jeder Stunde überall auf der Welt die Stille – sehen wir hier von Umweltgeräuschen und damit von der Musik als »Lackierungsmittel« ab – lieber vertauschen mit der Musik? Nehmen wir etwa die Erfahrung unzähliger Mütter und Väter, die ihrem Kind ein Schlaflied vorsingen und feststellen: Das Kind wird ruhiger, es schläft ein. Worin besteht die positive Wirkung eines Schlafliedes oder anderer Musiken in vergleichbaren Situationen? – Amerikanische und europäische Musiktherapeutinnen und -therapeuten nennen hier in der Tat vor allem den Begriff der »Kommunikation« oder auch der »Berührung«. Der einzelne Mensch fühlt sich angesprochen und verstanden, beginnt, seinen innersten Gefühlen freien Lauf zu lassen. Gerade dann – so kann man folgern –, wenn ein Mensch sich allein, unverstanden fühlt, und wenn seine Erlebnisse und Gefühle mit

Worten allein kaum noch auszudrücken sind, wenn die Trauer zu groß ist oder die Freude – dann erreicht uns Musik in besonderem Maße. Kein Mensch würde hier übrigens bezweifeln, daß dazu auch Situationen des Krank- oder Verletzt-Seins gehören können.

Zusammenfassend: Die Musik ist eine Zufluchtsstätte für individuelles Erleben und zugleich eine Form der Kommunikation. Könnten diese beiden Aspekte mit die Ursache für die Expansion der Musik in der »modernen Industriegesellschaft« sein – ein Begriff, der angesichts zahlloser ungelöster Umwelt- und Sozialprobleme selbst antiquiert erscheint? – Musikkenner wie Hermann Rauhe, langjähriger Präsident der Hamburger Hochschule für Musik und darstellende Kunst, vermuten sogar, Musik könne eines Tages den steigenden Konsum materieller Güter ersetzen und so einem »Ausufern unseres Bedürfnisvolumens« entgegenwirken. Ein kühner Gedanke: Kein neues großes Auto mehr, das die Luft noch mehr verschmutzt, sondern ein kleines – oder gar keins! –, dafür aber dann Beethovens Neunte im Ohr ...?

Eines zumindest ist nicht von der Hand zu weisen: Das Medium Musik wendet sich aufgrund seiner ureigensten Qualität an den »ganzen Menschen«. So kann es zur Koordination, Integration und Harmonisierung von Verstand, Gefühl und Psychomotorik beitragen. Eine Trennung unserer seelischen, geistigen und körperlichen Eigenschaften – durchaus typisch für unsere heutigen technisierten, anonymen, kommunikations- und erlebnisarmen Lebensumstände – kann so mit Hilfe von Melodie, Harmonie und Rhythmus ein Stück weit überwunden werden. Das Verhältnis des Menschen zu sich selbst und zu anderen, so schreiben Hermann Rauhe und Reinhard Flender, kann ausgeglichen, normalisiert und stabilisiert werden, ja, mehr noch: Psychische und soziale Konflikte können gelöst und der Frieden gewahrt bleiben. Musik als Überlebensstrategie einer Gesellschaft, die vor Gewaltpotentialen nur so strotzt?

Schauen wir uns zunächst an, wie Musikwissenschaftler und Musiksoziologen die diversen kulturellen Funktionen der Musik verallgemeinern und beschreiben. Zum einen wird die anthropologische Bedeutung der Musik hervorgehoben, die aus dem Studium der Geschichte der gesamten Menschheit, der sogenannten Phylogenese, aber auch aus der Entwicklung des einzelnen Menschen, der Ontogenese, hergeleitet wird. Verhaltensforscher, Kulturanthropologen und Ethnologen stellen in diesem Zusammenhang fest, daß keiner dieser Entwicklungsvorgänge ohne akustisch-musikalische Phänomene existieren könnte – sie wären ohne sie überhaupt nicht denkbar.

Darüber hinaus weisen Umweltforscher auf die sogenannte sozioökologische Funktion der Musik hin: Es gibt keine menschliche Kultur ohne Musik, d. h. ihre Kultur ist offenbar nicht lebensfähig ohne Musik. Damit ist sie ein Teil der lebensnotwendigen kulturellen Umwelt des Menschen, sie erhält und stabilisiert das Verhältnis des Menschen zu seinen Mitmenschen, zur Natur, zu Gott beziehungsweise zur Religion. Unter diesem Blickwinkel kann die Kultur als eine Art »zweite Natur« betrachtet werden, die angesichts der weitergehenden Destruktion unserer »ersten Natur« längst unverzichtbar geworden ist. Eine musikalische Schall-Umwelt, die auch ein Stück vergessen macht, wie trostlos, gesundheitsgefährdend und krankmachend der Lärm unserer Autos und unserer sonstigen Maschinen und technischen Hilfsmittel geworden ist: Musik als Erleichterung und Erholung für ein Organ, dessen wichtigste physiologische Eigenart eine ständige Leistungsbereitschaft ist, ein Organ, das wir weder vollständig noch partiell verschließen können wie etwa die Augen. Notiz am Rande: Gerade eine steigende Zahl von Lärmschädigungen verweist deutlich auf den hohen, ungesunden Lärmpegel unserer Umwelt, wozu leider auch ein falscher und übermäßiger Musikkonsum beiträgt. Immer mehr Jugendliche etwa bekommen gegenwärtig Hörschäden durch Musikdarbietungen in Clubs und Diskotheken, die mit einer Lautstärke von oft mehr als 100 Dezibel über die Schmerzgrenze hinausgehen.

Das neurovegetative System des Menschen scheint besonders aufnahmebereit für musikalisch-akustische Reize zu sein. Die Hörzellen reagieren schon auf Reizenergien, die ca. zehnmillionenmal kleiner sind als zum Beispiel die Energie, die beim Berühren eines Gegenstandes den Tastsinn anspricht. Von allen menschlichen Sinnen ist der Hörsinn der sensibelste. Zugleich ist er besonders eng mit unseren Gefühlen verbunden. Die Ursache dafür liegt in einer quasi »direkten« Verbindung der Ohren mit dem sogenannten »Limbischen System«, einer Art Gefühlszentrum unseres Gehirns. Phylogenetisch, also aus der Perspektive der Menschheitsgeschichte, spielte der Hörsinn die Rolle einer »Alarmglocke«, die auch während des Schlafs auf drohende Gefahren aufmerksam machen kann. Diese grundlegende Funktion als Weck- oder Warnorgan erleben wir auch heute noch, wenn uns zum Beispiel ein lautes Hupen in Bruchteilen von Sekunden bis in die Haarspitzen aktivieren kann.

Aber auch ontogenetisch, von der Entwicklung des Einzelwesens her betrachtet, spielt das Gehörorgan eine besondere Rolle. Schon im pränatalen, d. h. vorgeburtlichen Stadium reagiert der Fötus auf akustische Reize, erlebt zum Beispiel das rhythmische Gehen und Atmen der Mutter, ihren Herzschlag. Die Geburt bedeutet so gesehen den Verlust dieser akustisch-musikalischen Umwelt. Neugeborene Babys reagieren auf laute Töne mit einem Anstieg der Atemfrequenz, sie bewegen sich stärker und blinzeln schneller als bei leisen Tönen. Babys, die erst wenige Tage alt sind, können bereits Tonhöhen unterscheiden – demgegenüber ist eine differenzierte visuelle Wahrnehmung erst Wochen nach der Geburt möglich. Das heißt also: Entwicklungspsychologisch gesehen kann die Musik durch rhythmisch-akustische beziehungsweise musikalische Klänge ein existentiell bedeutsames Mittel zur Überwindung der Trennungsangst beziehungsweise des Geburtstraumas des Neugeborenen sein. Auch darauf, daß darüber hinaus Zusammenhänge zwischen der Entwicklung von Intelligenz und Phantasie und einer elementaren Musik- und Bewegungserziehung im frühkindlichen sowie im schulpflichtigen Alter bestehen, haben Forscher wie zum Beispiel Wilhelm Revers in dem Buch ›Musik – Intelligenz – Phantasie‹ hingewiesen.

Unter psychoanalytischen Gesichtspunkten hat Friedrich Klausmeier in seinem nach wie vor grundlegenden Werk ›Die Lust, sich musikalisch auszudrücken‹ von 1978 unter anderem die Verhaltensweisen des Kindes in den ersten Lebensmonaten untersucht. Bereits die ersten Laute des Kindes wie auch das Singen und Musizieren generell sind für den Autor ein Ausdruck von Triebregungen beziehungsweise von Gefühlspotentialen – so werden psychisches und psychosomatisches Wohlbefinden bekräftigt. Eine grundlegende Antriebskraft für musikalische Aktivitäten jeder Art ist aus diesem Blickwinkel betrachtet der Wunsch beziehungsweise der Trieb, die eigenen Emotionen mitzuteilen. Der Wunsch, auf Musikinstrumenten zu spielen, wird dabei nach verhaltenswissenschaftlichen Mustern aus einem elementaren Bewegungsbedürfnis des Menschen hergeleitet. Ob die Atmung bei einem Blasinstrument, die Arm- und Handbewegung bei einem Streichinstrument oder beim Trommeln auf einem Schlaginstrument oder auch die feine Koordinierung von Hand und Fuß zum Beispiel beim Orgelspiel: Das Bedürfnis nach Bewegung stellt nach Klausmeier hier einen Überschuß an Triebenergie dar, die dann als Äußerung des Ichs im Instrumentalspiel ausgedrückt werden kann.

Eine weitere Form der wissenschaftlichen Auseinandersetzung mit der Musik beziehungsweise dem Musizieren stellt die Spieltheorie dar. Das Spielen wird dabei verstanden als eine allgemeinmenschliche freie, nicht zweckgebundene Handlung, die bislang unausgelebte Triebenergien bindet. So können unerfüllte Wünsche, Phantasien, Träume und Erfahrungen außerhalb der sozialen Wirklichkeit ausgedrückt werden – ohne ernsthafte Konflikte, Gefahren oder Sanktionen. Spielen ist immer lust- und phantasievoll. Bewegung, ob real oder in der Phantasie, ist immer dabei. Das Spiel auf Musikinstrumenten repräsentiert so eine spielerische Integration von Körperbewegung, Geschick, Produktivität, Phantasie und Konzentration. Damit aus dem Instrumentalspiel als bloße technische Übung beziehungsweise Handlung eine ausdrucksstarke Musikdarbietung werden kann, müssen dann – dies heben Rauhe und Flender besonders hervor – die körperliche Bewegung, die musikalische Geste beziehungsweise der musikalische Ausdruck eine führende Rolle gegenüber den eher technischen Fertigkeiten spielen. Zudem müssen Phantasie, Variation und Gefühlsausdruck hinzukommen. Was deutlich wird: Die entscheidende Motivation für das Spiel auf Musikinstrumenten liegt eindeutig im Bereich allgemeinmenschlicher Bedürfnisse und Absichten.

Dabei spielt die psychosomatische Wirkung der Musik eine wichtige Rolle. Besonders beeindruckend und nachvollziehbar ist hier das Beispiel der Atmung beim Singen. Der generell rhythmische Vorgang des Ein- und Ausatmens, des Spannens und Entspannens wird beim Singen bewußt vollzogen, vertieft und gesteuert. Darüber hinaus beeinflußt Musik direkt vor allem die verschiedenen vegetativen Funktionen des menschlichen Körpers, zum Beispiel den Herzschlag, den Blutdruck und den Kreislauf, die Organdurchblutung und die Verdauung.

Musikalische Wirkungsweisen sind übrigens auch beim bloßen Sprechen präsent. Oft beeinflussen die rhythmische Gestaltung der Sprache, das Sprechtempo, die Verteilung der Pausen, Lautstärke und Klangfarbe, Artikulation – zum Beispiel ein abgehacktes Stakkato oder ein flüssiges, gebundenes Legato – und auch die Tonhöhengestaltung die Wirkung des gesprochenen Wortes auf den Zuhörer ebenso stark wie der eigentliche Inhalt; sie sind für die Botschaft des Nicht-Sprachlichen, des Non-Verbalen bestimmend. Wir können diese Wirkung bei jeder Unterhaltung, jedem Telefonat, jeder Politikerrede beobachten.

Welche Ansatzpunkte für heilsame psychische und vegetative Wirkungen birgt die Musik? Klar ist, daß zunächst mit einem konzentrierten Hören oder Spielen von Musik und mit einem nachvollziehenden Erleben die allgemeine Wahrnehmungs- und Erlebnisfähigkeit trainiert wird. Dabei können positive Gefühle hervorgerufen werden, die die Psyche entlasten, Spannung und Angst abbauen. Durch eigenes Singen, Musizieren und Improvisieren werden zusätzlich Kreativität und Phantasie angeregt, und das musikalische Spiel fördert die Individualität und Persönlichkeitsentwicklung des Spielenden.

Weitere Stichworte zu einem therapeutischen Gebrauch der Musik: Musik kann emotionale Sicherheit sowie Selbstwertgefühl vermitteln oder steigern. Sie kann Kommunikationsmöglichkeiten stützen, Konzentrations- und Lernhemmungen mindern und Unsicherheiten, Nervosität, Depressionen,

Aggressionen oder Frustrationen abbauen. Herz- und Kreislauf und andere vegetative Körperfunktionen können angeregt oder stabilisiert werden; Herzinfarkt- oder Parkinsonpatienten kann die Musik in der neurologischen Rehabilitation unterstützen.

Wie aber lassen sich die psychischen und vegetativen Wirkungen der Musik auf den Menschen näher beschreiben oder gar klassifizieren? Wie bereits in der Einleitung angesprochen – und wir werden das in unserem geschichtlichen Exkurs ausführlich darstellen –, sind positive Wirkungen von Musik auf Kranke seit Tausenden von Jahren überliefert, ohne daß nach heutigen Maßstäben exakte empirische Belege oder gar handfeste, wissenschaftlich hieb- und stichfeste Begründungen entwickelt werden konnten.

Erst neurophysiologische und experimental-psychologische Arbeiten unter Zuhilfenahme hochempfindlicher elektronischer Meßgeräte ermöglichten in den vergangenen zwei, drei Jahrzehnten solche Forschungsansätze. Ein Grundproblem ist dabei die Notwendigkeit, musikalische Ereignisse und ihre Wirkungen interdisziplinär zu analysieren – mittels medizinischer, psychologischer, soziologischer, ästhetischer, anthropologischer und anderer Wissenschaften.

Dabei ist festzuhalten, daß alle Faktoren, die an einem Musikerlebnis mitwirken – also Merkmale der Musik, des Individuums, der Gesellschaft, der Situation et cetera –, sich gegenseitig beeinflussen können; es entsteht eine Art »Regelkreis«.

Welche Rolle spielen unterschiedliche Musikstile? – Mit Vorsicht sollten wir hier von den tendenziellen Wirkungspotentialen einzelner Musikstile sprechen. Rauhe und Flender unterscheiden zwischen einer Musik, die in erster Linie den Verstand, den Intellekt beziehungsweise den Geist anspricht, und einer Musik, die sie »psychosomatische Musik« nennen. Diese wirkt wesentlich stärker auf den Körper (Soma) ein und bewirkt zugleich eine stärkere Beeinflussung der Psyche, eine stärkere Emotionalisierung. Gemeint ist hier der Bereich der – im weitesten Sinn – Unterhaltungsmusik, der gegenwärtig rund neunzig Prozent der Musikvermittlung, der Musikszene und des Musikmarktes umfaßt. Eine Musik, deren wichtigstes Merkmal ein besonderes rhythmisches Profil ist, das zu Bewegung und Tanz inspiriert.

Dies können zum Beispiel Schlager sein oder Musical-Stücke, Evergreens oder Jazz-Titel, aber auch besonders gefühlsintensive Werke der Klassik werden dazugerechnet: der »Bolero« von Ravel etwa oder tänzerisch inspirierte Stücke von Johann Sebastian Bach, von Händel, Haydn, Mozart, Beethoven, Schubert, Brahms, Bartók, Hindemith, Strawinsky und verschiedene andere mehr.

Demgegenüber steht eine Tradition abendländischer Musikkultur, die, ausgehend von der Kirchenmusik des Mittelalters und der frühen Neuzeit, eher zur geistigen Andacht, zur Kontemplation, zur Nachdenklichkeit und zum Gebet veranlaßt – eine historische Entwicklung übrigens, die selbst, wie Max Weber schrieb, als »Entkörperlichung« der Musik aufzufassen ist. Schließlich waren doch noch in der Antike und in allen früheren Kulturen der Menschheit Musik und Tanz untrennbar miteinander verbunden. Wir fassen zusammen: Pop oder Rock, Jazz oder Schlager – alle tänzerisch-rhythmisch impulsive Musik wirkt heute in erster Linie »psychosomatisch«, ruhige Musik dagegen wirkt in erster Linie geistig anregend, meditativ, nachdenklich. Diese Wirkungstendenzen einer »geistig-meditativen« und einer »psychosomatischen« Musik sind hier lediglich als Hinweis auf die spezifischen musikalischen Anteile am Musikerlebnis aufzufassen. Bei einer generellen Betrachtung dagegen müssen alle in Frage kommenden Kriterien berücksichtigt werden. Hier eine Übersicht über die wichtigsten Fragebereiche der musikalischen Wirkungsforschung:

- Musikvermittlung (Wieder- und Weitergabe von Musik durch Interpreten beziehungsweise Tonträger)
- Wirkung der Musik (psycho-physiologische Reaktionen während und nach dem Musikerlebnis)
- Musikbeschaffenheit (melodische, harmonische, rhythmische, formale, instrumentale, klangliche, gegebenenfalls sprachliche und andere Merkmale und Strukturen)
- Funktion der Musik (psychologische und sozialpsychologische Funktion, situative und soziale Bedeutung der Musik für den Patienten)

Allgemeine Methoden zur Erforschung der Wirksamkeit von Musik:

- Popularitätsforschung: Was macht eine Musik beziehungsweise einen Musikstil bekannt und beliebt?
- Empirische Beobachtung musikbezogenen Verhaltens: Wie gehen Menschen beziehungsweise Patienten mit Musik um?
- Informationsstatistische Untersuchung des musikalischen Materials und seiner Struktur: Gibt es musikalische Besonderheiten gerade der populären, allgemein beliebten Musik?
- Vermittlung, Funktion und Wirkung textgebundener Musik: Wie wirken die sprachliche Botschaft und ihre musikalische Gestaltung zusammen?
- Psychoanalytische und sozialpsychologische Untersuchungen: Welche Erinnerungen, Wünsche, Träume, Hoffnungen, Ängste oder Widerstände im Unterbewußtsein des Hörers oder Spielers werden angesprochen? Welche Wirkung haben bestimmte Musikstile oder -stücke auf ganze Gruppen, Schichten oder Klassen der Gesellschaft?
- Sozialisationstheoretische Untersuchungen zur Funktion und Wirkung von Musik: Welche Bedeutung hat Musik in einer bestimmten Lebensphase oder -situation? Welche Rolle spielen zum Beispiel Freunde, Kollegen, Schule, Medien, Lebenspartner?
- Selbst- und Fremderfahrungen mit Musik in speziellen Untersuchungssituationen, oft auch in Zusammenhang mit körperlicher Bewegung, zum Beispiel Beobachtungen zum Atemrhythmus, Spannungs- oder Entspannungsvorgänge, etwa in der neurologischen Rehabilitation, wie sie unter anderem Gerhart Harrer anstellte.

Musiktherapie und Forschung – Arthur W. Harvey (USA)

Die Wirkung von Musik auf den Menschen kann zu einem Teil wissenschaftlich exakt gemessen, zum Teil jedoch nur subjektiv geschildert und zu einem weiteren Teil – nach heutigem Ermessen – nur erahnt werden. Die Musiktherapie profitierte in diesem Zusammenhang seit Jahrzehnten vor allem von Forschungsarbeiten, die sich mit den medizinischen und physiologischen Grundfragen musiktherapeutischer Behandlung befaßten. Bevor wir in diesem Kapitel auf deren Ergebnisse näher eingehen, soll zunächst ein Musiktherapeut zu Wort kommen, der – was nicht allzu häufig vorkommt – nicht nur praktizierender Musiktherapeut ist, sondern zugleich auch Forscher, wobei er vor allem mit den medizinischen Wissenschaften eng zusammenarbeitet.

Sein Name ist Dr. Arthur W. Harvey. Vor einigen Jahren besuchte er als Musikprofessor und Musiktherapeut an der Eastern Kentucky University in Richmond/Kentucky die Bundesrepublik zu Vortragsveranstaltungen zum Thema Musiktherapie. Sein Arbeitsbereich ist nach eigenen Angaben vor allem die Psychophysiologie der Musik mit dem Schwerpunkt auf Verarbeitungsprozessen im Gehirn. Er hat jahrelang spezielle Seminare für Musiktherapeuten in den USA, Europa und Südamerika geleitet. Als sogenannter »Executive Director« der »Music for Health Services Foundation« arbeitete er eng mit der medizinischen Fakultät der University of Louisville/Kentucky zusammen.

Ich begegnete Arthur W. Harvey auf einer seiner Informationsveranstaltungen an der Westfälischen Wilhelms-Universität Münster. Mich beeindruckten sein energievolles Auftreten und vor allem die Art und Weise, wie er als Musiktherapeut seine grundlegenden Überzeugungen und Erfahrungen den Zuhörern vorstellte. So verteilte er etwa Schnüre von circa einem Meter Länge an alle Anwesenden. Das eine Ende wurde um den Fuß, das andere um den Finger gewickelt, und der wiederum wurde in das Ohr gesteckt. Daraus wurde plötzlich bei jedem Zupfen an der Schnur ein ganz persönliches Musikinstrument, ähnlich einem Baß beziehungsweise Kontrabaß. Dutzende von Menschen machten plötzlich Musik, nur zu ihrem eigenen Spaß und ohne jede Angst, sich lächerlich zu machen – Musik, die helfen und wohltun sollte: der wichtigste Grundgedanke von Musiktherapie überhaupt!

Aber auch der kommunikativen Aspekt der Musik konnte der Referent durch besondere Mitmach-Aktivitäten in das Bewußtsein rücken. Begleitet von einer klassischen Triosonate, spielten sich jeweils einige Teilnehmer auf der Zählzeit eins einen Tennisball zu. Die Musik war hier der Rhythmus- beziehungsweise Impulsgeber in einer zu Begegnung und Austausch anregenden Übung, wie sie auch in einer musiktherapeutischen Behandlung, zum Beispiel bei einer Gruppenmusiktherapie, sinnvoll sein könnte. Besonders beeindruckend aber war das musikalische Können des Musiktherapeuten am Klavier. Bereits als Kind, so sagte er, habe er auf der Orgel in einer Kirche gespielt, unter anderem unmittelbar vor Beginn des Gottesdienstes. Je nachdem, welche Musik er gespielt habe – ob in Dur oder Moll, ob schnell oder langsam, von Johann Sebastian Bach oder von Wolfgang Amadeus Mozart, von Ludwig van Beethoven oder von Franz Schubert, ob Pop, Blues oder Jazz (in den Kirchen der USA ist diese Musik durchaus weit verbreitet), habe sich offenkundig die Stimmung der versammelten Gemeindemitglieder verändert: freudig erwartungsvoll, versunken, nachdenklich oder demütig. Durch diese Erlebnisse, so Arthur W. Harvey, sei ihm die Macht der Musik persönlich bewußt geworden.

Wie aber beschreibt Arthur W. Harvey nun die Wirksamkeit der Musik in der Heilbehandlung? – Das menschliche Gehirn, so sagt er, ist eine wunderbare Erfindung, vor allem seine Fähigkeit, Klangvibrationen, die rhythmisch, melodisch, harmonisch, klanglich, formal etc. organisiert sind, in »Musik« zu verwandeln. Eine seiner wichtigsten, grundlegenden Erkenntnisse dabei ist diese: Musik kann der Gesundheit nützen, aber auch schaden! Diese Tatsache gilt für alle verfügbaren Kombinationen von unterschiedlichen Rhythmen und Melodien, von harmonischen und formalen Strukturen, die mit akustischen und elektronischen Instrumenten in den verschiedenen tonalen und dynamischen Ausprägungen produziert werden können. Seitdem generell bekannt ist, daß Musik spezifische biophysikalische und psychische Ist-Zustände verändern kann, lautet eine der wichtigsten Grundfragen: Gibt es bestimmte Arten von Musik, die besser heilen beziehungsweise mehr Heilkraft besitzen als andere?

Die Erfahrung zeigt, so der amerikanische Musiktherapeut: Ja, es gibt diese Musik! Wichtig ist dabei allerdings die Frage, welche spezifischen Effekte die Musik erzielen soll und wie die Menschen auf Musik reagieren. Je nachdem, welche Absichten wir mit Musik verfolgen, kann sich der Körper quasi mit Musik »aufladen«. Während sich viele Arten beziehungsweise Formen von Musik positiv auf die psychische Stabilität oder Gesundheit eines Patienten auswirken können, scheinen zwei spezifische Musikrichtungen das physische Wohlbefinden stärker zu fördern als andere. Dies sind zum einen Instrumentalmusiken aus dem Barock, vorzugsweise in den langsameren Tempi, und zum anderen die New Age Musik. Hinzu kommen manche spezielle »Gesundheitsmusiken«, die zum Teil ebenfalls besondere Hörbotschaften enthalten, die die heilenden Effekte der Musik erhöhen können.

Welchen Auswirkungen hat nun die Musik auf unsere Emotionen und unser Denken? – Eine relativ junge Forschungsrichtung in den medizinischen Wissenschaften, die Psychoneuroimmunologie, hat herausgefunden, daß unser Denken und unsere Psyche tatsächlich eine besondere Wirkung auf die chemischen Stoffe ausüben. Diese Stoffe werden von Neuronen produziert, die Botschaften zu unserem Körper bringen, zum Beispiel im Zusammenhang mit den Funktionen unseres Immunsystems. Eine der bekannteren Erklärungen ist nun, daß das Endorphin, ein endogenes Opiat, das Stimmungen hervorruft und Schmerzrezeptoren blockt, durch Musik stimuliert wird (wie auch durch andere Mittel) und daß somit Musik verantwortlich ist für die Veränderung bestimmter emotionaler Zustände. Welche Rolle spielen nun die einzelnen Eigenschaften der Musik, wie zum Beispiel der Rhythmus, die Dynamik, die Melodie oder die Harmonie? – Grundsätzlich, so sagt Harvey, wirkt kein musikalisches Element isoliert, keines allein ist verantwortlich für einen heilenden Effekt. Dennoch gibt es mehrere musikalische Parameter, die seiner Erfahrung nach eine besonders starke, andauernde Wirkung bei den Patienten hervorrufen. Diese Variablen oder musikalischen Elemente sind 1. das Tempo, 2. die Lautstärke, 3. das Ausmaß der auftretenden beziehungsweise als solche empfundenen Dissonanzen und 4. die Klangqualität, wobei die Beschaffenheit der Instrumente und Stimmen ebenso eine Rolle spielen wie die Frequenzen und die Qualität der Wiedergabe-Technik, zum Beispiel der Lautsprecher.

Musik, die dauerhaft laut, schnell, dissonant ist und ein kräftiges Klangbild besitzt, kann eine Überstimulierung des Sympathikus bewirken und eine Produktion von zu viel Adrenalin auslösen, die wiederum unter Umständen eine Überspannung, herabgesetzte Immunreaktionen, Verdauungsprobleme und sogar eine Schwächung des Energiehaushaltes zu Folge haben kann. Musik andererseits, die langsamer ist als der Herzschlag, der zumeist zwischen 68 und 72 Schlägen pro Minute liegt, und die nicht lauter als 70 Dezibel ist, mit einem ausbilanzierten Anteil von dissonanten und konsonanten Klängen sowie verschiedenen Klangfarben, hat dagegen einen ausgesprochen positiven Effekt auf unsere Gesundheit. Dies ist unter anderem die Musik des Barock (Bach, Händel, Vivaldi, Pachelbel) und die Musik der Klassik (Mozart, Haydn, der frühe Beethoven, Gluck). Einige der Barock-Musiken sind zum Beispiel verwendet worden als eine Hilfe bei Therapien, die mit Bildern beziehungsweise Visualisierungen arbeiten. Einige der New Age Musiken sind von vornherein unter dem Gesichtspunkt der gesundheitlichen Förderung komponiert worden, zum Beispiel diejenigen der Komponisten Kay Gardner, Don Campbell und Steven Halpern. Experimente in Krankenhäusern und in anderen Institutionen haben erwiesen, so berichtet Arthur W. Harvey, daß gerade solche Musiken biophysische und psychophysische Veränderungen hervorrufen.

Auf welche Art und Weise können wir mit der Musik unsere Gesundheit steigern? – Zunächst einmal kann Musik zum Beispiel am Morgen – wie ein Anregungsmittel – die Funktionen unseres Körpers verbessern beziehungsweise erhöhen. Oder sie kann unsere Verdauungsfunktionen stärken. Musik kann aber auch unser geistiges Arbeiten fördern und unsere Erinnerungsmöglichkeiten ausweiten, was etwa in dem sogenannten »Superlearning« nach Lazanov geschieht. Außerdem kann die Musik ein Mittel sein, unser Gehirn mit größerer Energie zu versorgen oder »aufzuladen«. Musik vermag daneben den parasympathischen Teil unseres autonomen Nervensystems anzuregen und so zur Reduktion von Streß beizutragen sowie die Balance unserer Energiepotentiale wiederherzustellen. Musik kann am Arbeitsplatz in besonderer Weise als »Sound« benutzt werden, der die Menschen ablenkt und die Produktivität erhöht – dies sind zum Beispiel sogenannte Muzak-Konzepte. Weiter kann das Spielen von Musik, aber auch das Zuhören eine Art Katharsis der Gefühle bewirken, so daß unsere größten emotionalen Bedürfnisse erfüllt und unsere größten Nöte beseitigt werden. Musik ist zudem ein soziales »Bindemittel« in Gruppen oder Gesellschaften und ein ergänzendes Hilfsmittel bei medizinischen Behandlungen, wodurch häufig die sonst verabreichte Dosis von Medikamenten reduziert werden kann. Und in Phasen größerer geistiger Anstrengungen oder beim Lesen kann die Musik dazu beitragen, Funktionen der rechten Gehirnhälfte zu besetzen und so die Belastung zu mindern. Es wird angenommen, daß Musik vor allem die zwei Hemisphären des cerebralen Kortex in ihren Funktionen integriert oder »synchronisiert« und so eine Art Gestalterfahrung hervorbringt, die weit mehr ist als die Summe der Leistungen der beiden einzelnen Gehirnbereiche. Musik kann darüber hinaus kommunikative Funktionen und Gedächtnisleistungen beschleunigen, zum Beispiel wenn Kinder mit Hilfe von Liedern lernen.

Auf den großen Nutzen der Musik bei der Förderung der Hirnfunktionen haben zahlreiche Wissenschaftler in und außerhalb der USA hingewiesen. So hob zum Beispiel Shinichi Suzuki in Japan den positiven Effekt klassischer Musik auf die kindliche Entwicklung besonders hervor. Wird einem Fötus oder einem Baby diese Musik – etwa von Wolfgang Amadeus Mozart – vorgespielt, dann werden Intelligenz und Hirnfunktionen des Kindes erkennbar gefördert. Verschiedene Musikprogramme handeln daher von einer speziellen »Baby-Förderung«. Sie alle basieren auf einem Gedanken: Für die gesunde Entwicklung eines Kindes ist die Möglichkeit zu kreativen, affektiven und emotionalen Erfahrungen, wie sie die Musik bieten kann, von grundlegender Bedeutung, insbesondere für die Entwicklung der Hirnfunktionen beziehungsweise die Entwicklung der rechten Hirnhälfte. Da in der normalen Schule in Amerika die linke Hirnhälfte zum Beispiel beim verbalen Lernen am allermeisten angestrengt wird, liegt der Schluß nahe: Hirnregionen des anderen Bereiches, die nicht gefördert werden, können nicht wachsen; vielleicht könnten sie sogar ihre Funktionskraft verlieren. In diesem Sinn bedeutet gesund sein, »ganz« sein, und die Musik – egal ob zu Hause in der Familie, in der Schule, der Kirche oder in der Gesellschaft – kann eine sehr wichtige Rolle bei der Förderung der Gesundheit spielen.

Die meisten modernen Untersuchungen, die nach der Heilwirkung der Musik fragen, beziehen sich vor allem auf folgende Aspekte: Sie fragen nach der Veränderung von Gefühlszuständen, von Puls und Blutdruck, Muskelspannung, Energiepotentialen, nach der Schweißabsonderung, dem Blutkreislauf, nach galvanischen Hautreaktionen, nach der motorischen Koordination, nach Pupillenreflexen, nach einer Veränderung der Schmerzempfindlichkeit, nach chemischen und hormonalen Zuständen im Körper, nach der Einwirkung auf die Aufmerksamkeit und nach der Ablenkungsfunktion der Musik. Zudem wird häufig untersucht, inwieweit Musik die Leistungen des Gedächtnisses beziehungsweise überhaupt das kognitive Lernen unterstützen kann. In diesem skizzierten Forschungsfeld insgesamt erscheint die Frage nach dem Zusammenhang zwischen der Musik und den Funktionen des Gehirns als Ursache und zugleich Kontrollorgan unserer Reaktionen eher als ein Randgebiet. Erst in den vergangenen Jahren wuchsen das Interesse, das Wissen und die Fähigkeiten, diesen Zusammenhang besser zu verstehen. Dabei sind verschiedene andere folgende Untersuchungsmethoden zu nennen:

- Das Studium der Gehirnwellen während diverser Aufgaben mit und ohne Musik mit Hilfe des EEG.
- Der Gebrauch bestimmter Techniken, um einzelne Bereiche des Gehirns zu isolieren.
- Das Studium von Patienten mit beeinträchtigten oder zerstörten Hirnfunktionen.
- Die Anwendung von spezifischen Gehörtests, um Funktionen des Gehirns zu erforschen.

Forscher wie zum Beispiel Brenda Milner vom Neurologischen Institut in Montreal fanden heraus, daß das Erkennen beziehungsweise Wiedererkennen von Tonhöhen offensichtlich in der rechten Hirnhälfte stattfindet. Man fand zudem heraus, daß musikalische Bilder prinzipiell in der rechten Hirnhälfte entstehen, während musikalische Informations- oder Lernprozesse in der linken Hirnhälfte lokalisiert zu sein scheinen. Diverse andere Forscher bestätigten, daß der Rhythmus in der linken Hirnhälfte wahrgenommen und verarbeitet wird. Melodien dagegen werden quasi wie Muster oder Modelle vorrangig in der rechten Hirnhälfte verarbeitet. Jedoch führt eine intensive musikalische Erziehung beziehungsweise ein musikalisches Training häufig dazu, daß die meisten musikalischen Prozesse allmählich in die linke Hirnhälfte transferiert werden, so daß sie gleichmäßiger zwischen den Hirnhälften verteilt sind.

Studien über klinische Fälle von Amusie und Aphasie haben einige Beispiele bekanntgemacht, wo musikalische Fähigkeiten auch dann noch erhalten blieben, als die Sprache aufgrund der Verletzungen beziehungsweise Störungen bereits verloren war. Arthur Harvey selbst berichtet im Rahmen seiner Forschungsarbeiten im Zusammenhang mit Hirnverletzungen darüber, daß es Patienten gab, die keine Wörter mehr sprechen, dafür aber singen konnten. Daher konnte eine bestimmte Technik – die sogenannte Melodische Intonationstherapie – zahlreichen an Aphasie leidenden Patienten dabei helfen, sich zu verständigen, indem das Singen als ein Ersatz für das Sprechen angeboten und angewendet wurde. Arthur Harvey lernte zudem eine junge Frau kennen, deren linke Gehirnhälfte infolge eines Gewehrschusses verletzt war: Sie spielte dennoch relativ komplexe Stücke aus ihrem Klavierrepertoire. Die Noten jedoch konnte sie nicht identifizieren. Insgesamt führten unter anderem die Untersuchungen der Reaktionen von Patienten mit leichten und schweren Hirnverletzungen zu folgenden allgemeinen Thesen bezüglich der menschlichen Reaktionen auf die Musik – Arthur W. Harvey geht dabei von vier verschiedenen Formen aus:

1. Die analytische Wahrnehmung

Nur wenige Menschen hören Musik in erster Linie analytisch, d. h. heißt mit der linken Hirnhälfte. Diese Fähigkeit, so Arthur W. Harvey, besitzen in erster Linie aktive Musiker. Sie gewöhnen sich in ihrer oft jahrelangen Ausbildung an, Musik vor allem mit Hilfe ihres Verstandes zu analysieren. Dieser Entwicklungsprozeß endet häufig damit, daß der trainierte, ausgebildete Musiker einzelne Merkmale oder Aspekte des musikalischen Werkes isoliert hört – manchmal mit einem Verlust der emotionalen Aspekte der Komposition. Hörstudien, bei denen beide Ohren getrennt untersucht wurden, zeigten: Je mehr musikalische Ausbildung ein Mensch besitzt, desto mehr hört er mit der linken Hirnhälfte.

Gerade die musikalische Erziehung erfolgt häufig außerordentlich analytisch und verbal. Daher nehmen Schüler und Studenten die Musik in besonderer Weise wahr. Ein praktisches Beispiel: Nach Universitätskonzerten pflegen Musikstudenten in der Regel jedes spezifische Problem, jeden Fehler oder Mißgriff zu diskutieren – falsche Noten, falsche Tempi oder schlechte Artikulation, technische Unzulänglichkeiten. Demgegenüber betrachten andere Konzertbesucher, also diejenigen, die nicht Musik studieren, in der Regel das Konzert als Ganzes einschließlich seiner emotionalen Aspekte. Musikalische Ausbildung, so Arthur W. Harvey, sollte jedoch beide Aspekte beinhalten – analytische und holistische, ganzheitliche. Da das kognitive Hören dahin tendiert, sich auf Verarbeitungsprozesse in der linken Hirnhälfte zu konzentrieren, könnte das Wissen und die Erfahrung darüber, wie die rechte Hirnhälfte Musik verarbeitet, die Rolle der Musik in unserem Leben erweitern.

2. Gefühlsmäßige Reaktionen

Zahlreiche Forscher gehen davon aus, daß Musik zum einen undifferenzierte affektive Zustände beziehungsweise Phasen hervorruft. Zugleich aber symbolisiert sie reale Erfahrungen des Lebens auf analoge, also nicht logische, Art und Weise. Oder anders ausgedrückt: Zum einen ruft Musik, egal, ob zu Hause, in der Schule, in Kliniken oder in Heimen, emotionale Reaktionen hervor – selbst bei sehr verschlossenen, apathischen Menschen. So werden die Gefühle der meisten Menschen regelmäßig – häufig wird uns dies kaum bewußt – durch Musik in Radio und Fernsehen, in Geschäften und Cafés etc. beeinflußt. Die musikalischen Parameter oder »Variablen«, wie zum Beispiel das Tempo, die Lautstärke, Balance von Konsonanz und Dissonanz, Klang, Instrumententyp, Rhythmus, Melodie, Form etc. können dabei auf jeweils spezifische Art und Weise auf unsere Gefühls- oder Stimmungszustände einwirken, weil unser Gehirn auf die Musik reagiert. Diese Reaktion aber beinhaltet auch bereits, so der amerikanische Musiktherapeut, eine Interpretation des Klangs als ein Symbol oder ein analoges Medium für die Gefühle schlechthin beziehungsweise für das menschliche Leben. Dieser Prozeß des Wiedererkennens ist ein quasi metaphorischer, bildhafter Prozeß, lokalisiert in der rechten Hirnhälfte.

3. Körperliche Reaktionen

Im Mittelpunkt der wohl meisten Forschungsarbeiten im Themenbereich Musik und Medizin stehen die biophysischen Reaktionen des Individuums auf Musik. Wie bereits erwähnt, verändert Musik vor allem den Puls, die Schweißabsonderung, den Blutdruck und die Energiepotentiale im Nervensystem.

Der praktische Nutzen der Musik als ein Mittel der körperlichen Stimulanz wird unter anderem deutlich am Beispiel der Musikparaden, beim Marschieren, bei Ballspielen, bei Aerobic und Tanz. Auch das Radio benutzt die Musik sehr häufig vor allem im Hinblick auf diese Wirkungsebene, zum Beispiel in Frühsendungen, wenn belebende, aktivierende, schnellere Musik gespielt wird. Arthur W. Harvey zitiert ein historisches Beispiel aus dem Leben Martin Luthers (1483–1546):

Einige Musiker besuchten Luther in Erfurt. Sie fanden ihn bewußtlos auf dem Fußboden liegend – die Folge eines zu langen Fastens. Die Besucher versuchten, ihn mit den üblichen Mitteln wiederzubeleben, aber sie hatten keinen Erfolg. Da sie aber um die Kraft der Musik Bescheid wußten, begannen sie nun zu singen. Allmählich kam Luther zu sich. Er erhob sich, lächelte und sang ebenfalls. Mehr noch: Der heilende, stärkende Einfluß des Singens war so groß, daß er seine Besucher während der ganzen Nacht bei sich behielt – bis alle erschöpft und müde waren!

Ein weiteres Beispiel schildert Pablo Casals im Alter von 90 Jahren. Pablo Casals (1876 bis 1973) war ein spanischer Violoncellist, Dirigent und Komponist. Weltweit berühmt wurde er als Cellovirtuose.

Um 8.00 Uhr am Morgen pflegte seine Frau Martha ihn zu wecken. Verschiedene Gesundheitsprobleme machten es schwierig für ihn, sich selbst anzuziehen. Er litt vermutlich unter rheumatischer Arthritis. Er atmete schwer, seine Frau führte ihn in den Raum. Er sah leidend aus. Sein Kopf sank nach vorn, er ging schwankend. Seine Hände waren geschwollen und seine Finger geschlossen. Noch vor dem Frühstück ging Don Pablo zum Piano – sein tägliches Ritual. Hier nun – und das überraschte den Berichterstatter, den Autor Norman Cousins, nicht wenig – öffneten sich seine Finger langsam, sein Rücken straffte sich. Er schien freier zu atmen. Seine Finger berührten die Tasten. Dann spielte er den Anfang von J. S. Bachs »Wohltemperiertem Klavier« mit großer Einfühlung und Kontrolle. Pablo Casals hatte, bevor er mit dem Cello begonnen hatte, bereits professionell mehrere Instrumente gespielt, so auch das Klavier. Er summte beim Spielen. Dann sagte er: »Das Spielen erreicht mein Herz« – und er legte die Hand darauf!

Und dann wechselte er zu einem Brahms-Konzert. Seine Finger, agil und kräftig, rasten nun mit dem größten Tempo über die Tasten. Sein ganzer Körper verband sich mit der Musik. Er erschien nun nicht mehr steif und verfallen, sondern aufgeräumt, würdevoll und völlig frei von den Arthritis-Symptomen! Nach dem Spiel stand er auf, und seine Haltung war nun weitaus besser als vor dem Spielen, größer und gerader. Er ging zum Frühstückstisch, ohne dabei zu schwanken. Er aß mit einem gesunden Appetit, sprach freundlich, beendete sein Mahl und machte anschließend einen langen Spaziergang am Strand.

Soweit dieses Beispiel einer Art »Selbsttherapie«. Die systematische Anwendung der Musik mit der Absicht, physisch heilende Effekte hervorzurufen, gehört auch zum Aufgabenbereich der Musiktherapie. Dies ist möglich, weil die Musik im sogenannten »Limbischen System« verarbeitet wird, auch ohne kognitive Funktionen, wie Untersuchungen mit Hirnverletzten zeigen konnten. Eine weitere spezifische biophysische Reaktion ist die Veränderung der Hirnwellen durch Musik. Studien in den USA, so Arthur W. Harvey, zeigten, daß die Frequenzen des elektrischen Potentials, die vom menschlichen Hirn produziert werden, durch Musik, je nach Musikstil und -typus, auf unterschiedliche Weise beeinflußt werden können. (Auch darüber später mehr.)

4. Die Veränderung des Bewußtseins

Eine vierte Art der Reaktion auf Musik nennt Arthur W. Harvey die »Transpersonal Response«, übersetzt etwa: überpersönliche, auch unbewußte Reaktion. Gemeint ist damit die Veränderung des jeweiligen Zustandes des Bewußtseins. Musik für Meditationen zum Beispiel oder zur Entspannung sind zwei mögliche Formen. Darüber hinaus hat die Erkenntnis, daß Musik die Macht hat, das Vor- und Unterbewußtsein zu beeinflussen, zu anderen Formen der praktischen Anwendung geführt. Dies sind zum Beispiel Formen oder Programme, bei denen die suggestiven Kräfte der Musik gezielt eingesetzt werden, wie etwa im sogenannten »Superlearning«, entwickelt von Dr. Georgi Lazanov in Bulgarien. Im Spektrum der musiktherapeutischen Praxisfelder ist diese Wirkungsebene vor allem wichtig bei der Entspannungsarbeit und auch bei Schmerzbehandlungen. Dabei ist grundsätzlich bedeutsam, daß unsere westliche Kultur das Bewußtsein im allgemeinen sehr rational eingegrenzt versteht.

Darum ist die Frage, wie Musik unser Bewußtsein verändern kann, erst seit kurzem eine allgemein akzeptierte Frage in der Forschung geworden. Von Abraham Maslow zum Beispiel werden Momente, in denen dies geschieht, als »peak-experiences«, als »Hocherlebnisse«, bezeichnet.

Fassen wir die Ansichten des amerikanischen Musiktherapeuten und Musikforschers Arthur W. Harvey zusammen: Im Zentrum seiner Erfahrungen steht die Hirnforschung – die Frage, wie »Musik« durch die Reaktionen unseres Gehirns auf den Schall eigentlich entsteht. Dabei ist – aus seiner praktischen Warte heraus – die Frage nach spezifischen Reaktionen auf spezifische Musikarten oder -stile interessant. Die Reaktionen unterscheidet er hier nach vier Gesichtspunkten: 1. die kognitive Reaktion, lokalisiert in der rechten Hirnhälfte; 2. die affektive Reaktion; 3. die biophysische Reaktion auf einzelne Körperfunktionen; 4. die Reaktion des Bewußtseins und des Unterbewußtseins. Es wird deutlich, daß die musiktherapeutische Praxis, aber auch die allgemeingesellschaftliche Praxis bei der Verwendung der Musik jeweils diesen oder jenen Aspekt besonders betont: beim Tanzen etwa die körperlich-stimulierenden Wirkungen, bei der Meditation die bewußtseinsverändernden Kräfte usw. Darüber hinaus darf selbstverständlich nicht vergessen werden, daß die Musik ganzheitlich, d. h. als Ganzes wirksam ist und wir daher diese Unterscheidungen der einzelnen Reaktionsweisen zunächst nur abstrakt vornehmen – in jedem Musikerlebnis, in jeder therapeutischen Behandlung sind alle verschiedenen Wirkungsebenen miteinander verknüpft. Für die Therapie heißt dies: Weder die analytisch-verstandesmäßigen, die affektiv-emotionalen, die biophysischen noch die Reaktionen des Unterbewußtseins dürfen ignoriert werden.

Wir werden aber in der späteren Betrachtung einzelner Therapieansätze beziehungsweise Praxisfelder noch genauer sehen, daß je nach Patientengruppe und Krankheitsbild einzelne Wirkungsweisen der Musik eine besondere Aufgabe in der therapeutischen Behandlung übernehmen.

Die Brücke zur Welt – Ein Forschungsprojekt mit Musik auf der Intensivstation

Musiktherapie wäre ohne Forschung undenkbar, wie bereits die Erfahrungen des amerikanischen Musikprofessors Arthur W. Harvey zeigen konnten. Ein vergleichbares Engagement von Musiktherapeuten in der musikalischen beziehungsweise medizinischen Wirkungsforschung mag hierzulande eher selten sein – dennoch gilt auch in der Bundesrepublik Deutschland, wie auch in der Schweiz, in England, Polen und in allen anderen europäischen Ländern, in denen es Musiktherapie gibt: Heilen mit Musik ist ein so vielschichtiger und vielversprechender Forschungsgegenstand, daß wohl nahezu jede Musiktherapeutin und jeder Musiktherapeut einen immensen Forschungsbedarf feststellen mag, auch wenn die Situation in der Praxis nicht immer ernstzunehmende, längerfristige Forschungsarbeiten zuläßt.

Ähnlich mag es vielen Medizinern gehen, die mehr über die Möglichkeiten der Musik bei der Behandlung ihrer Patienten erfahren möchten. Als ein aktuelles Beispiel für besonders originelle und umfangreiche Bemühungen in diesem Bereich ist ein Forschungsprojekt an der Universitätsklinik der Westfälischen Wilhelms-Universität in Münster anzusehen, das von Hans-Joachim Hannich geleitet wird. Sein Interesse für die Musiktherapie entwickelte sich aufgrund seiner Tätigkeit als Psychologe in der Intensivmedizin.

Zu welchem Zweck also und vor allem in welchem Zusammenhang wurde hier die Musik in der medizinischen Behandlung erprobt? – Stellen wir uns zunächst die Situation auf einer Intensivstation vor: Da liegt etwa seit mehr als drei Wochen ein rund 50jähriger Patient regungslos in seinem Bett. Seit seiner Einlieferung, die nach einer Herztransplantation erfolgte, wird sein Zustand als komatös eingeschätzt. Als »Koma« (griech. tiefer, fester Schlaf) bezeichnen Mediziner einen Zustand tiefer Bewußtlosigkeit bei unterschiedlicher Genese. Der Patient kann weder auf Ansprachen noch auf Schmerzreize reagieren.

Der Patient befindet sich also in einer tiefen Bewußtseinstrübung. Von ärztlicher Seite wird der Verdacht eines Hirnschadens als Operationsfolge formuliert. Die Behandelnden sind ratlos und machen sich Sorgen. Womit kann dem Patienten geholfen werden? An seinem Krankenbett finden eine Vielzahl von Visiten statt, wobei der Einsatz aller zur Verfügung stehenden therapeutischen Mittel zur Sprache kommt. Fast ständig ist eine Pflegerin oder ein Pfleger im Zimmer, um die notwendige Behandlungs- und Grundpflege durchzuführen. Im Raum herrscht eine Betriebsamkeit, ja Hektik, der sich kaum einer entziehen kann. Ohne Zweifel: Im Mittelpunkt der Behandlung steht jetzt die Technik, was auch an der Geräuschkulisse leicht zu hören ist. Die Apparaturen stellen den Zustand des Patienten fest, zum Beispiel mittels Beatmungsparameter und diverser Kurvenwerte. Der Patient selbst wird kaum eines Blickes gewürdigt – er liegt mager, angestrengt und erschöpft in seinem Bett, unerreichbar, so scheint es, für eine menschliche Kommunikation.

Ein Interview mit einem genesenen Patienten verdeutlicht die Erlebniswelt während der Bewußtlosigkeit beziehungsweise der schweren Bewußtseinstrübung: Er kam sich vor, so gab er an, wie auf einem mittelalterlichen Schlachtfeld. Er habe sogar das Gefühl gehabt, daß er sich totstellen müsse, um nicht von herummarodierenden Rittern getötet zu werden. Diese unberechenbaren Ritter, das waren die Behandelnden! Seine Situation wird noch verständlicher durch einzelne Wahrnehmungen: So deutete er zum Beispiel eine rote Blutdruckmanschette über seinem Krankenbett als Feuerlöscher, ein Hämofiltrationsgerät als eine Bombe, die jeden Augenblick explodieren könne. Aufforderungen beziehungsweise Anreden des Personals wie »Machen Sie Ihre Augen auf!« oder »Drücken Sie meine Hand!« erlebte er als einen bedrohlichen Versuch fremder Machtausübung.

Die Erfahrungen dieses Patienten dürfen keineswegs als eine Ausnahme betrachtet werden, auch sind sie nicht etwa auf eine mangelhafte Betreuung seitens des Personals oder der Behandelnden zurückzuführen. Wissenschaftliche Studien von Schnaper und Tosch in den Jahren 1975 und 1988 zeigten, daß zwischen 40 und 50 Prozent der untersuchten Patienten im posttraumatischen Koma von ähnlichen Wahrnehmungen berichteten. Übereinstimmend sprachen sie zum Beispiel von Gefühlen des Gefangenseins und der Todesbedrohung. Darüber hinaus wurden im Koma neue, belastende sensorische Erfahrungen gemacht – einige Patienten hörten etwa Bomben explodieren, andere nahmen den Geruch toter Personen wahr.

Erlebnisberichte wie diese zeigen das Dilemma im Umgang mit diesen komatösen Patienten. Zunächst ist bemerkenswert, daß Bewußtlosigkeit nicht mit Erlebnislosigkeit gleichgesetzt werden darf. Neuropsychiater weisen in diesem Zusammenhang darauf hin, daß der Verlust überprüfbarer Hirnleistungen keineswegs bedeuten muß, daß sämtliche Faserverbindungen mit sämtlichen kortikalen Arealen unterbrochen sind: Sie sprechen demgegenüber von einem nach wie vor vorhandenen elementaren Bewußtsein, das im Sinne eines »passiven Erlebens« wirksam sei.

Daß selbst im tiefen Koma noch elementare kognitive Prozesse stattfinden können, darauf verwiesen auch die elektrophysiologischen Untersuchungen von Reuter und anderen aus dem Jahre 1989, die anhand der sogenannten »P-300-Welle« im EEG Informationsprozesse bei komatösen Patienten nachweisen konnten. Zudem deuten Ergebnisse aus anderen Wissenschaftsbereichen wie zum Beispiel der pränatalen Psychologie darauf hin, daß auch ein nicht voll funktionsfähiges Gehirn die Fähigkeit zu einer Informationsaufnahme und -verarbeitung sowie zu einem ganzheitlichen Empfinden und Erleben besitzt.

Aber auch das Wissen der Tiefenpsychologie um Entwicklungen in der langen Phase der präsymbolischen Existenz des Menschen läßt Zweifel daran zu, daß dem Gehirn allein der Sitz des Geistes zugeordnet ist und damit menschliches Erleben ausschließlich auf die Funktionsfähigkeit des Gehirns zurückgeführt werden kann. Dagegen ist anzunehmen, daß »... sich im Leiblichen früheste Kindheitserinnerungen materialisieren«, wie Prof. Hannich formuliert. Und diese können sich – auch ohne Wort- beziehungsweise Sprachbezüge – auf das aktuelle Verhalten und Erleben auswirken und zum Teil auch – etwa in der Körpertherapie – erinnert und wiedererfahren werden. Es scheint also eine gesunde Skepsis gegenüber den rationalen Wissenschaftskategorien angebracht, die die Personalität des Menschen bislang im Gehirn ansiedelten. Sogar der britische Neurophysiologe Sir John Eccles, Nobelpreisträger der Medizin, kam nach jahrzehntelangen Hirnforschungen zu dem Ergebnis, daß die wichtigste Realität des Menschen als einem »erfahrenden Selbst« keineswegs gleichgesetzt werden könne mit Gehirn, Neuronen und Nervenimpulsen. Eccles nimmt demgegenüber an, daß in der menschlichen Existenz ein »fundamentales Geheimnis« liege, das jede biologische Erklärung übertreffe.

Äußerungen wie diese, die zu Vorsicht, Respekt und Bescheidenheit gegenüber einer Verabsolutierung von Rationalität und Kontrolle, Meß- und Beweisbarkeit anregen können, finden sich – zumal in Kreisen der medizinischen Forscher – wohl eher selten. Kein Wunder – hat doch unsere Kultur die unkontrollierbaren Anteile, wie etwa diejenigen unseres Traumerlebens, weitgehend aus dem herrschenden wissenschaftlichen Diskurs ausgegrenzt. Und damit zugleich geht auch das Wissen um veränderte Bewußtseinszustände und um einen behutsamen Umgang mit ihnen verloren – im Gegensatz zu anderen, nicht gar so rational-fortgeschrittenen Kulturen, wie etwa bei manchen Völkern Afrikas oder Amerikas. Daraus resultiert auch die große Hilflosigkeit, mit der Behandelnde oder Pflegende mit komatösen oder sterbenden Patienten umgehen – ein Mangel an Erfahrung im Umgang mit etwas, was nicht »wirklich«, nicht »normal« ist. Dazu paßt dann auch, daß kaum einer sich Gedanken macht, ob die Betreuung der Patienten auf einer Intensivstation bislang überhaupt dessen inneren Bedürfnissen entgegenkommt – oder ob sie sie nicht noch weiter in Isolation und Rückzug, vielleicht sogar in die Krankheit zurückführt. Zum Beispiel angesichts manchmal hektischer therapeutischer Aktivitäten, die häufig genug wertlos vollzogen werden. Wenn der Patient auf kurze Aufforderungen nicht reagiert, wird in der Regel eine direkte Stimulierung mit Schmerzreizen ausprobiert – ein Kneifen in den Oberarm zum Beispiel oder ein Schlagen auf die Brust. Schließlich unterbleibt zumeist jegliche direkte menschliche Zuwendung: Pfleger und Ärzte arbeiten mit stummer Routine, sachlich und korrekt.

Die Beobachtungen auf der Intensivstation zeigten vor allem eines deutlich: Es scheint ein Zusammenhang zu bestehen zwischen dem festgestellten Mangel an persönlich als sinnvoll erlebten Kontakten und den negativen Erlebnissen, von denen genesene Patienten später berichten konnten. Wenn ein Patient versucht, sich totzustellen, so tut er dies, um sein Persönlichkeitsgefühl, seine Würde, seine Menschlichkeit zu bewahren. Etwas anders ging eine rund dreißigjährige Patientin mit ihren Erfahrungen um: Sie versuchte, sich den Gegebenheiten der Intensivstation bestmöglich anzupassen. Was dies für sie bedeutete, reflektierte sie in dem einzigen Wunsch, den sie nach dem Aufwachen aus dem Koma äußerte: »Nicht mehr so viel leisten müssen!« Auch an diesem Beispiel wird also deutlich, wie belastend die Situation auf der Intensivstation von dieser Patientin empfunden wurde. Wie aber kann die Betreuung verbessert und damit der Heilungsprozeß stärker unterstützt werden?

Bislang beruht der Umgang gerade mit komatösen Patienten – aber auch in vielen anderen Bereichen der Medizin – auf der mehr oder weniger bewußten Annahme, der Patient reagiere ausschließlich auf die Anordnungen oder Maßnahmen, die ihm von außen zugeführt werden: eine Art naturwissenschaftlich orientiertes Reiz-Reaktions-Muster. Es wird erwartet, daß der Kranke auf einen definierten Stimulus von außen in einer beobachtbaren, weitgehend starren Weise reagiert – und dies sollen möglichst alle Patienten in gleicher Weise tun! Funktionalität statt Individualität steht bei diesem Denken im Mittelpunkt. Mit dieser Objektivierung aber geht das Verständnis um das Einmalige, Individuelle völlig verloren. Es wird vergessen, daß der Mensch zeit seines Lebens, so sagt Prof. H. J. Hannich, versucht, seinen individuellen Weg zu gehen und seine Identität zu wahren. Untersuchungen zum Beispiel von Goldstein an Hirnverletzten aus dem Jahre 1939, aber auch experimentalpsychologische und psychoanalytische Forschungen weisen ebenfalls darauf hin, daß jeder lebende Organismus versucht, so viel wie möglich seine individuellen Möglichkeiten, seine ureigenste Natur in der Welt zu aktualisieren, d. h. seine Identität auf welche Weise auch immer – im Denken, Handeln oder Sprechen – auszudrücken beziehungsweise zu verwirklichen. Für einen komatösen Patienten aber kann dies bedeuten: Wenn die Umwelt in meinem Behandlungszimmer übermächtig ist, wenn ich selbst nicht angemessen reagieren kann, ziehe ich mich zurück – das einzige, was mir bleibt! Damit muß aber der schwerverletzte Patient eine zusätzliche »Rückzugsleistung« erbringen, die seine Identität noch mehr eingrenzt und seinen Heilungsprozeß noch schwieriger gestalten kann.

Wird dagegen das Streben nach Selbstaktualisierung ernst genommen und zudem auch dem bewußtlosen Patienten zugestanden, so sind weitreichende Konsequenzen für den Umgang mit dem Patienten denkbar. Der erste, grundlegende Schritt wäre eine Kontaktaufnahme mit dem Patienten, die allerdings voraussetzt, daß die Behandelnden eine distanzierte, ausschließlich objektbezogene Haltung gegenüber dem Patienten aufgeben müssen. Das heißt auch: Sie müssen aufhören, das Verhalten des Patienten im Koma nur als defizitär zu betrachten. Statt dessen müssen sie fragen: Welche Aktivitäten kann der Patient noch ausführen? Welche individuellen Ausdrucksformen besitzt er noch? Wie kann er noch eine Beziehung zur Welt um sich herum aufnehmen?

Dabei geraten auch zunächst unscheinbar wirkende Zeichen beziehungsweise Äußerungen des Schwerkranken in den Blickpunkt – und sie bekommen eine Bedeutung. Eine besondere Rolle spielt dabei der Atemrhythmus des Patienten als »Keimform jeder Lebensbewegung«. Auch ein Augenzwinkern des Patienten oder eine nur angedeutete Bewegung können so zu Mitteln einer Kontaktaufnahme werden, wenn der Betreuer sie bewußt wahrnimmt und versucht, den Signalen adäquat zu folgen beziehungsweise sie in die eigenen Äußerungen aufzunehmen. So kann der Betreuer zum Beispiel über ein synchrones Atmen mit dem Patienten auf dessen »Wellenlänge« gelangen, von wo aus Patient und Betreuer durch leichte Modifikationen des Atmens Beziehungen aufnehmen können. Auch können zum Beispiel Bewegungsversuche des Patienten vom Betreuer mit den Händen unterstützt oder fortgeführt werden – wenn dies einfühlsam geschieht, wobei nicht das Resultat, sondern der Weg, der Prozeß im Vordergrund steht. Daraus folgt ebenfalls, so H. J. Hannich, daß man den Patienten nicht mehr mit Anforderungen konfrontieren sollte (»Öffnen Sie jetzt die Augen ...!«), sondern es sollten zum Beispiel einfach nur die Dinge formuliert werden, die der Patient gerade tut – ähnlich wie bei einer Mutter, die sich über die Aktivitäten ihres Babys freut. Da das Erleben des komatösen Patienten jedoch durch primärprozeßhafte, assoziativ-traumartige Zustände geprägt ist, kann ihn unser Sprechen kaum erreichen – schließlich überwiegen dabei die bewußten, analytisch-kognitiven Anteile, auch wenn Sprachmelodie, Duktus etc. nicht in erster Linie auf eine verstandesmäßige Verbindung gerichtet sind. Daher ist es sinnvoll, so die Mitarbeiter in dem Münsteraner Projekt, neben einem angemessenen Sprachstil auch die Musik als eine umfassende präverbale »Kommunikationsform« zu benutzen.

Musik also als Ausdruck dessen, was mit Sprache nicht mehr auszudrücken ist. Dabei ist die Beschallung des Patienten etwa mit einem Kopfhörer ein ungeeigneter Weg, weil er den Kranken wiederum nur zu einem Objekt macht, das selbst keine Ausdrucksmöglichkeiten erhält. Der musikalische Zugang muß also über einen Dialog zwischen Patient und Therapeut erfolgen. Der Behandelnde greift dabei vor allem den Atemrhythmus des Patienten auf, versucht, ihn musikalisch umzusetzen, zum Beispiel mit seiner Stimme. Veränderungen im Atemrhythmus teilt er dem Patienten mit, indem er zum Beispiel beim Ausatmen seine Stimme senkt, beim Einatmen hebt, bei einer Atempause die Stimme ebenfalls pausieren läßt.

Wie kann nun diese Musiktherapie mit komatösen Patienten in der Praxis aussehen? Ich selbst hatte vor einiger Zeit Gelegenheit, einen Vortrag von H. J. Hannich und der Musiktherapeutin Dagmar Gustorff aus Herdecke anzuhören. Dagmar Gustorff arbeitete bereits seit einiger Zeit mit Patienten auf der Intensivstation, und sie arbeitete auch in dem Münsteraner Projekt mit. Bei dem Vortrag nun wurde ein Video einer solchen Musiktherapie auf der Intensivstation gezeigt, das mich besonders beeindruckte: Da steht inmitten dieses furchteinflößenden Krankenzimmers, vollgestopft mit medizinischen Apparaten, eine junge

Frau und singt dem Bewußtlosen eine Melodie vor, die er, nach Aussagen von Familienangehörigen, in seiner Kinder- beziehungsweise Jugendzeit sehr geliebt hat. Tatsächlich wurde auch im Bild deutlich, was Dagmar Gustorff selbst – nach eigenen Aussagen – intensiv spüren konnte: Der Patient konnte auf das Singen reagieren, zuerst mit einer Augenbewegung, dann einem Händedruck, schließlich sogar mit dem Öffnen der Augen oder mit einer Kopfbewegung.

Schauen wir uns diese musiktherapeutische Arbeit aus der Perspektive der Musiktherapeutin näher an. Dagmar Gustorff bezieht ihre Arbeit im theoretischen Bereich auf die sogenannte »schöpferische Musiktherapie«, wie sie seit 1959 in England durch Prof. Paul Nordoff und Dr. Clive Robbins entwickelt wurde. Dieser spezifische musiktherapeutische Ansatz stellt den Menschen mit seinem natürlichen künstlerischen Potential in den Mittelpunkt. Die Fähigkeit, Musik zu erleben und darüber hinaus aktiv gestaltend mitzuvollziehen, ist nach dieser Auffassung für den gesunden Menschen eine Selbstverständlichkeit. Im Krankheitsfall kommt es demgegenüber, so die grundsätzliche Annahme, zu einem Verlust beziehungsweise zu einer Einschränkung der Wahrnehmung, der freien Gestaltungsfähigkeit und des autonomen Handelns im körperlichen und seelischen Bereich. Die Hauptaufgabe beziehungsweise das Hauptziel der Musiktherapie ist es daher, dem Patienten neue Wege zur Entfaltung seiner Gestaltungsfähigkeit zu eröffnen. Daher steht er eben nicht in erster Linie mit seinen Defiziten, sondern mit seinen verbliebenen Möglichkeiten als autonom handelnder und seine Genesung aktiv betreibender Mensch im Mittelpunkt der Überlegungen der Behandelnden.

Die ersten praktischen Erfahrungen sammelte Dagmar Gustorff auf den neurologischen Stationen des Gemeinschaftskrankenhauses Herdecke, wo die Musiktherapie ein Bestandteil des Behandlungskonzeptes war. Die Zusammenarbeit zwischen Intensivmedizinern und Musiktherapeuten diente vor allem dem Ziel, bei der Begegnung mit bewußtlosen Menschen nach neuen Möglichkeiten zu suchen, die über rein körperliche Kontakte hinausgehen sollten. Für Dagmar Gustorff war es demzufolge, wie sie 1990 schreibt, nur ein folgerichtiger Schritt, daß nun auch die Musiktherapie einbezogen wurde, um die drohende Deprivation und Vereinsamung komatöser Patienten auf der Intensivstation zurückzudrängen. Dabei fällt eine Besonderheit dieser Musiktherapie gegenüber der Behandlung anderer Patientengruppen unmittelbar ins Auge: Anders als beim aktiv musizierenden Patienten stehen die Musiktherapeuten hier vor dem stummen, sprachlich nicht erreichbaren, passiven Menschen. Er wirkt vor allem seelisch wenig belebt und vermittelt allen Beteiligten ein Gefühl der Macht- und Hilflosigkeit. Die Musiktherapie erinnert hier, so Dagmar Gustorff, an die Musiktherapie mit anderen Patienten, die ebenfalls nicht sprechen können. Parallelen zu autistischen Kindern etwa drängen sich auf. Auch sie werden häufig nicht in dem Sinn musikalisch aktiv, daß sie zum Beispiel ein Instrument spielen oder ihre Stimme zum Singen benutzen. In dem Versuch, zu autistischen Kindern Kontakt aufzunehmen, sind zu Anfang ebenfalls oft zunächst unscheinbar wirkende Äußerungen für den Musiktherapeuten bedeutsam: der Atemrhythmus, ein Augenzwinkern, Fingerbewegungen, Körperdrehungen oder anderes mehr.

Auf ähnliche Art und Weise können Musiktherapeuten auch auf die Botschaften des komatösen Patienten reagieren: Insbesondere der Atemrhythmus kann genau wahrgenommen und mit der Stimme zum Klingen gebracht werden. So wird der Patient bei seinen eigenen Äußerungen »abgeholt«, seine Äußerungen sind die Basis der Therapie. Wichtig ist auch, daß die stimmliche Improvisation des Musiktherapeuten sich immer nach den Möglichkeiten des Patienten richtet. Es wird also zunächst leise im Rhythmus der Atmung des Patienten gesummt. Die Improvisation ist klar phrasiert und muß jederzeit erinnerbar sein, um gegebenenfalls in Teilen wiederholt zu werden. Tonart und Stil – romantisch, liedhaft, choralartig, auf der Grundlage dur- oder molltonaler, spanischer, orientalischer, mittelalterlicher oder moderner Tonskalen – richten sich nach dem Charakter der Atmung. Selbst der künstlich beatmete Patient beziehungsweise der mit maschineller Unterstützung Atmende kann den Rhythmus seiner Atmung individuell gestalten. Wichtig ist jedoch vor der ersten musikalischen Begegnung mit dem Patienten ein ausführliches Gespräch mit den Angehörigen über das soziale und emotionale Umfeld des Kranken sowie über den biographischen Stellenwert der jetzigen Erkrankung.

Warum aber stellt die Musiktherapeutin die Stimme in den Mittelpunkt der Therapie? – Wir haben oben erläutert, daß gerade die Behandlung des Patienten als ein passives Objekt unter anderem durch die Musik verhindert werden soll. Daher scheint es sinnvoll, den zusätzlichen Einsatz von Musikinstrumenten hier auszuklammern. Denn ein Instrument würde als Objekt zwischen Patient und Therapeut treten und den ohnehin nur schwer möglichen Kontakt stören. Auch der in anderen Behandlungszusammenhängen sehr sinnvolle Gedanke, die Schwingungen von Instrumenten könnten helfen, den Patienten zu beleben oder zu stimulieren, erscheint hier problematisch: Es ergäbe sich wieder eine passive Beschallung des Patienten, der somit einem zusätzlichen Reiz ausgesetzt wäre. Die eigene Stimme des Therapeuten erscheint daher als das persönlichste und am flexibelsten einsetzbare »Instrument« – es kann sich genau auf den Patienten einstellen, sofort reagieren und somit einen direkten menschlichen Kontakt ermöglichen.

Bevor nun eine Musiktherapie-Sitzung beginnt, muß dafür gesorgt werden, daß für die Dauer der Begegnung und auch noch etwas danach größtmögliche Ruhe auf dem Krankenzimmer herrscht. Der Patient sollte so gelagert werden, daß zum Beispiel bei Seitenlage wenigstens ein Ohr frei bleibt. Die Musiktherapeutin sitzt oder steht dort, wo sie Gesicht und Brustkorb des Patienten gut sehen kann. Dagmar Gustorff beschreibt diesen Moment so:

> *»Ich berühre den Patienten, nehme etwa seine Hand, spreche ihn mit Namen an, stelle mich vor und erkläre, daß ich singen werde, was ich dann in der beschriebenen Weise tue. Alle Äußerungen – etwa Veränderungen der Atmung oder Bewegungen – beeinflussen die Art des Gesanges ... Wohl wissend, daß viele Bewegungen komatöser Patienten als spastisch eingeordnet werden, verstehe ich sie als dem Patienten derzeit zur Ver-*

fügung stehende Äußerungsformen. Diese Sichtweise setzt eine an den Möglichkeiten statt an den Defiziten des Patienten orientierte Haltung voraus.«

Nach etwa zehn Minuten wird die Musiktherapie beendet, die Gesangsimprovisation wird leiser, die Therapeutin bedankt und verabschiedet sich. Das Abschiednehmen ist häufig sehr schwierig, da viele Patienten auch im Koma die Hand der Therapeutin festhalten, und sie möchten sie dann nicht loslassen. Im Idealfall wird die Therapeutin durch einen Familienangehörigen oder einen Mitarbeiter der Station »abgelöst«. Das spezifische Ziel dieser Form der Musiktherapie ist dann erreicht, wenn der Patient wach und orientiert ist. Gleichwohl wird sie oft während einer längeren Rehabilitationszeit weitergeführt, wobei der Patient häufig auch selbst instrumental oder vokal aktiv werden kann.

Es dürfte wohl nicht verwundern, daß diese Form der Therapie für die Therapeutin selbst eine sehr große Kraftanstrengung bedeutet. Selbst beim bloßen Betrachten der Videoaufzeichnungen sind die ungewöhnlich dichte Atmosphäre und die große Konzentration der Therapeutin leicht zu spüren. Es entsteht sofort der Eindruck, daß hier eine menschlich-musikalische Begegnung stattfindet, die für den Schwerverletzten eine große, in manchen Fällen vielleicht sogar eine lebensspendende Bedeutung haben mag – und die sich so grundlegend von der üblichen Behandlung des Patienten unterscheidet.

Wie aber lassen sich die Ergebnisse dieser Musiktherapie auf der Intensivstation, wie sie in Witten-Herdecke beziehungsweise in Münster entwickelt wurde, verallgemeinern und zusammenfassen? – Bei fast allen Patienten zeigte sich unabhängig von der Komatiefe und vom Krankheitsbild zu Beginn der Begegnung ein mehr oder weniger ausgeprägter Abfall der Herzfrequenz. Im weiteren Verlauf erhöhte sie sich deutlich, um sich nach der Musiktherapie wieder auf dem gewohnten Niveau einzupendeln. Die Atmung der meisten Patienten wurde während der Musiktherapie tiefer, d. h. langsamer und weniger oberflächlich. Der in Münster zusätzlich festgestellte psychogalvanische Hautreflex zeigte heftige Ausschläge. Letzteres ist, so Dagmar

Gustorff, ein deutlicher Hinweis darauf, wie eng seelische Vorgänge mit körperlichen Symptomen zusammenhängen. Beobachtet wurde zudem, daß manche Patienten versuchten, ihren Kopf der Therapeutin zuzuwenden, die Augen zu öffnen und die Hand der Therapeutin festzuhalten. Auch Ganzkörperstreckbewegungen und Suchbewegungen mit den Gliedern, die zum Teil sogar als gelähmt galten, wurden beobachtet.

Wie interpretiert die Musiktherapeutin diese Reaktionen der Patienten? – Für sie sind die geschilderten Reaktionen der komatösen Patienten in erster Linie ein Beweis dafür, daß Bewußtlosigkeit nicht mit Erlebnislosigkeit gleichgesetzt werden darf. Sie stellt zudem in Frage, ob diese Reaktionen noch als eine Form des »passiven Erlebens« gewertet werden dürfen. Ist es nicht eine intentionale, konzentrierte Leistung, überhaupt einer Musik zuzuhören, sie innerlich nachzuvollziehen und mitzugestalten? Warum sollen komatöse Patienten diese Fähigkeiten nicht besitzen, zumal wenn sie zum Beispiel die Augen öffnen, einen Finger bewegen, den Gesichtsausdruck verändern, sogar lächeln können?

Interview mit Professor Hannich

Wie entstand Ihr Interesse an der Musiktherapie?

Meine Beschäftigung mit der Musiktherapie begann während meiner Tätigkeit als Psychologe in der Intensivmedizin. Wir haben es hier mit Patienten zu tun, die größtenteils künstlich beatmet werden, das heißt sie sind verstummt, nicht kommunikationsfähig. Wir haben darüber hinaus Patienten, die bewußtseinsgetrübt sind – aus vielfältigen Gründen heraus, zum Beispiel aufgrund der Situation auf der Station oder aufgrund einer schweren Erkrankung. Sie können überhaupt nicht reden; wenn sie sich äußern, dann über Mimik oder Gestik, und das ist sehr schwierig zu verstehen. Es sind Patienten nach einem Unfall, aber Patienten trüben auch ein durch die Verabreichung von Medikamenten – Medikamente, die der Körper nicht schnell genug abbauen kann. Dies ist besonders bei älteren Patienten der Fall, weil die Fähigkeit, Wirkstoffe abzubauen, im Alter zunehmend nachläßt. Hier kommt es schließlich zu einem Aufschaukelungsprozeß, so daß die Patienten regelrecht in eine Medikamentenvergiftung hineingeraten. Sie »trüben ein«, wie wir sagen, was sich dann auf das Gehirn entsprechend auswirkt. Hinzu kommt noch, daß die Patienten auf der Intensivstation einer Vielzahl von therapeutischen und pflegerischen Maßnahmen ausgesetzt sind, und das bedeutet vor allem Schlafentzug und ein Mangel an Privatheit – auch das fördert eine Eintrübung. Die Apparate zum Beispiel, die Häufigkeit der therapeutischen Maßnahmen: Alle 120 Sekunden wird laut Statistik eine neue Tätigkeit am Patienten vollzogen, und das über 24 Stunden. Das heißt, der Patient kann keine ausreichend erholsame Schlaftiefe erreichen. Dann kommt hinzu, daß der Patient nicht natürlich träumen kann. Wenn man das bei gesunden Menschen machen würde, würde man beobachten, daß sie nach 3–5 Tagen in ein sogenanntes »Durchgangssyndrom« geraten. Genau das ist bei Intensivpatienten der Fall. Sie werden regelrecht delirant, haben halluzinatorische Bewußtseinszustände.

Wie läßt sich diese Behandlungssituation aus psychologischer Sicht beschreiben?

Die Patienten erleben eine Überstimulation an bedeutungslosem und eine Unterstimulation an persönlichem Kontakt. Ein Patient faßte das sehr schön zusammen, als er sagte: »Es wurde sehr viel für mich getan auf der Intensivstation, nur ich war damit nicht gemeint!« – Da wird sehr schön beschrieben, daß hier ein Patient persönlich nicht angesprochen wird. Die Folge ist ein innerer Rückzug und ein Versinken in dämmrig-apathische Zustände. Wir müssen uns dabei immer wieder vor Augen halten: Der Patient hat keine Möglichkeiten, sich auszudrücken! Er ist lediglich »verfügbar« für das Behandlungsteam, also vollkommen abhängig – einfach ein Gegenstand der Behandlung! Für das Behandlungsteam ist es ja auch sehr schwer, mit einem solchen Patienten zu kommunizieren, weil von ihm nichts zurückkommt – wir reden ja eigentlich mit einem Menschen nur so lange, wie von ihm auch etwas zurückkommt! Das Behandlungsteam hat daher bestimmte Kommunikationsschablonen entwickelt, die es im Kontakt mit dem Patienten anwendet, zum Beispiel Floskeln wie: »Haben Sie Hunger, haben Sie Durst, haben Sie Schmerzen, ich drehe Sie jetzt zur Seite« oder so etwas – Krücken, mit denen das Behandlungsteam versucht, in Kontakt zu kommen, aber es trifft den Patienten letztendlich nicht. Der Patient zieht sich also zurück, und das Behandlungsteam fühlt sich nicht aufgefordert beziehungsweise in der Lage, auf den Patienten zuzugehen.

Wie kann die Musik in dieser Situation helfen?

Es stellte sich für uns die Frage: Wie können wir eine Brücke zu den Patienten schlagen? Übrigens: Auch in den USA wurde beschrieben, daß Patienten sich in einer solchen Situation eingeschlossen und verfolgt fühlen – auch wenn das nach außen nicht so offensichtlich ist, aber das Erleben der Patienten sieht so aus! Wir fragten uns also: Wie können wir dem Patienten helfen, eine Brücke zur Welt zu finden, die verlorenging? Und hier hat sich natürlich die Musik angeboten, weil sie eine Sprache ist, die universal, ganzheitlich ist und die nicht kognitiv-analytisch ausgerichtet ist wie zum Beispiel unser Sprechen. Und so haben wir angefangen, mit der Musik zu arbeiten.

Können Sie die ersten Versuche beschreiben?

Wenn man über Musik auf der Intensivstation spricht, ist in der Regel ein »Walkman« gemeint, d. h. man beschallt den Patienten. Das war zunächst auch unsere Vorgehensweise – aus einem guten Willen heraus: Wir baten Angehörige, uns ein Tonband von zu Hause mitzubringen, und spielten dem Patienten seine bekannte Musik vor. Das ist das, was bislang auf fast 100 Prozent aller Intensivstationen in Deutschland betrieben wird. Wenn man Schwestern, Ärzte daraufhin befragt, sagen sie stolz: Wir beschallen die Patienten, die dürfen bei uns Walkman hören. Das haben wir auch lange gemacht, bis wir die Erfahrung machen mußten, daß wir dadurch eigentlich eine zusätzliche Distanzierung zum Patienten schaffen – wir stellen quasi ein Instrument zwischen uns und den Patienten. Aussagen von genesenen Patienten haben das bestätigt. Hinzu kommt: Wir können so nicht wissen, ob unsere Patienten gerade die Musik hören möchten, die wir ihnen anbieten. Wenn sie diese Musik nicht hören möchten, wäre die Beschallung eine Art akustische Vergewaltigung. Man stärkt zudem die Subjekt-Objekt-Beziehung, weil der Patient unbeteiligt unter einer Schallglocke liegt. Der kommunikative Aspekt wurde nicht gefördert, und wir sahen keine beziehungsweise nur geringe therapeutische Erfolge. Der Einsatz der Musik über den Walkman wurde eher von den Schwestern dazu genutzt, sich weiter von den Patienten zu distanzieren. Es wurde häufig auch als eine Rechtfertigung angeführt, daß man sagte: »Ich kümmere mich ja um den Patienten, dadurch, daß ich halt diesen Walkman überstülpe, und dann habe ich meine Ruhe.« Deshalb habe ich mich auf die Suche begeben nach Musiktherapeuten, die mir da vielleicht mehr Hilfe geben konnten. Ich bin dann durch Deutschland gereist, habe telefoniert, war zum Beispiel in Hamburg bei Professor Hermann Rauhe, der sehr stark diesen musik-pysiologischen Aspekt betonte: Musik als eine Art »Schallapotheke«. – Das erfüllte aber nicht diesen kommunikativen, dialogischen Aspekt! Der wurde verwirklicht dadurch, daß wir Frau Gustorff in Herdecke trafen. Sie hatte mit ihren Patienten auf der Intensivstation schon mit dem Ansatz von Nordoff und Robbins gearbeitet. Sie hat freundlicherweise sofort zugesagt und ist dann nach Münster gekommen. Das war 1988. Es war sehr schwierig, weil dieser dialogische Weg ein Zugang war, den die Behandelnden auf der Station erst einmal nicht ohne weiteres nachvollziehen konnten.

Was haben Ihre Kolleginnen und Kollegen gedacht?

Sie äußerten ihr Unverständnis – es paßte nicht in das gewohnte Denken der Ärzte hinein. Das wurde deutlich zum Beispiel an der Frage: »Was bringt das eigentlich?« – Ihr übliches Denken richtet sich auf Resultate – bei Nordoff und Robbins ist dies nicht wesentlich. Dies ist eine vorwiegend prozeßorientierte Vorgehensweise. Man läßt sich auf den Patienten ein und schaut, was sich aus seinem Eigenrhythmus und aus der Interaktion zwischen dem Patienten und dem Therapeuten entwickelt. Es war auch unverständlich, weil eine andere Beziehungsstruktur zwischen dem Behandelnden und dem Patienten gebildet wurde – die Therapeutin begab sich im Kontakt mit ihren Patienten auf eine sehr gleichwertige, dialogische Stufe der Kommunikation, wobei das auf herkömmlichen Intensivstationen überhaupt nicht dialogisch ist, sondern monologisch. Der Arzt monologisiert, die Schwester monologisiert.

Wie kam der Dialog zwischen Patient und Therapeutin zustande?

Das war dadurch möglich, daß sich Dagmar Gustorff erst einmal auf die Möglichkeiten des Patienten konzentrierte, daß sie nicht schaute, was der Patient nicht kann, sondern daß sie schaute, was kann der Patient von sich aus, was bringt er in die Situation mit ein? – Das war bei den Patienten, die noch eine weitgehend selbständige Atmung hatten, der Atemrhythmus. Der Atemrhythmus ist ja auch als Keimform des Selbstausdrucks zu verstehen. In ihm drückt sich auch die Befindlichkeit eines Menschen aus. Wenn wir zum Beispiel Angst haben, merken wir, daß wir im Atemrhythmus innehalten. Oder wenn wir uns glücklich fühlen, pulsiert der Atem! Der Atemrhythmus ist also sehr stark durch psychische Vorgänge bestimmt. Andere Kulturen gehen zum Beispiel davon aus, daß in der Atmung die Seele ist. Daher war der Atemrhythmus ein sehr sinnvoller Ansatz für einen musikalischen Kontakt.

Ist der Atemrhythmus trotz der künstlichen Beatmung vorhanden?

Ja. Auf der Intensivstation ist die Behandlung so, daß man den Patienten weitgehend ihre eigene Atmung überläßt. Die Atmung wird so geübt, sie muß in Gang bleiben. Sie wird dann ständig kontrolliert, zum Beispiel, ob die Versorgung mit Sauerstoff ausreicht. Wo das nicht der Fall ist, wird noch einmal ein Luft- oder Atemhub zugegeben. Das nennt sich dann kontrolliert-assistierte Beatmung. Das ist eigentlich das therapeutische Regime bei Beatmungspatienten. Das heißt aber nicht, daß die Patienten sprechen können. Sie sind weiterhin über einen Schlauch im Hals intubiert, und dieser Schlauch blockiert die Stimme. Und nun hat die Musiktherapeutin den Atemrhythmus aufgegriffen und in diesem Rhythmus geatmet und gesungen. Wenn der Patient zum Beispiel eingeatmet hat, hat sie ihre Stimmelodie analog zur Einatmung des Patienten nach oben geführt. Wenn der Patient ausgeatmet hat, hat sie analog zur Ausatmung des Patienten die Stimme gesenkt. Wenn der Patient nicht geatmet hat, hat sie auch eine Pause gemacht. Sie hat dann auch begonnen, bestimmte Variationen in die Melodie hineinzubringen, aber der Rhythmus ist derjenige des Patienten geblieben. Es wird deutlich, daß dabei außerordentlich stark auf die Befindlichkeit des Patienten eingegangen wird.

Ich will noch mal sagen, was das Wesentliche dabei im Vergleich zu dem Herkömmlichen ist: Wenn Sie auf der einen Seite die Möglichkeiten des Patienten aufgreifen und nicht nur das Defizitäre! Eine latente Entwertung des Körpers, die sonst stattfindet, wird beendet. Das zweite ist, daß man sich auf einen Prozeß einläßt, der nicht am Resultat orientiert ist. Es ist eine Arbeit mit dem Unbekannten und deshalb auch etwas hochgradig Kreatives, auch etwas, das sehr viel Mut erfordert: Sie lassen sich auf die Wellenlänge eines anderen, schwerkranken Menschen ein! – Also, es ist etwas Künstlerisches, was sich in der Interaktion mit dem Patienten und eben über das Medium Musik entwickelt. Es ist eine Beziehungsgestaltung, die von Subjekt zu Subjekt geht – ein Einschwingen zweier Menschen aufeinander.

Wie entwickelte sich dieser Kontakt beziehungsweise diese therapeutische Beziehung zwischen Patient und Therapeutin?

Jeder Patient atmet anders, und zwar so, wie das für ihn gemäß ist. Während des Kontaktes veränderte sich die Atmung. Das Resultat war – wie auch Dagmar Gustorff in ihrer Doktorarbeit beschrieben hat –, daß sämtliche Patienten einen sehr individuellen Weg gegangen sind. Das war zunächst schwierig festzustellen beziehungsweise zu beschreiben, weil wir mit Wissenschaftskategorien herangegangen sind, die gerade diese individuellen Entwicklungen kaum hervorheben, zum Beispiel wenn wir sagen, daß wir eine Senkung der Herzfrequenz messen – dies sind vorgefaßte Kategorien im herkömmlichen Wissenschaftsdenken, die nicht greifen. Bei unserer Prozeßbeschreibung im Einzelfall kam eigentlich heraus, daß jeder Patient ganz individuelle, für ihn aber durchaus stimmige Veränderungen zeigt. Ein Patient zum Beispiel, der vorher hochgradig agitiert war, schlief ein. Ein anderer Patient, der vor sich hindämmerte, wurde wach. Ein anderer konnte signalisieren, daß er sich entspannte. Es waren also ganz individuelle, auf den einzelnen Patienten bezogene Veränderungen zu beobachten!

Trotzdem sprechen Sie diesen Ergebnissen einen wissenschaftlichen Charakter zu?

Ja. Wir gehen davon aus, daß wir mit anderen, neuen Wissenschaftskategorien arbeiten müssen, um diesen Prozeß verstehbar machen zu können. Das müssen Wissenschaftskategorien sein, die nicht mehr an »Objektivität«, also an einer völligen Unabhängigkeit des Beobachters, orientiert sein dürfen. Die Reaktionen des Patienten haben ja mit dem persönlichen Verhalten der Therapeutin zu tun, und der Patient könnte bei dem nächsten Versuch oder bei einem anderen Therapeuten ganz anders reagieren! Aber genau das heißt auch, daß wir Kriterien finden müssen, die den Menschen als Individuum begreifen helfen und die ihn nicht auf Kategorien reduzieren!

Wir starten daher sogenannte Einzelfallbeschreibungen, wobei jeder Patient als eine grundlegende Population für sich genommen wird – nicht mehr die Statistik der großen Zahlen, also n gleich 30 oder 60 oder 100, sondern n gleich 1. Wir beschreiben den Verlauf dieses Lebens über die Zeit auf der Intensivstation, und zwar dadurch, daß man versucht, ein bestimmtes Design innerhalb einer Versuchsreihe durchzuführen: Wir registrieren einmal, wie ein Patient sich verhält, wenn gar nichts ist – zum Beispiel Herzfrequenz, EEG. Dann registrieren wir, wie ein Patient sich verhält, wenn er die herkömmliche Ansprache bekommt, also »Machen Sie mal die Augen auf«, »Drücken Sie mal die Hand«; das ist quasi Intervention 1. Dann wird registriert, wie sich ein Patient unter der Musiktherapie verhält, und dann wird wieder registriert, wie sich der Patient danach verhält. Das heißt konkret: Wir vergleichen die Wirkweise der Intervention 1 mit der Wirkweise der Intervention 2 oder der Intervention 3 anhand von physiologischen Maßnahmen, als ereigniskorrigierte Potentiale. Interventionen sind ja Ereignisse, und dann wird geguckt, was sind da für Potentiale im EEG zu finden. Dann werden andere Verhaltensparameter untersucht, zum Beispiel die motorischen Reaktionen des Patienten. Es hat sich herausgestellt, daß alle Patienten Ganzkörperbewegungen zeigten, daß sie anfingen, sich zu dehnen und zu recken und auch anfingen, die Hand zu suchen und die Hand zu halten. Es war auch interessant, daß sie nach mehr Resonanzboden suchten, indem sie die Hand auch auf den Brustkorb der Therapeutin legten, um mehr Resonanz zu haben. Das war bei allen Patienten zu beobachten. Im Mittelpunkt bei diesen physiologischen Messungen stehen im übrigen die Herz- und Atemfrequenz. Anhand der so entwickelten Intervallstruktur bei dem einzelnen Patienten wurde sichtbar, daß während der Musiktherapie Veränderungen auftraten, die wegfielen, wenn die Musiktherapie aufgehört hatte. Diese Phasen dauerten entsprechend der Therapie 10 Minuten, die physiologischen Veränderungen fielen dann langsam ab. – Es ist nun für uns vor allem interessant, daß die Patienten die Musiktherapie zuordnen konnten und sie auch als einen Kontakt erlebten, der für sie bedeutsam war. Trotz der Bewußtseinstrübung. Bei einer Patientin war das sehr augenfällig, die das als unglaubliche Erleichterung erlebte, »weil sie da nichts leisten mußte«. Es wurde nichts von ihr gefordert, und sie fühlte sich ein Stück von der Stimme getragen und begleitet.

Stichwort »Wissenschaftlichkeit«: Sie haben jetzt also bestimmte physiologische Veränderungen beim einzelnen Patienten festgestellt. Gibt es dann im Rahmen der wiederholten Untersuchungen bei diesem Patienten konstante Ergebnisse, oder verändern sich diese Resultate immer wieder?

Das ist ein Problem, das man sehr schwierig zu fassen bekommt. Jedes Lebendige ist so etwas wie eine Selbstreferenz, eine Ordnung, die sich selbst aus dem Gesamten heraus ergibt, ohne daß sie vorhersagbar ist. Das Eindeutige ist, daß sich so etwas wie eine »Ordnung« für den Patienten herausstellt. Der Patient gibt sich quasi wieder einen Ordnungsrahmen, einen Strukturrahmen, der aber ganz einmalig ist und der von der einen zur anderen Situation wieder anders aussehen kann, der vielleicht auch den Prozeß der Auseinandersetzung des Patienten mit seiner Situation widerspiegelt. Aber das Wesentliche ist: Es ergibt sich etwas Sinnvolles für den Patienten! Wir dürfen nicht vergessen: Er bekommt während der Musiktherapie innerhalb seiner diffusen Wahrnehmungswelt ein Strukturangebot! Während sein Erleben sonst zu zerfließen droht – vergleichbar mit dem Zustand nach der Einnahme von Psychotika, wo das Gefühl für die Körpergrenzen verlorengehen kann –, bekommt er hier eine echte, sinnvolle Struktur im Rahmen der Therapie. Aber wie das konkret aussieht, das muß man wieder auf einer qualitativen Ebene untersuchen.

Sie setzen also nicht auf die physiologischen Messungen, sondern auf eine veränderte psychische – zeitlich begrenzte, aber doch erfahrbare – Qualität? Welche Funktion hat dann das Messen eigentlich?

Richtig. Was ich jetzt beschrieben habe, ist eine bestimmte Qualität des Erlebens, der Wahrnehmung etc. Das Messen hat für uns lediglich folgende Funktion: Wir können uns so in der herrschenden Wissenschaftssprache besser über unsere Arbeit austauschen, wir sind kommunikationsfähiger! Denn wir stellen uns natürlich auch die Frage: Wie vermitteln wir etwa einem Anästhesisten oder einem Psychiater oder Neurologen unsere Arbeit so, daß sie auch nach gängigen Wissenschaftskategorien nachvollziehbar erscheint?

Gab es physiologische Ergebnisse, die auf eine erhöhte Instabilität des Patienten während der Musiktherapie hinweisen könnten – ein unruhiger Patient etwa wird noch unruhiger?

Nein.

Wie können Sie denn feststellen, ob die musikalische Intervention dem Patienten überhaupt gefällt? Was passiert, wenn sie ihm nicht gefällt?

Dann brechen wir ab. Das merkt man sehr stark aus der Interaktion heraus, an den Reaktionen des Patienten – dann muß man sofort innehalten. Das passiert auch. Das Messen ist auch eine Kontrolle. Zum Beispiel, wenn Patienten schon auf dem Wege der Besserung sind, wenn sie diesen diffusen Raum verlassen haben, wenn es ihnen körperlich und seelisch besser geht, und wenn dann noch eine so enge Beziehung, ein so enger Kontakt stattfindet, dann wird der von einigen Patienten als zu nahe empfunden! Sie werden unruhig, zeigen Abwehrbewegungen. Dann ist es sehr wichtig, eine Distanz dadurch zu schaffen, daß man zu einem Instrument greift, zum Beispiel: Der Patient spielt ein Instrument, und die Therapeutin singt dazu.

Bei etwas größerer Distanz wirkt die Musiktherapie dann wieder positiv?

Ja sicher, das ist dann die richtige Nähe beziehungsweise die richtige therapeutische Distanz, quasi die Loslösung des Kontaktes.

Aber Sie empfinden eine Abwehrreaktion einiger Patienten gegenüber Ihrer Therapie nicht als Beweis für eine mangelnde wissenschaftliche Fundierung dieser Arbeit?

Nein! Das ist überhaupt nicht negativ. Der Ansatz muß ja auch getragen sein von unserer Achtung gegenüber dem Verhalten des Patienten! Man muß das einfach nur ernst nehmen! Wenn ich dann sehe, ich bin dem Patienten zu nahe, dann muß ich zurücktreten! Gegebenenfalls müssen wir auch auf die Musiktherapie verzichten!

Dann würden die Kritiker kommen und sagen: »Sehen Sie, das ist es eben – Sie vergeuden nur Ihre Zeit!«

Ja, sicher. Aber ich glaube, es ist immer eine Frage der Indikationsstellung, daß man sich entsprechende Überlegungen macht und die Musik da, wo es notwendig ist, einsetzt. Ich halte es für völlig falsch, wenn man einfach nur eine Methode anwendet, nur weil man sie zur Verfügung hat! Das wäre, als wenn ich Löcher in die Wand bohrte, nur weil ich einen Schlagbohrer zu Hause habe! Um es deutlich zu sagen: Wir verzichten zum Beispiel auf die Musik, wenn ein Patient drei- oder viermal den musikalischen Dialog genossen hat und beim fünften Mal sagt: »Jetzt ist es gut, jetzt habe ich ein Stück weit meine Autonomie zurückgewonnen, so weit, daß ich mir selber meine Strukturen geben kann, jetzt laßt das mal sein!« – Das ist ja auch ein psychotherapeutischer Prozeß, und wir merken, wenn ein Patient das Gefühl hat, er kann auf eigenen Beinen stehen, dann dürfen wir ihn nicht weiter bedrängen, sondern der muß auch allein gehen. Ähnlich wie bei einem Kind: Ein Kind muß getragen werden, aber wenn ein Kind sagt, jetzt kann ich auf eigenen Beinen stehen, dann muß es auch allein laufen, dann wäre es vollkommen falsch, wenn Sie das Kind festhalten!

Wie beurteilen Sie die Forschungsarbeit in Münster beziehungsweise auch in Herdecke – gibt es Ihrer Kenntnis nach vergleichbare Arbeiten in Europa oder den USA?

Ich habe den Eindruck, daß wir die einzigen sind, die darüber arbeiten; bislang jedenfalls. Allerdings gibt es Untersuchungen – etwa in den USA –, worin es zum Beispiel um bewußtlose Patienten geht. Unser Ansatz hier in Münster beziehungsweise in Witten-Herdecke ist ziemlich einzigartig. Wir sind die einzigen, die so etwas im operativen Bereich machen.

Sie wollen künftig weitere Untersuchungsreihen durchführen – welches konkrete Ziel verfolgen Sie mit dieser Forschung?

Ich möchte zeigen, daß die herkömmliche Form der Beziehungsaufnahme zum Patienten zwar einerseits notwendig ist – daß ich ihn zum Objekt meiner medizinischen Interventionen mache –, aber daß dies andererseits nicht ausreicht! Der Patient besitzt eine Individualität, die ich wahrnehmen und schützen muß. Der Patient ist Subjekt seines Heilungsprozesses! Das heißt konkret, daß wir darüber nachdenken müssen, wie wir dieses Denken in die Praxis umsetzen können – und das passiert ja auch, sicherlich mitbestimmt durch die Erfahrung der Musiktherapie. Es wird zum Beispiel auch im Bereich der Pflege verstärkt über die Bedürfnisse des Patienten nachgedacht. Nur ein Beispiel: Ein Pfleger faßt einen Patienten sehr, sehr häufig an, d. h., er kommuniziert sehr viel über die Hände, und die Patienten sind natürlich für solche taktilen Signale empfänglicher als für die Sprache! Man kann also darüber nachdenken: Wie kommunizieren wir, was teilen wir dem Patienten eigentlich auf diese Weise mit? Wie können wir anders, besser, sinnvoller kommunizieren, und seien es nur zehn Minuten am Tag?

Dieses Denken zunehmend in die Pflege zu integrieren, das ist ein wesentliches Ziel unserer Arbeit – es gibt hier bereits eine Reihe von Denkansätzen, die in diese Richtung gehen. Das aber sind Erfahrungen, die von der Musiktherapie, die wir hier gemacht haben, ausgegangen sind. Ich glaube, es ist dringend nötig, aus diesem Handlungsautomatismus der Medizin, der Pflege herauszutreten und mehr individuell zu denken. Da wäre ich schon froh, wenn man dazu erste Ansätze liefern könnte! Natürlich habe ich auch nichts dagegen, wenn man dadurch der Musiktherapie hilft, daß ein solcher Ansatz sich auf der Intensivstation auch verfestigen kann, obwohl ich nicht der Meinung bin, daß heute jeder auf der Intensivstation Musiktherapeut sein sollte. Ein Musiktherapeut, das ist genauso wie beim Psychologen, der kann natürlich auch eine zusätzliche Funktionalisierung dadurch bedingen, daß man sagt: Wir machen die Pflege, der Arzt macht die Medizin, der Psychologe macht die Psyche, und der Musiktherapeut macht die Musik – so als zusätzliche Funktion gesehen. Demgegenüber sollte man darüber nachdenken, welche Alternativen es gibt! Die Intensivmedizin ist hoch strukturiert, das ist eine komplexe Behandlung, und was fehlt, sind eigentlich Räume, die man dem Patienten zugesteht.

Glauben Sie, daß Ihre Arbeit für andere Bereiche der Medizin symbolhaft sein könnte?

Sie scheint mir symbolhaft auch für andere Bereiche der Medizin: Die Medizin ist heute sehr komplex strukturiert, und man reduziert den Patienten auf seine Funktionen, man reduziert auch das Behandlungsteam auf seine Funktionen! Wir müssen weg von diesem rein Funktionalistischen und uns sagen: »Gut, das ist die eine Seite, aber der Patient hat auch noch andere Seiten!« – Auch das Personal hat natürlich den funktionalen Aspekt zu tragen, es hat aber auch das Bedürfnis nach Raum – und wo gibt es auf der Intensivstation Räume für das Personal?

Sie plädieren für eine Gemeinsamkeit der unterschiedlichen Denkweisen?

Ja! Für eine Ergänzung von Struktur und Raum zu der üblichen Behandlung! Die Musiktherapie ist einfach ein Raum, beziehungsweise es eröffnet sich dadurch ein Raum für Kontakt und Begegnung – eben der musikalische Raum. Aber es könnten auch ganz andere Räume sein, zum Beispiel, wenn ich mit dem Patienten anhand seiner Bewegung arbeite, wenn ein Patient eine spontane Bewegung macht, die man nachvollzieht und die man größer werden läßt – ganz einfach sehen, was sich daraus entwickelt!

Kontakte ohne Sprache – Musiktherapie mit Schädel-Hirn-Verletzten

Wir haben anhand der Beschreibung der Musiktherapie mit komatösen Patienten gesehen, wie Musik als eine zwischenmenschliche Brücke beziehungsweise als Medium des Kontaktes eingesetzt werden kann – selbst da, wo ein Sprechen als die zentrale Form der Verständigung zwischen Menschen nicht möglich ist. Die Musik erreicht offenbar Bereiche unseres Gehirns beziehungsweise unseres Körpers und unserer Seele, die dem vorwiegend analytisch-verstandesmäßigen begrifflichen Denken vorenthalten bleiben. Bevor wir unter medizinisch-naturwissenschaftlichen Gesichtspunkten nachfragen, was in unserem Hirn passiert, wenn wir Musik hören, sollen die praktischen Möglichkeiten der Musiktherapie an einem weiteren Beispiel dargelegt werden.

Im Mittelpunkt der Arbeit von Silke Jochims im Krankenhaus Bogenhausen stand die Erweiterung diagnostischer Möglichkeiten im Frühstadium schwerer Schädel-Hirn-Traumen. Damit sind Patienten gemeint, die – zum Beispiel nach schweren Verkehrsunfällen – aus dem Koma erwachen. Eine Kontaktaufnahme zu ihnen ist in dieser post-komatösen Phase erschwert, wenn sie weder auf Ansprachen reagieren noch selber sprechen. Eine gesicherte Diagnose, aber auch eine realistische Einschätzung des vorhandenen Rehabilitationspotentials ist so nicht oder kaum möglich. Es bleibt zum Beispiel unklar, ob beim Patienten Sprachproduktions- oder/und Sprachverständigungsstörungen vorliegen. Unklar ist dann auch, ob der Patient gar nicht, teilweise oder voll orientiert ist, sich aber dennoch nicht rühren kann. Erst wenn der Patient zu sprechen beginnt, wird das Ausmaß der Schädigung klarer. Bis dahin kann jedoch wertvolle Zeit ungenutzt verstrichen sein. Gerade die ersten sechs Monate sind nach Meinung von Experten der neurophysiologischen Rehabilitation besonders wichtig für eine rasche und vollständige Genesung. Vor allem: Was ist, wenn der Patient überhaupt nicht anfängt zu sprechen?

Hier nun, so berichtete die Musiktherapeutin, können Patienten vom behandelnden Team sehr leicht falsch eingeschätzt werden. Ein stummer Patient, der lange im Koma lag, wird leicht abgestempelt als ein »bloß vitaler, funktionierender Körper«, ohne inneres, emotionales Leben, ohne Rehabilitationspotential. Ohne Reaktionen und spontane Äußerungen erhält der Patient nun kaum eine Chance zur Rehabilitation. Was aber, wenn der Patient mutistisch ist, d. h. er versteht die Worte, kann aber selbst nicht sprechen? – Er gerät dann leicht in eine tiefe Depression beziehungsweise in eine Art Apathie. Selbstaufgabe und Resignation sind häufig die Folgen. Wenden wir uns einem typischen Beispiel zu:

Ein 47jähriger Mann erlitt als Folge eines Verkehrsunfalles ein schweres Schädel-Hirn-Trauma. Es lag sechs Wochen auf der Intensivstation, dann 24 Wochen in der neurologischen Abteilung. Ein »aussichtsloser Fall« – er zeigte keinerlei Reaktionen, von einer Ausnahme abgesehen: Wenn seine Frau ihm zu essen gab, öffnete er den Mund. Versuchsweise, auf energisches Betreiben der Ehefrau, bewilligte man ihm zwei Wochen Aufenthalt auf der Rehabilitationsabteilung.

Während der ersten 6 Wochen blieb der Patient auch in der Musiktherapie ohne Reaktionen – nur zwei, drei tiefe Seufzer vermittelten Silke Jochims das Gefühl, daß die Musik »in den Mann hineinging«, wie sie sagt. Sie komponierte dann in dieser »rezeptiven«, also allein auf das Hören des Patienten ausgerichteten Form der Musiktherapie ein Begrüßungslied für den Patienten, das sie ihm in täglichen, ca. einstündigen Therapiesitzungen vorsang. Zusätzlich bot sie dem Patienten eine Trommel an. Zu Beginn der zweiten Woche bewegte der Patient plötzlich seine linke, lähmungsfreie Hand, ergriff einen Schlegel und hörte nicht mehr auf zu trommeln. Der Patient besaß also einen wachen, zu schnellen Reaktionen und langer Konzentration fähigen Geist und eine genaue Orientierung. Vom ersten Moment an übernahm er das Metrum (griech. Maß), also das Grundtempo des Begrüßungsliedes. Er war zudem in der Lage – wie auch eine Videoaufzeichnung der Therapeutin nachweist –, sich an ein wechselndes, von der Therapeutin verändertes Tempo anzugleichen. Sein letzter Schlag fiel regelmäßig auf den Schlußton des Liedes, das er nicht vorher kennen konnte, da es neu komponiert war. Der Patient mußte also das Lied während der ersten Sitzungen aufgenommen und im Gedächtnis behalten haben. Nur so konnte er im voraus wissen, wann das Lied enden würde.

Nach dieser überraschenden Wendung konzentrierte die Musiktherapeutin ihre Bemühungen vor allem auf diagnostische Aspekte: Was würde der Patient wahrnehmen, was – musikalisch – beantworten können? – So sang sie ihm zum Beispiel Volkslieder vor, die er offensichtlich auch kannte. Er begleitete sie jeweils im richtigen Tempo. Bei dem Lied »Horch, was kommt von draußen rein« sang sie jeweils nur die ersten beiden Takte und überließ dem Patienten die Fortsetzung der nächsten Phrase »Hollahi, Hollaho«. Auch das gelang dem Patienten ohne Fehler – er konnte also die Melodie mitdenken, sie innerlich mitvollziehen.

An diesem Punkt traten dialogische Spielformen stärker hervor; im spontanen Wechsel imitierte der Patient sogar zum Teil rhythmisch extrem schwierige Muster. Auch einen Taktwechsel bemerkte er und akzentuierte ihn richtig. Zudem konnte er im Rahmen des technisch Möglichen laut und leise spielen, und selbst nach 45 Minuten schien er keineswegs müde. Auch seine Orientierung im Raum war weitaus größer als zuvor angenommen. So entdeckte er eine entfernt liegende Holz-Sprechtrommel und vermittelte seinen Wunsch, darauf zu spielen.

Welche Schlüsse waren aus den Erfahrungen dieser Musiktherapie zu ziehen? – Es stand nunmehr fest, daß der Patient, zumindest im Bereich der musikalischen Tätigkeiten, eine gute Wahrnehmungsfähigkeit sowie auch die Fähigkeit zu formalem

Denken besaß. Seine Reaktionen waren nicht verlangsamt, und die Konzentrationsfähigkeit war beachtlich. Deshalb begann nun eine Ergotherapeutin, mit dem Patienten zu schreiben. Er schrieb sofort lange und komplizierte Sätze. Seine Antworten paßten zu den Fragen und waren differenziert. Erst viel später lernte er, wieder zu sprechen, was nur unter extrem Schwierigkeiten möglich war. Nach einem halben Jahr schließlich kehrte der Patient in seine Familie zurück. Bis dahin erhielt er weiter Musiktherapie, in deren Mittelpunkt nun die Trauerarbeit stand. Besonders bemerkenswert scheint dies: Die Musiktherapeutin hörte den Patient nur in zwei Sitzungen so spielen wie oben dargestellt. Da sie die zweite Sitzung auf Video aufzeichnete und den Ärzten vorstellte, erhielt er ab diesem Zeitpunkt eine intensive, langandauernde Therapie. Daher bestand fortan, so vermutet Silke Jochims, kein besonderer Grund mehr für den Patienten, aktiv an der Musiktherapie teilzunehmen. Es schien ihr, als habe der Patient »seine Chance erkannt und genutzt«.

Silke Jochims berichtet von einem anderen Patienten: Mit 20 Jahren erlitt er einen Autounfall, lag ein halbes Jahr im Koma und wurde während dieser Zeit vier Monate lang künstlich beatmet. Nach dem Erwachen lag er noch ein weiteres halbes Jahr auf der Intensivstation, ohne daß gezielte Rehabilitationsmaßnahmen eingeleitet werden konnten. Der Patient reagierte nicht auf die Bemühungen des Personals, schien zwar vital, aber emotionslos. Lediglich die Mutter behauptete, daß er – sehr stark zeitverzögert – auf sie reagiere. Sie setzte eine Verlegung auf die Rehabilitationsabteilung durch. Ein Jahr nach dem Unfall erhielt er das erste Mal Musiktherapie. Silke Jochims spielte ihm zunächst einen Ausschnitt seiner früheren Lieblingsmusik vor, von der die Mutter berichtet hatte. Der Patient reagierte sofort mit einem Zittern am ganzen Körper und einer tiefen »Seufzeratmung«. Silke Jochims beschreibt dies so:
»Seine rechte Hand ballte sich andeutungsweise zur Faust und fing mit minimalen Gesten an, das Metrum mitzuklopfen. Jede Wiederholung dieses Stückes evozierte dieselbe Bewe-

gung. Er schien also zu hören und aufzunehmen, schien innerlich bewegt zu sein. Ich testete, ob diese Reaktion vielleicht bei jeder Musik käme. Er blieb aber bei jedem anderen Stück ausdruckslos und ohne gestische Reaktion. Mit seiner Lieblingsmelodie sprach ich offenbar die emotional intakte Ebene an, die ihn zwischen ›bekannt‹ und ›unbekannt‹ unterscheiden ließ.«

Der Patient nahm zudem die taktilen Kontaktangebote der Musiktherapeutin an, zeigte zum Beispiel durch ein Drücken ihrer Hand, daß er das Metrum der Musik fühlen konnte. Später kam dazu der Augenkontakt, sogar die Andeutung eines Lächelns. Das zeigte: Die emotionale Sprache der Klänge hatte sein inneres Leben erreicht, er konnte wieder Signale an die Außenwelt senden, Kontakt aufnehmen. Er lebt heute, so schreibt Silke Jochims im Jahr 1992, bei seiner Mutter, zurückgekehrt als kleines Kind. Er kann inzwischen einige Schritte gehen und hat auch schon die ersten Worte gesprochen.

Ein weiterer Patient hatte folgende Diagnose: andauernder Antriebsmangel sowie Minderung von Vigilanz und Auffassung. Zu Ort, Situation und Person war er voll orientiert, zeigte aber deutliche Konzentrationsstörungen, und seine affektive Schwingungsfähigkeit schien stark eingeschränkt. Bereits in der ersten Musiktherapiesitzung wandte der Patient sich dem Schlagzeug zu und spielte darauf 45 Minuten mit einem ohrenbetäubenden Krach – mit weit ausholenden Gesten und einem wutverzerrten Gesicht. In der dritten Sitzung schlug er mit solcher Wucht auf eine Gongwand ein, daß sie fast umfiel. Die Therapeutin hielt dem Lärm stand, um dem Patienten durch ihr Weggehen nicht zu zeigen, daß »seine Gefühle nicht auszuhalten waren«. Erst in der fünften Sitzung spielte er leiser und konzentrierte sich auf das Leierspiel der Musiktherapeutin, bot ihr einen Rhythmus für das gemeinsame Musizieren an. Die Therapeutin sang dazu spontan den Beatles-Song »Hey Jude«, den der Patient mit einem kräftigen Beckenschlag am Ende der ersten achttaktigen Periode akzentuierte. Dies zeigte: Er konnte vorausdenken und formal strukturieren. Die Konsequenzen für eine diagnostische Beur-

teilung lagen auf der Hand: Zunächst war die im Befund festgestellte Antriebslosigkeit in der Musiktherapie in ein starkes Ausagieren an den Trommeln umgeschlagen. Von einer angeblichen Vigilanzstörung oder einer mangelnden Auffassungsgabe war dabei wenig zu spüren. Im Gegenteil: Der Patient reagierte schnell, konnte Formen und Strukturen erkennen, sich konzentrieren. Daher wurde er nun intensiver gefördert. Nach einem Monat begann er wieder zu sprechen, unter anderem über seine großen Aggressionen, die er infolge der als Kränkung erlebten Verletzung und Behandlung spürte. Insbesondere Bemerkungen des Personals am Krankenbett über seinen »aussichtslosen Fall« hatten ihn tief gekränkt.

Alle drei hier beschriebenen Behandlungsverläufe zeigen eines deutlich: Mit Hilfe der Musiktherapie ist es möglich, eine Unterschätzung der Rehabilitationsmöglichkeiten der Patienten aufzuheben. Zudem kann einer Verfestigung ihrer schweren Depressionen relativ frühzeitig entgegengewirkt werden. Damit wiederum wird verhindert, daß psychosomatische Streßreaktionen die Genesung ungünstig beeinflussen. In diesem Zusammenhang wurde in einer Studie über kognitive Prozesse bei Bewußtlosen nachgewiesen, daß vier von 35 komatösen Patienten hören, wie sie diskriminiert werden; Silke Jochims vermutet, daß der Prozentsatz bei den postkomatösen Patienten um ein Vielfaches höher liegt. Darüber hinaus zeigt die Musiktherapie mit Schädel-Hirn-Verletzten deutlich: Auch wenn Patienten auf Ansprachen nicht reagieren, können sie dennoch unterschiedliche Fähigkeiten besitzen. So kann es sein, daß der wache Geist die eigene Lage inklusive der Tragweite des Geschehens erkennt und darum aufgibt. Es kann auch sein, daß eine vorhandene Emotionalität nicht zum Ausdruck kommt, weil der Patient nur zeitverzögert reagieren kann; eine übliche Kommunikation, selbst über Mimik und Gestik, ist damit nicht möglich. Es kann aber auch sein, daß der Patient auf alle Signale an die Umwelt bewußt oder unbewußt verzichtet, weil er aufgrund erfahrener Demütigungen von destruktiven Impulsen überschwemmt wird und sich so in Sprachlosigkeit flüchtet.

Die Musik vermochte in allen geschilderten und vielen weiteren Fällen die gesunden Teile des Menschen anzusprechen. Über diese große Chance bei Hirnverletzten haben übrigens auch andere Musiktherapeuten berichtet – etwa Juliette Alvin, Nordoff/Robbins und andere. Klangangebote können also vor allem die Wachheit, Auffassungsgabe und Konzentrationsfähigkeit der Patienten testen, lange bevor sie sprechen können. Wichtig ist dabei, auf die Unterschiede der Musiktherapie zu akustischen Testverfahren hinzuweisen: Zum einen fehlt hier jeglicher Leistungsdruck, zum anderen wird der Patient, der vermutlich aufgrund der Verletzung beziehungsweise Krankheit sehr emotionalisiert, zum Beispiel verängstigt ist, emotional, nicht rational, angesprochen. Und drittens: Die musikalische Beziehung ist die Basis für eine freie Kommunikation, die sich ereignen kann, aber nicht muß. Welche grundlegende Bedeutung die diagnostischen Ergebnisse einer so konzipierten Musiktherapie mit Schädel-Hirn-Verletzten für die medizinische Behandlung beziehungsweise für den Heilungsprozeß haben können, das zeigte sich in allen geschilderten Fällen: Mit großer Wahrscheinlichkeit hätte bei allen diesen Patienten der Heilungsprozeß ohne Musiktherapie nicht so weit fortschreiten können, wie dies dann tatsächlich möglich war – allein schon, weil sie ohne sie nicht intensiv und lange genug gefördert worden wären.

Das Hören – Wie wird aus Schall Musik?

Hören – ein Teil der Sinnesphysiologie

Welche sinnesphysiologischen Vorgänge laufen in einem Menschen ab, der Musik hört oder musiziert? – Diese Fragen kann beantworten, wer sich näher mit dem Hören als der in diesem Zusammenhang grundlegenden Wahrnehmungstätigkeit beschäftigt: Was ist »Hören«? Welche Erregungsprozesse kennzeichnen diesen sinnesphysiologischen Vorgang? Wie etwa wird das akustische Signal der Sinneszelle in dem Sinnesorgan »Ohr« über die Nervenfasern bis zu den Zentren im Hirnstamm und in der Hirnrinde weitergegeben? – In den vergangenen Jahrzehnten konnten Sinnes- und Neurophysiologen, aber auch Biokybernetiker viele dieser grundsätzlichen Fragen beantworten. Zahlreiche Nobelpreise für Sinnesphysiologen wie etwa Loewi, Moruzzi, Magoun, Eccles, v. Euler und anderen spiegeln ihre besondere Bedeutung auch im wissenschaftlichen Leben wider. Im Mittelpunkt dieser Forschungen steht dabei letztlich immer wieder die Frage: Wie informiert sich der menschliche Organismus über seine Umwelt, wie reagieren der Körper und die Psyche, und wie kann man sich über dieses Geschehen »reflektierend bewußt werden«?

Für das Hören beziehungsweise für das menschliche Ohr sind Schallwellen die entsprechenden Reize. Die Sinneszellen liegen in der Tiefe des Innenohrs in der »Schnecke« mitten im »Felsenbein«, ein Knochen in der Schädelbasis (vgl. Abbildung 1). Dadurch, daß der Schall von der Ohrmuschel bis zu den Sinneszellen im Inneren des Ohres transportiert werden muß, können nichtadäquate Reize das Innenohr kaum erreichen. Selbst wenn manche Menschen zum Beispiel bestimmte Ohrgeräusche wahrnehmen – die sogenannten »enotischen Geräusche« –, so sind dies keine inadäquaten Geräusche, sondern krankhafte Erregungsbildungen in den Sinneszellen beziehungsweise in den

Hörnerven. Erregungsabläufe innerhalb des Nervensystems sind also – aus sinnesphysiologischer Sicht – immer gleichartig. Dabei werden die Reize immer von den Sinnesorganen an der Körperoberfläche bis zum Gehirn weitergegeben – von einer Nervenzelle zur anderen, hin zum Zentrum. Zu diesem Zweck besitzen die Nervenzellen lange Fortsätze, mit denen sie ihren Erregungszustand an die nachfolgenden Zellen übermitteln können. Dies geschieht jeweils parallel an mehreren Nervenzellen gleichzeitig.

Wie also gelangt nun die Information aus der Außenwelt – etwa ein musikalischer Klang – zum menschlichen Gehirn? – Voraussetzung dafür ist die Umwandlung der mechanischen Energie der Schwallwellen als Schwingungen der Luft in Energieformen, die im Nervensystem verarbeitet werden können.

Im Innenohr werden die Sinneszellen, die als Haarzellen ausgebildet sind, durch eine minimale Bewegung in Erregung versetzt. Sowohl die Sinneszellen im Innenohr als auch die Mechanorezeptoren in der Haut und zum Beispiel auch die Dehnungsrezeptoren in den Muskeln verwandeln kinetische Energie der Berührung in etwas ganz anderes: in eine Erregung des Nervensystems. Erwiesen ist, daß dieser Prozeß in kleinsten biologischen Dimensionen abläuft. Es sind die Lebensvorgänge an den sogenannten »Membranen«, die die Zellen begrenzen und deren Eigenschaften durch den Aufbau der Moleküle bedingt sind.

Jede Sinnesqualität, auch das Hören, wird durch die Sinnesorgane und entsprechend spezialisierte Nervenbahnen bestimmt. Ein wesentliches Merkmal der Sinneswahrnehmung ist dies: Das Erlebnis des Wahrnehmungsgegenstandes – also etwa der Musik – wird vom Wissen um die Tätigkeit der Wahrnehmung begleitet. Oder anders formuliert: Dem absichtsvollen »Akt der Wahrnehmung« kommt beim Verständnis der Wahrnehmung schlechthin eine große Rolle zu, ganz besonders beim Musikhören. Wir sprachen bereits über die zum Teil sehr unterschiedlichen Formen des Hörens mit mehr oder weniger Aufmerksamkeit. Es kommt also ganz wesentlich auf die Aufmerksamkeit, auf eine aktive Zuwendung an, damit zum Beispiel eine sprachliche Äußerung als »Nachricht« gewertet wird oder damit das

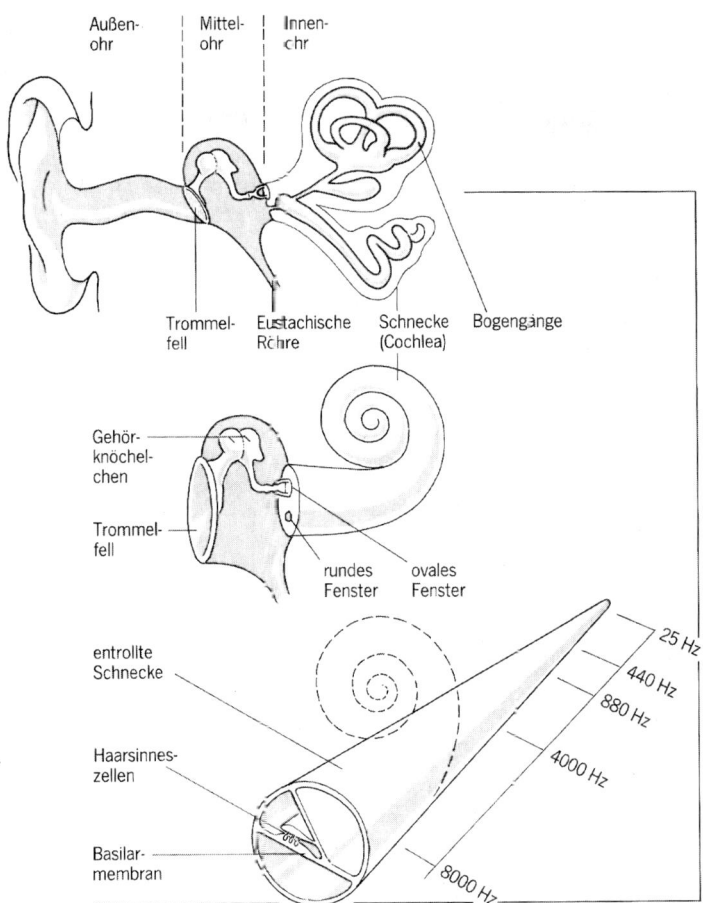

Abb. 1 Aufbau des Ohres. Die Hörsinneszellen sitzen auf der sogenannten Basilarmembran der Schnecke oder Cochlea auf. Die Bogengänge dienen der Lageorientierung und sind in den Hörvorgang nicht eingebunden.

Die beiden schematischen Zeichnungen verdeutlichen die prinzipielle Situation.

In der unteren Schemazeichnung sind Bereiche der Cochlea markiert, in denen die Sinneszellen auf bestimmte Lautfrequenzen optimal ansprechen.

Hören einzelner Töne im Erlebnis mit dem Wissen um das Hören, um die Wahrnehmung als solche, gekoppelt wird.

Schätzungen zufolge wird allein von den drei Sinnesorganen Ohr, Auge und Haut in einer Sekunde ein Informationsfluß von mehr als einer Milliarde Entscheidungsschritten zu den Zentren im Rückenmark und im Hirnstamm geleitet. Ein Teil der Impulse, die dem ZNS zufließen, hat eine überwachende Funktion, etwa bei einem Bewegungsablauf. Darüber hinaus aber erreicht noch eine unvorstellbar große Zahl von Zellinformationen den Hirnstamm, von wo sie zu den »primären Rindenfeldern« für die einzelnen Sinne gelangen. Dabei wird allerdings ein Teil der Informationen, bevor er die Hirnrinde erreicht, abgezweigt und im »Netzkörper« (»Formatio reticularis«) verarbeitet. Hier werden vor allem die Aufmerksamkeit sowie die Spannkraft der Muskeln beziehungsweise die Körperhaltung geregelt – Reaktionen und Abläufe, die wir in der Regel als das »Verhalten« eines Menschen beschreiben.

Interessant ist nun dies: Während ein Teil der Sinneserregung die primären Rindenfelder als eine sogenannte »spezifische Projektionsbahn« quasi direkt erreicht, erreicht ein anderer Teil vom Netzkörper über eine »unspezifische Projektionsbahn« die Hirnrinde als eine »diffuse aufsteigende Erregungsleitung«. Die enge Beziehung zwischen spezifischer und unspezifischer Projektionsbahn wird mit der Vermischung von zwei Regelkreisen verglichen, und parallel dazu wird auch unbewußt die Muskelspannung beziehungsweise die Körperhaltung reguliert. Ein Beispiel: Während ein erster Musikhörer erwartungsvoll und gespannt einem Musikstück »entgegenfiebert«, hat ein anderer, desinteressierter Hörer mühsam mit seiner Körperhaltung zu kämpfen – bis er einschläft. Beide Verhaltensformen hängen von der Verarbeitung der Sinnesreize im Netzkörper des Hirnstammes ab. Daraus folgt also: Selbst mit weniger lebhaften Reaktionen, zum Beispiel »freudige Erregung« oder »innere Ergriffenheit«, sind körperliche Vorgänge in Form von Erregungsabläufen in den genannten Zellkomplexen vorhanden.

Welchen Weg nimmt nun die Erregung der Nervenfaser vom Sinnesreiz bis hin zu einer subjektiven Bewußtwerdung, zum subjektiven Erlebnis? – Hier ist zunächst bedeutsam, daß die Informationssignale ständig reduziert werden. Ein Teil, wie bereits erwähnt, dient den Reflexen beziehungsweise der Steuerung der Aufmerksamkeit, der Emotion, der vegetativen Tonuslage (Tonus = Spannung) und der Körperhaltung. Das aber bedeutet bildlich formuliert: Ausgehend von den menschlichen Sinnen, strömt ständig eine ungeheure Informationsflut auf unser Gehirn zu. Durch Steuereinrichtungen im Hirnstamm und im Netzkörper wird dann eine Konzentration der Psyche auf diejenigen Informationen möglich, die im Augenblick für den Menschen besonders wichtig sind.

Überhaupt besitzt das Hören für die Entwicklung von Bewußtsein und Sprache eine große Bedeutung. Vor 2–4 Millionen Jahren entwickelte sich der Mensch aus dem Tierreich. Während vorher das Hören als Sinnesqualität vor allem zur Orientierung im Raum und zur Wahrnehmung von Gegenständen etc. diente, wird nun mit dem Sprechen die Übermittlung komplizierter, »codierter« Informationen wichtig. Ein erster Ansatz dazu war die Wiedererkennung von bestimmten Lauten als bedeutungsvolle Zeichen. Bei der sogenannten »inneren Sprache« arbeiten viele Abschnitte der Hirnrinde zusammen; ein »motorisches Sprachzentrum« (nach Broca) koordiniert zum Beispiel die Muskeln beim Sprechen; ein »sensorisches Sprachzentrum« (nach Wernicke) speichert die Klangeindrücke von Worten beziehungsweise Begriffen. Klar ist: Sprache als gesprochene und geschriebene Sprache ist wohl die jüngste Errungenschaft der menschlichen Entwicklung, wobei Denken und Sprechen sich parallel herausbildeten. In der Entwicklung des Menschen vom Säugling zum Erwachsenen wiederum ist die Sprache nicht erlernbar ohne die Anlage eines hochdifferenzierten Sinneskanals für das Hören. Das Gehör dient dabei der Überwachung des eigenen Sprechens, wie etwa das rauhe und eintönige Sprechen tauber und schwerhöriger Menschen zeigt.

Sprache und Musik sind ausschließlich – trotz mancher Hilfsmittel – menschlich erzeugte Schallreize. Wer hört, kann Gedanken und Emotionen anderer erfahren – mittels Sprache und mittels Musik. Sprechen und Musizieren sind dauerhafte menschliche Tätigkeiten, die nur in der Gegenwart möglich und zudem durch die Laut- beziehungsweise Tongestaltung zeitlich gebunden sind. Oder anders: Die Schwingungen beim Sprechen und Musizieren besitzen eine feste Relation zwischen der Bewegung und dem Zeitablauf, was auch für das Hören allgemein gilt. Ein Bild kann man anschauen, »statisch« wahrnehmen und seinen »Zustand« erkennen. Hören dagegen informiert über die Bewegungen im Innenleben unserer Mitmenschen, über den Fluß ihrer Gedanken etc. Sehen und Hören haben demzufolge eine sehr unterschiedliche Bedeutung für die menschlichen Beziehungen: Ein tauber Mensch etwa gerät schnell in Isolation, während ein Blinder über die Sprache enge Kontakte zu anderen Menschen pflegen kann. Wie gelangt nun der Schall in unser Ohr, und was passiert dort? Zunächst einige Vorbemerkungen zur Physik des Schalls, auch wenn dies unter physikalisch-harmonikalen Gesichtspunkten ausführlich weiter unten geschehen soll. Schall besteht aus sogenannten »longitudinalen Druckwellen«, d. h. die Moleküle eines elastischen Körpers wie Luft oder Wasser, aber auch zum Beispiel die Knochen des Schädeldachs oder der Schädelbasis werden durch die mechanischen Schwingungen einer Schallquelle, etwa einer Glocke, in Schwingungen versetzt. Die Luftdruckschwankungen besitzen eine bestimmte Frequenz, das ist die Anzahl der Schwingungen pro Zeiteinheit (Sekunde), und eine Intensität, also Stärke. Die vom Menschen subjektiv empfundene »Lautstärke« wird in Phon gemessen. Die mittlere Hörschwelle liegt bei 4 Phon, Flüstersprache besitzt circa 10 Phon, Umgangssprache 40–50 Phon. Die Zimmerlautstärke von Lautsprechern entspricht etwa 60 Phon, Straßenlärm in der Großstadt hat 70 Phon, Maschinen können bis 100 Phon Lärm produzieren. Größere Lärmlautstärken schädigen bei andauernder Lärmexposition bereits die Sinneszellen im Innenohr und verlangen einen Gehörschutz. Ein Preßlufthammer etwa besitzt circa 110 Phon, Beatmusik hat häufig, 2 Meter vom Lautsprecher entfernt, 130 Phon – weshalb die Zahl der Gehör-(zer)störungen bei Jugendlichen seit Jahren wächst. Ein Gewehrschuß am Ohr hat ebenfalls circa 130 Phon, bei 140 Phon wird bereits jeder Schall als Schmerz empfunden.

Unser Hörorgan hat die anatomische Aufgabe, die Schallwellen von ihrem Auftreffen auf den Körper beziehungsweise die Ohrmuschel zu den Sinneszellen im Innenohr zu transportieren. Dabei wird – dies gilt im wesentlichen für alle Säugetiere – zwischen einem äußeren, mittleren und inneren Ohr unterschieden. Das äußere Ohr beziehungsweise der äußere Gehörgang dient vor allem einer Auslese der Schallfrequenzen. Es ist eine Art Schalltrichter, der in Richtung der Schallquelle gedreht beziehungsweise – bei Tieren – gestellt werden kann. Die Schallwellen kommen also durch den äußeren Gehörgang und treffen auf das Trommelfell. Von da aus werden sie durch die Kette der drei Gehörknöchelchen durch das Mittelohr weitergeleitet (vgl. Abbildung 1). Das letzte Gehörknöchelchen, der Steigbügel, sitzt mit der Steigbügelplatte auf dem ovalen Fenster, welches das mit Flüssigkeit gefüllte Innenohr abtrennt. Die Gehörknöchelchen haben nun die Aufgabe, die Schalldruckamplitude auf den ca. 18fachen Wert zu steigern. Dies geschieht mittels zweier kleiner Muskeln, die die Schwingungen der Gehörknöchelchen beeinflussen können. Zudem werden auch tiefe Frequenzen zum Schutz des Ohres etwas gedrosselt. Dabei spannt sich der sogenannte »Stapediusmuskel« im Innenohr. Die Funktion des Mittelohrs entspricht somit einer Art »Vorverstärker« oder einem »Entzerrer«: Der hohe Schallwiderstand des Innenohrs wird dem etwa 13mal geringeren der Luft angepaßt. Dies geschieht etwa durch Überhöhung von Frequenzen von 800–1500 Hertz durch Resonanzwirkung (»Resonanz« ist hier die Übertragung bestimmter Frequenzen auf Sinneszellen, die für diese Frequenzen spezialisiert sind und nun in dieser Frequenz »resonieren«, mitschwingen). Insgesamt begünstigt die Frequenzkorrektur bei diesen Vorgängen die menschliche Sprache, die vor allem den Frequenzbereich von 200–3000 Hertz nutzt. Entwicklungsgeschichtlich liegt es nahe anzunehmen, daß mit der Differenzierung der Sprache vor rund 500 000 bis 750 000 Jahren der Sinneskanal des Hörens so angepaßt wurde, daß er nun vor allem der Sprach- beziehungsweise Informationsübermittlung dient. Bei dieser Übertragung ist grundsätzlich bedeutsam, daß Schwingungen etwa im Mittelohr nicht linear, also völlig gleich, weitergegeben werden, sondern durch die sogenannten »elastischen Rückstellkräfte« der Knöchelchen (entsprechend dem »Hookeschen Gesetz«) neue Schwingungen – wenn auch nur mit geringer Intensität – hinzukommen. Dies geschieht selbst bei einer physikalisch »reinen«, also einzelnen Sinus-Schwingung. Das, was man dann hört, hängt also – anders als bei einem musikalischen Ton, der Obertöne besitzt – weitgehend von der Beschaffenheit des Sinnesorgans des Menschen ab. Zusammenfassend kann also gesagt werden: Am Hören beteiligt sind 1. der physikalische Schallreiz, 2. die physiologischen Eigenarten des Ohres und 3. die Hörwahrnehmung beziehungsweise Hörkonzentration.

Was aber geschieht im Innenohr?

Im Innenohr gibt es zwei funktionelle Abschnitte. Zum einen das von Knochen umgebene »Labyrinth«, das die drei »Bogengänge« bildet (vgl. Abbildung 1). Sie dienen dem Gleichgewichtssinn. Die Flüssigkeit in ihnen steht mit dem zweiten Abschnitt des Innenohrs, der »Schnecke«, in Verbindung. Diese ist vom Knochen des »Felsenbeins« umschlossen. Der spiralförmige Kanal im Inneren der Schnecke wird unterteilt durch eine Membran – die »Basilarmembran«. Auf ihr sitzen die Sinneszellen, und sie hat eine Länge von circa 32 Millimeter. Die Sinneszellen werden als Gesamtheit das »Cortische Organ« genannt, und sie befinden sich in einem mit »Endolymphe« gefüllten Schlauch. Oberhalb und unterhalb des Cortischen Organs befindet sich die »Perilymphe«, eine andere Flüssigkeit. Sie überträgt die Schwingungen vom »ovalen Fenster« in die Schnecke hinein. Das ovale Fenster sorgt dabei für einen Druckausgleich zum Mittelohr hin.

Auf der Basilarmembran wird jede einzelne Schwingung jeweils an einer dafür »kompetenten« Stelle des Cortischen Organs in Nervenerregungen transformiert. Klanggemische etwa werden so verteilt, daß jeder einzelne Ton an »seiner« Stelle auf das Cortische Organ trifft (»Frequenz-Dispersion«). Die höchsten Töne zwischen 15 000 und 18 000 Hertz liegen am ovalen

Fenster, die obere Hälfte der Schnecke bis zur Spitze dient dem Bereich unter 1000 Hertz. Wichtig ist dabei: Die Frequenzdispersion war lange in der Physik unbekannt. Es ist in der Natur eine einmalige, beispiellose Entwicklung.

Die mechanische Energie wird in diesem komplizierten Vorgang, welcher der Wissenschaft lediglich in einigen Teilstücken, aber insgesamt nur annähernd, bekannt ist, in die Erregung der Sinneszellen umgewandelt. Von dort werden die Impulse in Hörnerven zunächst an den Hirnstamm weitergegeben.

Der Verlauf der Hörbahn ist sehr kompliziert. Sie kann von den Hörnervenkernen im Hirnstamm bis zur Hirnrinde nicht im einzelnen verfolgt werden. Die »primäre Hörrinde« liegt beiderseits in den ersten Windungen der beiden Schläfenlappen. Jede Hörrinde erhält von beiden Innenohren Impulse – was wiederum innerhalb der Sinnesphysiologie eine Besonderheit darstellt. Bemerkenswert ist auch, daß die primäre Sinnesrinde in der rechten Hirnhälfte (»Hemisphäre«) im »Planum temporale« zwei »Hesselsche Querwindungen« besitzt, links dagegen ist nur eine. Dies ist der einzige bekannte anatomische Unterschied zwischen den beiden Hirnhälften.

So wie bei allen anderen sensiblen Projektionsbahnen wird auch bei der Hörbahn ein Teil der Erregungsenergie – wie schon angesprochen – zu einer bewußten Empfindung verarbeitet, während ein anderer Teil zum retikulären System abgezweigt wird, wo die Aufmerksamkeit und die Körperhaltung geregelt werden. Um einen Klang als einen spezifischen akustischen Reiz erkennen zu können, ist eine Erinnerung an diesen Klang nötig. Dazu dient das Rindenfeld um die primäre Hörrinde herum. Diese »Wortklangerinnerung« – so die Bezeichnung der Wissenschaftler – befindet sich bei Rechtshändern in der linken Hirnhälfte. Es wird »sekundäres Rindenfeld« genannt. Allgemein ist dies die Funktion der sekundären Rindenfelder: Im Laufe der Individualentwicklung werden aus den eintreffenden (primären) Sinnesreizen durch zahllose, tausendfache Wiederholung Eindrücke als Erinnerungsbilder gespeichert. Die sekundäre Hörrinde liegt immer in der »dominanten« Hirnhälfte, das ist bei Rechtshändern immer links. Hier werden die akustischen »En-

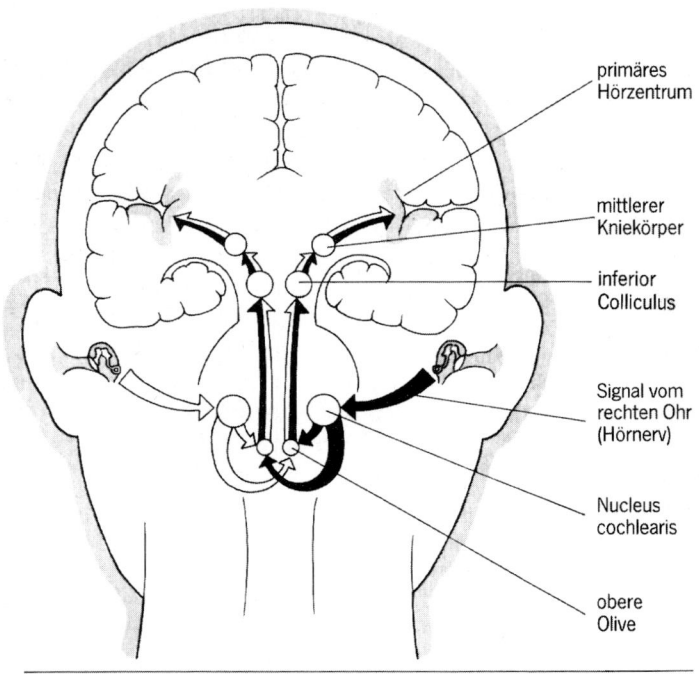

Abb. 2　Akustische Bahnen vom Ohr zum akustischen Cortex. Der akustische Reiz wird über verschiedene Kernregionen in den ipsi- wie kontralateralen akustischen Cortex weitergeleitet.

gramme«, auch »Phoneme« genannt, als Klangbildeinheit, nicht mehr als Einzelfrequenz gespeichert. Hier gibt es keine Tonotopie mehr, und die Erfahrungen werden chronogen, also im Nacheinander ihres Erwerbs, festgehalten.

Wir haben bislang den Weg des Schalls vom äußeren Ohr bis zu den sekundären Rindenfeldern verfolgt. Durch welchen körperlich-physiologischen Vorgang aber entsteht nun die bewußte Wahrnehmung der Musik? – Viele Forscher, so schreibt Kurt Eckel, glauben, daß das Gehirn mit seinen 35 Milliarden Nervenzellen das Bewußtsein quasi stofflich hervorbringt – sie stehen mit ihren Forschungen aber wohl erst am Anfang. Sind trotzdem Begriffe wie »Seele«, »Gemüt«, »Geist« altmodisch, verschleiernde Begriffe, wie Naturwissenschaftler glauben? Oder ist uns eine quasi »organgebundene«, physiologisch fundierte Menschlichkeit zu wenig, macht sie uns Angst, brauchen wir daher religiös-philosophische Ideen? Oder ist unser Geist tatsächlich nur eine Organfunktion unseres Gehirns? Besteht er nur aus der Aufnahme, Verarbeitung und Speicherung von Informationen? Müssen wir Voraussetzungen zur Erklärung des Geistes annehmen, die über die Physik beziehungsweise Physiologie hinausgehen? – Wie immer auch die Naturwissenschaftler darüber denken mögen: Die Schöpfungsidee, so schreibt Kurt Eckel, mag doch keinen Abbruch erleiden, da als gesichert gilt, daß die Sinneszellen im Innenohr durch eine geheimnisvolle Wandlertätigkeit imstande sind, zum Beispiel großartige sinfonische Kompositionen zu einem »codierten Erregungsmuster in der Nervenleitung« umzuwandeln.

Was passiert, wenn wir Musik hören? – Hirnforschung

Musik ist für den Menschen seit Jahrtausenden eine der wichtigsten Kunst- und Kommunikationsformen. Jedoch erst in den vergangenen 20, 30 Jahren fanden Wissenschaftler aus den Disziplinen der Neurophysiologie, der Medizin, der Biologie etc. heraus, was im menschlichen Gehirn passiert, wenn wir Musik hören. Im Mittelpunkt dieser Forschungen stand dabei zunächst die unterschiedliche Spezialisierung der Hirnhälften (Hemisphären). Sie sind mit fast spiegelbildlichen Zentren für sensorische und motorische Aktivitäten ausgestattet. Verbunden sind sie durch Fasern, die Informationen zwischen der Gehirnhälften austauschen. Fehlt diese Verbindung, zum Beispiel als Folge einer Operation, so entsteht das Phänomen des »split brain« (»gespaltenes Hirn«), wobei die relativ selbständige Leistungsfähigkeit und auch die Spezialisierung jeder einzelnen Hirnhälfte deutlich wird. Besonders die linke Hemisphäre stand zunächst im Mittelpunkt der Untersuchungen.

Bereits in der zweiten Hälfte des 19. Jahrhunderts konnte ein Wissenschaftler namens Broca zeigen, daß sich bei Rechtshändern Hirnläsionen, die auch Sprachstörungen hervorriefen, immer in der linken Hirnhälfte befanden. Seit dieser Zeit haben viele andere Wissenschaftler seine Annahme bestätigt: Die linke Hirnhälfte ist die »sprachdominante Hemisphäre«. Eine Läsion in diesem Sprachzentrum, zum Beispiel als Folge einer Blutung oder eines Unfalls, ruft eine Aphasie hervor, eine Störung im kommunikativen Umgang mit der Sprache. Seit kurzem erst wird auch die rechte Hirnhälfte zum Gegenstand von intensiven Untersuchungen, wobei inzwischen unter anderem folgende Methoden bei der Untersuchung eingesetzt werden:

Das Dichotic-listening-Verfahren

Diese neurophysiologische Untersuchungsmethode wird bereits seit langem benutzt: Dem rechten Ohr wird ein anderer akustischer Reiz zugeführt als dem linken. Nun kann man entweder die Zeitverzögerung jedes Ohres bis zum richtigen Erkennen messen, oder es wird die Zahl der richtigen Antworten beim Erkennen des Reizes von jedem Ohr gezählt. Das Ohr mit den meisten richtigen Antworten und der geringsten Zeitverzögerung gilt dann als »dominant«, d. h. überlegen. Da das rechte Ohr durch den Verlauf der Hörbahn vor allem mit dem linken corticalen Hörzentrum verbunden ist (»gekreuzte Hörbahn«) und das linke Ohr entsprechend mit dem rechten corticalen Hörbereich (Schläfenlappen) verknüpft ist, entspricht einem überlegenen rechten Ohr zum Beispiel eine Linkshemisphärendominanz.

Das Elektroenzephalogramm (EEG)

Mit dieser technischen Einrichtung besteht die Möglichkeit, die elektrische Hirnaktivität des Menschen von der Kopfhaut abzuleiten und zu registrieren. Die Analyse der unterschiedlichen Amplituden und Frequenzen (zum Beispiel Alpha-, Beta-Wellen etc.) erlaubt Rückschlüsse auf den Aktivierungsgrad beziehungsweise Wachheitszustand allgemein. Die Potentialschwankungen (EEG-Kurven) variieren sowohl in der Amplitude als auch in der Frequenz. Alpha-Wellen herrschen zum Beispiel beim wachen Erwachsenen vor. Er ist entspannt, hält die Augen geschlossen; die Frequenz beträgt ca. 10 Hertz. Man spricht hier von einem synchronisierten EEG. Werden die Augen geöffnet, andere Sinnesorgane gereizt oder wird zum Beispiel eine schwierige Rechnung angestellt, verschwinden die Alpha-Wellen (»Alpha-Blockade«), und es lassen sich statt dessen Beta-Wellen (20 Hertz/kleinere Amplitude als zuvor) nachweisen (desynchronisiertes EEG). Solche EEG-Phasen sind Ausdruck gesteigerter Aufmerksamkeit und einer zum Beispiel durch Adrenalin erhöhten Aktivität (»arousal activity«). In der Klinik spielt das EEG eine wichtige diagnostische Rolle, zum Beispiel bei der Epilepsie beziehungsweise bei lokalisierten oder generalisierten Krampfwellen. Dies ist aber auch bei der Beurteilung des Reifegrades des Gehirns, bei der Narkoseüberwachung und bei der Feststellung des Hirntodes (Null-Linien-EEG) der Fall. Beim Einschlafen treten niederfrequente Wellen auf, die bis zum Tiefschlaf in langsamere Wellen übergehen.

Akustisch evozierte Potentiale (AEP)

Dieses Verfahren ist eine Sonderform des EEG. Durch computergesteuerte Summationsverfahren werden spezifische elektrische Kurven aufgezeichnet, die in einer festen zeitlichen Beziehung zu dem vorgegebenen externen Reiz, etwa einem Ton oder Akkord, stehen.

Versuche mit Natriumamytal

Natriumamytal ist ein Abkömmling der Barbitursäure, ein Schlaf- beziehungsweise Narkosemittel. Mit Hilfe dieser Substanz wurde eine Technik entwickelt, mit der bei Patienten, die am Gehirn operiert werden sollen, die Lokalisation der Sprachregion präoperativ gefunden werden kann. So wurde zum Beispiel festgestellt, daß 85% aller Rechtshänder eine linke, 10% eine rechte und 5% eine beidseitige Sprachdominanz besitzen.

Bei Links- und Beidhändern dagegen sind die Verhältnisse wesentlich komplizierter. Bei dieser Untersuchung wird Natriumamytal in eine der beiden Halsschlagadern gespritzt, wodurch die gleichseitige Hirnhälfte für etwa 3–5 Minuten ausgeschaltet wird. So wurde nach der Unterdrückung der rechten Hirnhälfte bei rechtshändigen Patienten eine vorübergehende expressive »Amusie« festgestellt, d. h., singen konnten die meisten Patienten kaum noch, während die Fähigkeit zu sprechen nur gering gestört war.

Laterale (seitliche) Augenbewegungen

Es wurde herausgefunden, daß eine Verbindung besteht zwischen seitlichen Augenbewegungen und der Aktivität derjenigen Hemisphäre, die sich kontralateral, d. h. entgegengesetzt zur Bewegungsrichtung der Augen, befindet. Eine stärkere Aktivierung der linken Hirnhälfte zum Beispiel hat vermehrte Augenbewegungen zur rechten Seite zur Folge. Der gleiche Mechanismus liegt einer speziellen Form der Epilepsie (»Adversivanfall«) zugrunde. Bei einer Erregung in der rechten Hirnhälfte werden also die Augen nach links verdreht.

Messung der regionalen Hirndurchblutung

Hierbei liegt die Tatsache zugrunde, daß das Hirngewebe je nach der augenblicklichen Situation des Stoffwechsels und der funktionalen Aktivität unterschiedlich durchblutet ist. Es werden bestimmte radioaktive Substanzen, etwa Xenon 133, inhaliert oder in die Halsschlagadern gespritzt. Anschließend wird mit besonderen Detektoren (»Szintillationszählern«) die Radioaktivität in den verschiedenen Hirnarealen gemessen. Mit Hilfe eines Computers entstehen dann zweidimensionale Bilder der Hirnrinde mit unterschiedlichen Aktivitätszentren. So wurde herausgefunden, daß das Hören von Musik von einer rechtshemisphärisch betonten Zunahme der Hirndurchblutung begleitet wird. Beim Hören von Sprache dagegen stieg die Aktivität erwartungsgemäß nur in der linken Hirnhälfte an.

Positionen-Emissions-Tomographie (PET) des Gehirns

Dies ist wohl eines der neuesten Verfahren zur Messung des Hirnstoffwechsels. Das PET basiert darauf, daß die Verteilung radioaktiver Substanzen (»Tracer«) dreidimensional, ähnlich wie bei der bekannten Röntgen-Computer-Tomographie, dargestellt werden kann. Substanzen, die im Gehirn benötigt und dort in den Stoffwechsel eingebaut werden, wie etwa Traubenzucker, werden hierbei radioaktiv markiert. Dazu benutzt man Isotope, die Positronen, das sind Anti-Teilchen der bekannten Elektronen, abgeben. Die beim radioaktiven Zerfall erzeugte Strahlung (1 Positron plus 1 Elektron = 2 »Lichtblitze« beziehungsweise »Gammaquanten«) wird ebenfalls zur Lokalisation und Berechnung der Aktivitätsverteilung verwendet. So stellte sich heraus, daß Sprache die Stoffwechselleistung im linken, Hören von Musik diejenige im rechten Schläfenlappen steigert.

Sicherlich ist bei all diesen Methoden und Untersuchungsergebnissen zu bedenken, daß ein derart komplexes Phänomen wie das Musikhören beziehungsweise die Musikwahrnehmung hier nicht vollständig erfaßt oder »gemessen« werden kann – es werden immer nur einzelne Aspekte erfaßt. Musik kann so unmöglich als Gesamtes erfaßt beziehungsweise erforscht werden. Trotzdem können diese Untersuchungen Einzelheiten der Funktionsweisen unseres Gehirns verdeutlichen. So wurde etwa mit Hilfe des Dichotic-listening-Verfahrens herausgefunden, daß das Erkennen von Melodien von einer Rechtshemisphärendominanz begleitet wird, sprachliche Wahrnehmung dagegen von einer Linkshemisphärendominanz. Rechtshändige Versuchspersonen zeigten in bezug auf den Rhythmus eine Linkshemisphärendominanz, bei der Analyse von Akkorden dagegen eine Rechtshemisphärendominanz. Dabei spielt auch der Bekanntheitsgrad des Musikstücks eine große Rolle: Bekannte Melodien etwa werden besser mit dem linken Ohr (= Rechtshemisphärendominanz), unbekannte Melodien besser mit dem rechten Ohr (= Linkshemisphärendominanz) erkannt.

Bei EEG-Untersuchungen wurde zudem eine Rechtshemisphärendominanz festgestellt, wenn musikalische Laien pfeifen mußten. Beim Sprechen dagegen trat wieder eine Linkshemisphärendominanz auf. Darüber hinaus wurde auch das Verhältnis zwischen der EEG-Hirnstromkurve und subjektiven Reaktionen auf Musik untersucht: Personen, die besonders aufmerksam Musik hörten, zeigten im EEG mehr Alpha- und weniger Delta- und Theta-Wellen. Probanden, die sehr entspannt Musik hörten, tendierten zu einer Zunahme von Theta-Wellen. Personen, die besonders viel und intensiv Musik hörten, d. h. besonders vertraut mit ihr waren, produzierten mehr Theta-Wellen, während geringere Vertrautheit von einer hohen Alpha-Wellen-Produktion begleitet war.

Nehmen musikalische Laien Musik anders wahr als Musiker beziehungsweise erfahrene Musikhörer? – Hier wurde festgestellt, daß Musiker beim Erkennen von Melodien eines Linkshemisphärendominanz zeigten. Nicht-Musiker dagegen verarbeiteten die Musik offensichtlich besser mit der rechten Hirnhälfte. Die Hypothese, daß die linke Hirnhälfte für analytische, serielle Verfahren beziehungsweise Arbeitsweisen, die rechte dagegen mehr für holistische beziehungsweise synthetische Prozesse der Wahrnehmung spezialisiert ist, scheint damit bestätigt – musikalisch Erfahrene hören Musik vorwiegend analytisch, zergliedernd, während Laien eher in der Lage sind, Musik unbefangen und ganzheitlich wahrzunehmen. Von beiden wird Sprache dagegen analytisch verarbeitet. In diesem Zusammenhang wurden auch musikalisch besonders Begabte untersucht: Sie zeigten eine deutlich geringere Hemisphärendifferenz als weniger begabte Personen. Musikalisch Begabte scheinen eine besonders hohe Flexibilität der Hirnhälften zu besitzen, während geringer Begabte an einer relativ unbeweglichen »Hemisphärenstrategie«, also entweder rein analytisch oder rein holistisch, festhalten.

Über experimentelle Untersuchungsergebnisse hinaus wurden auch viele Erkenntnisse in der Hemisphärenforschung von kranken Personen gewonnen. So litt etwa der russische Komponist W. Shebalin (1902–1963) nach einer Blutung im Schläfenbereich der linken Hirnhälfte an einer Aphasie. Dadurch wurden jedoch seine musikalischen Fähigkeiten nicht beeinträchtigt: Der Komponist konnte seine kreativen Arbeiten fortsetzen; so schrieb er etwa die Streichquartette op. 53 und 58. Ein ähnliches Schicksal hatte Maurice Ravel (1875–1937), der unter anderem den weltberühmten »Bolero« schrieb: Nach einer Läsion in der linken Hirnhälfte konnte er noch musikalisch denken, war allerdings unfähig, seine Ideen aufzuschreiben oder vorzuspielen. Anders dagegen der Fall eines 50jährigen Komponisten, über den die Forschungsliteratur ebenfalls berichtet. Er hatte einen Schlaganfall in der rechten Hemisphäre erlitten. Neben einer leichten linksseitigen Lähmung beklagte der Patient vor allem Probleme im musikalischen Bereich: Er konnte kaum noch singen und kaum noch eine musikalische »Gestalt« bilden, machte zudem Fehler beim Schreiben und Analysieren von Musik.

Auch das Komponieren, vor allen Dingen bei kontrapunktischen Musikstilen – das sind polyphone, auf viele gleichberechtigte Stimmen ausgerichtete Kompositionen –, war kaum noch möglich. Bei einem anderen Patienten, dessen ganze rechte Hirnhälfte entfernt werden mußte, war nach der Operation die Fähigkeit zu singen verschlechtert. In der Forschungsliteratur wird zudem über eine Patientin berichtet, die eine Art »musikalische Aura« vor einem epileptischen Anfall erlebte, wobei das EEG den Anfallsherd in der linken Hirnhälfte lokalisierte: Über zehn Tage lang hatte sie musikalische Halluzinationen, die ausschließlich von rechts, also kontralateral zum Herd, wahrgenommen wurden.

Auch das Geschlecht hat offensichtlich Einfluß auf die Hemisphärensymmetrie. Die sexuelle Differenzierung erfolgt bei der Reife des Gehirns nach denselben Regeln wie unser Fortpflanzungssystem: Das unreife Gehirn eines Embryos ist noch weiblich, ähnlich wie auch die Anlagen der Geschlechtsorgane – unabhängig von der Verteilung der Geschlechtschromosomen XX oder XY. Erst unter dem Einfluß von bestimmten Geschlechtshormonen (zum Beispiel Androgenen) in einer sogenannten »kritischen Phase« während der Schwangerschaft wird es zum männlichen Gehirn ausdifferenziert. Forscher fanden heraus, daß Mädchen offensichtlich größere sprachliche (linkshemisphärische) Fähigkeiten als Jungen besitzen. Diese wiederum besitzen bessere visuell-räumliche und musikalische Fähigkeiten (rechtshemisphärisch). Männliche Patienten, die keine eigenen männlichen Geschlechtshormone bilden konnten und wo sich demzufolge das Gehirn nicht geschlechtsspezifisch ausdifferenzierte, zeigten bei Tests, die räumliche, also rechtshemisphärische Fähigkeiten prüften, schlechtere Ergebnisse als gesunde Versuchspersonen.

Auch die Händigkeit beeinflußt die Hemisphärensymmetrie. Absolut reine Linkshänder etwa, deren rechte Hirnhälfte vorübergehend gelähmt wurde, konnten weiterhin singen – hier liegt also offensichtlich eine Linkshemisphärendominanz für Musik vor. Auf ebenso interessante Untersuchungsergebnisse kamen Forscher, die das Hemisphärendominanz-Muster von Japanern mit Nicht-Japanern verglichen: Japaner scheinen mit der linken Hirnhälfte, also dem Sprachhirn, Vokale, Konsonanten, Menschenstimmen, Tierlaute, den Gesang von Insekten sowie die Klänge traditioneller japanischer Musikinstrumente zu verarbeiten, mit der rechten Hirnhälfte dagegen nur mechanische Geräusche, Musik und Klänge westlicher Musikinstrumente. Dagegen scheint die linke Hemisphäre der Nicht-Japaner wichtig vor allem für die Verarbeitung von Konsonanten. Vokale, Menschenstimmen, Tierlaute, Insekten-Gesang und Klänge westlicher wie fernöstlicher Musik dagegen werden in dieser Gruppe vor allem in der rechten Hirnhälfte verarbeitet. Es scheint also, als ob nach dem Dominanzmuster bei Japanern emotionale Funktionen zusammen mit der Sprache vom Verbal-Hirn wahrgenommen würden, während bei westlichen Menschen das Sprachhirn eindeutig der Sprache und entsprechenden logischen Funktionen vorbehalten bleibt – dementsprechend die rechte Hirnhälfte den emotionalen Funktionen. Bei Japanern wirken emotionale Laute auf die linke Hirnhälfte, und diese Dominanz wird im Verlauf der Sprachentwicklung fest verankert.

Eine Freiburger Arbeitsgruppe schließlich fand heraus, daß beim Musikhören in der Hirnstromkurve tatsächlich ein Unterschied zwischen Musikern und Laien vorhanden ist. Untersuchungen beim Hören und Spielen von Musik konnten zeigen, daß »Musikalität« keine einheitliche Funktion darstellt, wie üblicherweise angenommen, sondern daß Einzelfunktionen unterschiedliche Verarbeitungsschwerpunkte im Gehirn aufweisen können. Rhythmische Impulse etwa werden hiernach vorwiegend in der linken Hemisphäre verarbeitet, expressiv-musikalische Leistungen dagegen vorwiegend in der rechten Hirnhälfte (bei Rechtshändern). Die Gesamtleistung »Musikalität« erscheint so als das Zusammenwirken beider Hirnhälften beim Hören beziehungsweise Musizieren, wobei kein deutlicher Unterschied zwischen Musikern und Laien festgestellt wurde. (Allerdings wurden hier Hirnverletzte untersucht.) Der sonst verbreiteten Meinung, Musikalität sei eine ausschließlich rechtshemisphärische Fertigkeit, wird durch diese Studie widersprochen. Musikalität scheint in ihrer Gesamtheit auf einem bihemisphärisch integrativen Verarbeitungsmodus zu beruhen, wobei verschiedene musikalische Funktionen unterschiedliche Schwerpunkte aufweisen.

Zusammenfassung

Bei der Verarbeitung von Musik im Gehirn spielen viele Faktoren eine Rolle. Erstens die Art des musikalischen Reizes, zum Beispiel Melodie oder Akkord, Rhythmus oder Klang. Zweitens die musikalische Erfahrung und Begabung. Drittens die emotionale Einstellung zur Musik. Viertens der Bekanntheitsgrad des gespielten Musikstücks. Fünftens das Geschlecht. Sechstens die Händigkeit. Siebtens der kulturelle Hintergrund, zum Beispiel Interesse oder Aufmerksamkeit. Bei allen Ergebnissen aber gilt: Diese naturwissenschaftlichen Untersuchungen zeigen weder, was Musik ist, noch erfassen sie den gesamten Einwirkungsprozeß der Musik auf Körper und Geist des Menschen. Sie beleuchten lediglich einzelne Aspekte der Wahrnehmungstätigkeit unseres zentralen Nervensystems beziehungsweise des menschlichen Gehirns.

Musiktherapie mit Frühgeborenen

Das ungeborene Kind erlebt viele sensorische Einflüsse über Lageveränderungen, Haut und auch über das Gehör, und ab einem bestimmten Alter können diese Reaktionen auch beobachtet und gemessen werden.

Einer der ersten und kontinuierlichen Sinneseindrücke des Fötus im Bauch der Mutter ist der Rhythmus. Dieser Rhythmus ist zunächst weniger eine Frage bloßer Höreindrücke: Die ganze Existenz des ungeborenen Kindes vibriert im Rhythmus des mütterlichen Herzschlages. Diesen gleichmäßigen, unveränderlichen Rhythmus erlebt das Kind während der gesamten fetalen Zeit. Erst in einem bestimmten Entwicklungsstadium jedoch kann das Kind ihn auch hören, was Reaktionen des Kindes beweisen. Zum Beispiel wird dies durch das Messen des Herzschlages des Ungeborenen belegt – er verändert sich eindeutig durch äußere akustische Einflüsse, zum Beispiel durch Musik. Wie das Kind jeweils reagiert, hängt unter anderem von der Lautstärke, einem möglichen Crescendo, den Frequenzen der Musik, dem Vigilanzzustand sowie dem sonstigen Befinden des Kindes ab.

Sicher ist zum Beispiel: Werden dem Kind nach der Geburt Rhythmen vorgespielt, die an den Herzschlag der Mutter erinnern, so haben diese eine beruhigende Wirkung. Man kann sich hier leicht vorstellen, daß der Verlust der Herzschlag-Präsenz durch die beziehungsweise nach der Geburt für das Baby eine der einschneidendsten Veränderungen in seinem Leben überhaupt darstellt! War das Leben im Uterus noch entscheidend durch Herzschlag, Stimme, Atmung und Bewegung der Mutter geprägt, so ist dieses pränatale Erlebnis »Mutter« urplötzlich vorbei – man legt das Kind etwa in ein stilles, steriles Bett! – Ist es nicht verständlich, daß das Baby aber neben Ruhe und Entspannung auch weiterhin Wärme, wohlbekannte Töne, rhythmische Bewegung braucht?

Monika Nöcker-Ribaupierre berichtet von Kindern auf der Frühgeborenenstation der Universitätsklinik München. Hier werden Kinder betreut, die nicht – wie üblich – nach rund 40 Schwangerschaftswochen zur Welt kamen, sondern bereits in der 30., 28. oder sogar in der 25. Schwangerschaftswoche. Wochen zu früh sind sie nun dem hellen Licht ausgesetzt, fremden Geräuschen, Temperaturwechseln, pflegerischen und medizinischen Maßnahmen. Mit einer völligen Abgeschlossenheit im Inkubator, mit Liegen auf Schaffellen, mit intrauteriner Wärme und hoher Luftfeuchtigkeit sowie mit einer kontinuierlichen Ernährung über Sonden wird versucht, pränatale Bedingungen möglichst natürlich nachzugestalten. Dies vor allem deshalb, weil zu diesem Zeitpunkt wichtige Reifeprozesse, unter anderem im Zentralnervensystem, ablaufen. Da die Entwicklung zwar »vorprogrammiert«, aber auch vom jeweiligen Milieu abhängig ist, können eine frühe Geburt und damit veränderte Umweltbedingungen die Entwicklung des Babys nachteilig beeinflussen. In diesem Zusammenhang wird auf der Station auch die Musik beziehungsweise eine akustische Stimulation herangezogen, die – auch wenn nicht immer musikalisches Material im engeren Sinne verwendet wird – wesentlich eine musiktherapeutische Behandlungsform darstellt. Die akustischen und sensorischen Programme dienen – wie jede Musiktherapie – der Förderung und Unterstützung des Wohlbefindens und der Gesundung der Patienten und sind als solche Bestandteil oder eine spezifische Erweiterung der allgemeinen medizinischen Behandlung.

In der 6. Woche der Schwangerschaft sind das äußere, mittlere und das Innenohr bereits angelegt. Zwischen der 12. und 16. Schwangerschaftswoche sind die späteren Strukturen des Gehörs fertig. Bis zur 35. Schwangerschaftswoche ist die Schallübertragung über die Gehörknöchelchen gedämpft und funktioniert vor allem über Knochenleitung. Die Sinneszellen auf der Basilarmembran registrieren anfänglich nur tiefe Frequenzen, hohe Frequenzen werden erst später wahrgenommen. Parallel zu den Sinneszellen entwickeln sich die entsprechenden Zellen in der Hörrinde, wobei das Corti-Organ und die Hirnrinde durch die Hörbahn verbunden sind. Anatomisch ist damit eine Hörwahrnehmung ab der 16. Woche möglich. Doch wann und wie kann sie in der praktischen Förderung von Frühgeborenen zur Geltung kommen?

Die Untersuchungen zur intrauterinen Hörfähigkeit beruhen

vor allem auf zwei Methoden: 1. Es wird ein akustisches Signal gegeben und dann die Reaktion des Kindes beobachtet. 2. Über Monitorgeräte werden Herzschlag, Atmung und Sauerstoffspannung im Blut beobachtet und registriert. Zudem können als eine weitere objektive Methode hirnelektrische Phänomene nach bestimmten Reizen festgestellt werden. Vigilanz, Bewegungen, Herzschlag und Atmung des ungeborenen Kindes werden dabei mit Hilfe von Ultraschalluntersuchungen ermittelt. In einer wissenschaftlichen Untersuchung von 11 Frauen etwa wurden Ultraschallaufzeichnungen von der 7. bis zur 20. Schwangerschaftswoche gemacht, jeweils 60 Minuten lang pro Woche. Bewegungen und Körperhaltungen des Kindes wurden mit Video aufgezeichnet. Dabei konnten 16 Bewegungsmuster entdeckt werden, die denen von Frühgeborenen beziehungsweise in diesem Entwicklungsstadium Geborenen gleichen. Die ersten Bewegungen waren bereits nach 7,5 Wochen zu sehen, der Fötus ist hier erst 2–3 cm groß. Mit 15 Wochen sind alle späteren Bewegungsmuster vorhanden, aber unkoordiniert, d. h. nicht vorhersehbar, zum Beispiel nach bestimmten Reizen. Dies ist erst etwa ab der 36. Schwangerschaftswoche der Fall. Das sind dann Reaktionen, die in den ersten Lebenswochen erhalten bleiben, bis das Kind ein aktives Sozialverhalten entwickelt.

Vor diesem Hintergrund allgemeiner Entwicklungsprozesse finden die Untersuchungen zur intrauterinen Hörfähigkeit statt. Dabei werden, ebenfalls mittels Ultraschall, die Blinzelreaktionen des Kindes beobachtet. Dabei wurden unter anderem 200 Feten in der 16. bis 32. Schwangerschaftswoche untersucht. Stimuliert wurde jedes ungeborene Kind mit einer batteriebetriebenen, vibroakustischen Geräuschquelle. Sie wurde auf dem Bauch der Mutter direkt über dem fetalen Ohr des Kindes aufgelegt. Die Geräusche erreichten etwa 110 dB, wobei angenommen wird, daß durch den Bauch der Mutter und den Uterus die Lautstärke um circa 15 dB vermindert wird. Die Hintergrundgeräusche im Uterus liegen bei 75–85 dB.

Bei der Untersuchung von Blinzelreaktionen stellte sich heraus, daß die ersten Reaktionen zwischen der 24. und 25. Woche auftraten. Nach der 28. Woche waren die Reaktionen allgemein üblich. Fehlen die Blinzelreaktionen auch nach der 28. Woche noch, so liegen – dies vermutet Monika Nöcker-Ribaupierre – möglicherweise Indizien für eine Hörunfähigkeit oder entwicklungsbedingte Störungen des Zentralen Nervensystems vor. Es beweist aber auch, daß Frühgeborene, die in der 25. beziehungsweise 28. Woche zur Welt kommen, mit Hilfe der Musik angesprochen werden können. Ausgangspunkt für ihre musiktherapeutische Betreuung ist dabei ihre spezifische Situation: Zu früh auf die Welt gekommen, sind sie besonders von Beatmungsmaschinen und Sondenernährung abhängig.

Die Musiktherapie zielt dabei sowohl auf eine medizinisch fundierte, erklär- und meßbare Hilfe im körperlichen Bereich als auch auf eine seelische beziehungsweise psychische Stabilisierung. Dabei soll die akustische Stimulation nicht nur den Hörzellen Reize geben, sondern es soll auch mit allgemein sensorischen Impulsen auf das Baby eingewirkt werden. Denn erwiesen ist, daß sensorische Impulse eine wichtige Funktion bei der Entwicklung und Reifung des Zentralnervensystems besitzen. Hier geht es vor allem um die Bildung »dendritischer Verknüpfungen«, das sind Verbindungen einzelner Nervenzellen. Deprivation, also eine Verarmung an Reizeinwirkung, verlangsamt oder verhindert sogar die Reifung. Dies hat neben psychischen auch medizinische Folgen. Viele Frühgeborene etwa haben »apnoische Anfälle«, das sind Atemstillstände. Sie verlieren sich mit der Zeit. Daher wird angenommen, daß sie durch mangelhafte dentritische Verknüpfungen verursacht sind. Das Stimulationsprogramm der Therapeuten, das nicht nur akustische Signale, sondern auch Streicheln und Schaukeln zum Beispiel auf einer Schaukelmatratze umfaßt, will nun vor allem diese Apnoe-Anfälle verhindern. Dies ist auch deshalb für die gesamte Entwicklung des Kindes wichtig, weil gerade diese Anfälle häufig die Dauer des Krankenhausaufenthaltes bestimmen. Da nun die nervalen Impulse des Streichelns, Schaukelns und Hörens auf ihrem Weg zum Zentralnervensystem einen Zellkern passieren, in dem sich Zellen zur Steuerung der Atmung befinden (vgl. oben), bedeutet dies: Die therapeutischen Impulse aktivieren das Atmungszentrum und damit das Atmen der Babys.

Wie sieht die akustische Stimulation Frühgeborener im einzelnen aus? – Im Mittelpunkt steht die Stimme der Mutter. Der Grund: Das Kind soll mit diesem schon vor der Geburt vertrauten Klang aufwachsen. Zumeist spricht die Mutter einen Text auf Tonband, der ihr persönlich wichtig ist. Dieses Tonband wird den Kindern mehrmals am Tag vorgespielt. Dabei wurde festgestellt, daß sehr unreife Kinder beim Vorspielen über kleine Lautsprecher, also über Luftleitung, nicht sichtbar reagierten, was verständlich scheint, da die Gehörknöchelchen bis zur 35./36. Woche in Gewebe eingebettet sind und die Schallübertragung stark gedämpft wird. Daher wird bis zu diesem Alter die Mutterstimme über Knochenleitung übertragen. Für die Mütter ist diese Methode der Aufzeichnung zumeist eine sehr sinnvolle Therapie: Sie können ihrem Kind ihre Stimme und damit auch ihre Gefühle dann übermitteln, wenn sie selbst nicht persönlich anwesend sein können. Die Mütter können jedoch auch – wenn sie die Zeit aufbringen – die Texte selbst vorlesen, was jedoch häufig sehr ermüdend und nur selten möglich ist.

Wie oft, wie lange, in welcher Lautstärke und in welchen Frequenzbereichen sollen die Kinder stimuliert werden? – Diese Fragen stehen im Mittelpunkt der Musiktherapie auf der Frühgeborenenstation. Die Untersuchungen hierzu, so Monika Nökker-Ribaupierre, stehen noch am Anfang. Zunächst beobachtet man ausführlich das Verhalten der Babys, wobei ihre Reaktionen auf die akustischen Reize anhand einer Skala mit den Ziffern 1 bis 7 festgehalten werden: 1 bedeutet bewegungsloser Schlaf, 7 höchste Unruhe. Diese Beobachtung erfolgt eine Viertelstunde vor, eine halbe Stunde während und eine Viertelstunde nach der Stimulation. Alle zehn Sekunden wird eine Skalazahl, die das Verhalten des Kindes beschreibt, notiert – inklusive der Herzfrequenz und des Sauerstoffwertes im Blut, der über eine Sonde gemessen werden kann.

So sind auch die obigen zwei Kurven entstanden. Sie zeigen das Verhalten eines Kleinkindes vor, während und nach dem Hören der Mutterstimme über Knochenleitung. In der 32. Woche wird es während der Stimulation ruhig und entspannt. Im Alter von 35 Wochen allerdings tritt das Gegenteil ein – das Kind

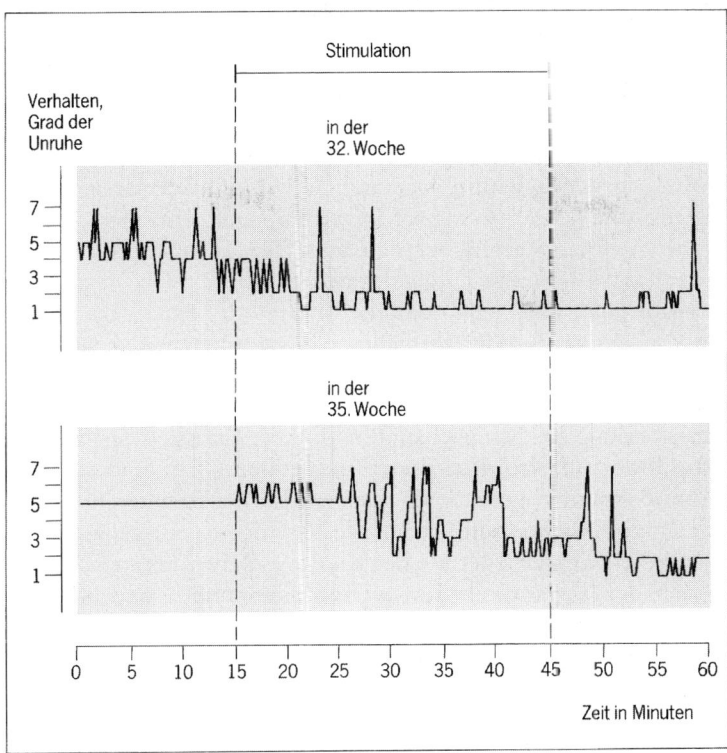

Abb. 3 Verhalten des Ungeborenen vor, während und nach der musikalischen Stimulation.

reagiert unwillig und unruhig. Der Grund: In dieser Zeit übernehmen die Gehörknöchelchen ihre Schalleitungsfunktion, das Kind hört die Mutterstimme über Lautsprecher und wird – infolge der zu großen Lautstärke – unruhig. Vor diesem Hintergrund zeigen die beiden Kurven durchaus typische Reaktionsweisen von Kindern im pränatalen Stadium.

Welche Funktion hat die akustische Stimulation Frühgeborener? – Selbstverständlich kann sie nicht – wie schon angedeutet – die Anwesenheit der Mutter ersetzen. Da aber kaum eine Mutter den ganzen Tag lang am Inkubator stehen kann, ist diese Art von lebendiger Konserve ein möglicher Mittelweg. So kann die Trennungszeit zwischen Mutter und Kind – unnatürlich und daher unter Umständen mit nachteiligen Konsequenzen für das Kind – ein Stück weit überbrückt werden. Das Kind hört die Stimme der Mutter, und auch die Mutter weiß, daß sie dem Kind auf diese Art etwas von sich mitteilen kann. So wird es auch für sie leichter, eine Beziehung zu dem Kind aufzubauen. Um diese Beziehung zu intensivieren, werden zum Teil auch immer wieder neue, aktuelle Texte aufgenommen – wobei auch Väter ihre Stimme aufnehmen –, so daß die Eltern sich keineswegs als ein »Sprechautomat« oder ähnliches erleben müssen. Ein weiteres Argument für häufig erneuerte Tonbänder ist, daß die menschliche Stimme sich immer wieder verändert und die Kinder diese Entwicklung so auch nachspüren können. Letztlich verfolgt die Musiktherapie also zwei Ziele: Im medizinischen Sinn soll den Apnoe-Anfällen vorgebeugt werden. Im psychischen Sinn beziehungsweise im Hinblick auf die allgemeine geistige, seelische und körperliche Förderung des Kindes soll die Therapie den Eltern helfen, etwas für ihr Kind zu tun, es annehmen und angstfrei mit nach Hause nehmen zu können. Wie Monika Nöcker-Ribaupierre berichtet, ist anhand von Beobachtungen eindeutig erwiesen, daß Kinder im Inkubator sehr früh auch bereits akustische Signale über Knochenleitung wahrnehmen können. Offen ist, welche Frequenzbereiche und welche Stimulationszeiten die effektivste Form einer solchen Förderung darstellen. Aufschluß darüber, so schreibt sie, können wohl erst künftige therapeutische Erfahrungen bringen.

Singen, Spielen, Hören – Grunderfahrungen in der Musiktherapie

Der Ton macht die Musik – Physik und Psyche

Bereits die Musiktherapie mit komatösen und postkomatösen Patienten, aber auch die musikalische Stimulation frühgeborener Kinder hat uns gezeigt, wie Musik im engen Wechselspiel zwischen medizinisch-praktischer Erprobung einerseits und forschender, theoretischer Reflexion andererseits entwickelt wird. Dabei ging es in den geschilderten Bereichen vorrangig um die Form der sogenannten »rezeptiven Musiktherapie«: Dem Patienten wird ausschließlich Musik vorgespielt, er selbst spielt beziehungsweise singt nicht, sondern hört in erster Linie zu. Jedoch nicht nur in dieser rezeptiven Form steht das Hören im Zentrum der musikalischen Tätigkeiten: Auch in der aktiven Musiktherapie hört der Patient auf die Töne, die sein eigenes Musizieren, das Spiel anderer Patienten oder auch die Improvisation des Therapeuten hervorbringt; der Therapeut wiederum hört auf das Spiel des Patienten, um etwas über ihn zu erfahren.

Wir wollen an dieser Stelle das Musikhören, das Singen und auch das Musizieren auf Instrumenten aus musiktherapeutischer Sicht weiter untersuchen. Dabei stehen in diesem Kapitel diejenigen Tätigkeiten und Grunderfahrungen im Mittelpunkt, die in der aktiven Musiktherapie eine grundsätzliche Bedeutung haben: hier wird der Patient selbst angeregt, je nach technischem Können und eigener Spontaneität zu singen, auf Musikinstrumenten zu spielen und natürlich immer wieder auch zu hören. Das Medium »Klang« steht damit im Mittelpunkt des therapeutischen Bemühens. Klang entsteht durch das Zusammenwirken verschiedener Töne, zum Beispiel durch Akkorde beziehungsweise »Harmonien«. Harmonien sind Zusammenklänge von Tönen, die seit alters her als wohltuend, passend, »harmonisch«

empfunden werden, im Unterschied zu den »Disharmonien«, den weniger schön beziehungsweise wohltuend empfundenen Zusammenklängen. Eine prinzipielle Unterscheidung von guten und weniger guten Klangerfahrungen ist auch in der Praxis der Musiktherapie nötig. Der Patient wie auch der Musiktherapeut beobachten ihre positiven und negativen Klangempfindungen und versuchen, sich mit ihnen auseinanderzusetzen. Es liegt auf der Hand, daß in einem längeren Prozeß aktiver Musiktherapie Momente der Übereinstimmung mit der Musik wechseln mit solchen, in denen einem die Musik »auf die Nerven geht«. Wir werden später sehen, wie auch dann die Musik, etwa in der psychotherapeutisch orientierten Musiktherapie, ein Ansatzpunkt für therapeutische Arbeit werden kann.

Bleiben wir aber zunächst bei den Klängen beziehungsweise den Tönen, die ja bekanntlich »die Musik machen«! – Betrachten wir also das künstlerische Medium näher, davon ausgehend, daß Sie, liebe Leserinnen und Leser, nicht in jedem Fall über eine musikalische oder musikwissenschaftliche Ausbildung verfügen. Was ist »Musik«? Wie entsteht sie? Wie erzeugen Musikinstrumente Töne? Welche Töne bringt die Natur hervor? – Begeben wir uns auf eine kleine Reise in die Akustik, um Natur, Gesetzmäßigkeit und Ordnung der Musik zu ergründen! Denken wir dabei auch daran, daß die Proportionen der Töne auch beim praktischen Musizieren eine große Rolle spielen – subjektiv im Klangerleben genauso wie objektiv-physikalisch, so etwa beim Stimmen von Instrumenten. Als eine Quelle für die folgenden Darlegungen wurde unter anderem Eberhard Schröders ›Mathematik im Reich der Töne‹ herangezogen.

Schall entsteht zum Beispiel bei dem Knall eines Feuerwerkskörpers: Eine kleine Explosion setzt Verbrennungsgas frei, das sich kugelförmig nach allen Seiten ausbreitet. Der von uns als »Knall« empfundene Verdichtungsstoß pflanzt sich in der Luft mit Schallgeschwindigkeit fort – bei 0 Grad Celsius circa 330 Meter in der Sekunde. Häuser, Berge, Bäume etc. können den Schall absorbieren oder reflektieren. An einer Felswand kann ein Echo entstehen – der Schall wird mehrfach zurückgeworfen. Folgen nun ganz schwache Verdichtungsstöße der Luft regelmäßig, d. h. mit einer gleichbleibenden Frequenz, aufeinander, so nimmt unser Ohr dies als einen »Ton« wahr. Dies ist also, wie beim Licht, ein Schwingungsvorgang: Die Luftteilchen schwingen in Richtung der Schallausbreitung, allerdings ohne Materietransport – eine akustische Schwingung kann sich also nur mit Hilfe eines geeigneten elastischen Mediums, etwa der Luft, verbreiten. Der Unterschied zwischen einem Ton und einem bloßen Geräusch besteht darin: 1. Die Schwingung eines Tons ist regelmäßig. 2. Die Frequenz eines Tons ist feststehend.

Unser Ohr kann nicht jeden Wechsel von Luftverdichtung und -verdünnung als Ton wahrnehmen, sondern nur die akustischen Schwingungen im Frequenzbereich von 16 bis 20 000 Hertz. Hertz ist die Frequenz einer periodischen Schwingung mit der Zeitdauer von einer Sekunde, also 1 Hertz bedeutet: eine Schwingung in der Sekunde. In der Musik beschränkt man sich in der Regel auf einen Frequenzbereich von 30 bis 4000 Hertz. Nach einer mathematischen Formel kann man auch die Längen der dem Gehör zugänglichen Wellen berechnen: 1,7 bis 2100 cm; in der Musik sind dies vor allem Wellenlängen zwischen 8,5 und 1100 cm. Für den Instrumentenbau, vor allem für Blasinstrumente, sind die Wellenlängen wichtige physikalische Größen. Dabei muß ein Schwingungsvorgang nicht immer auf fortschreitenden Wellen basieren: Wie eine Wasseroberfläche, ein Rohr oder ein Seil kann auch die Luft begrenzte Schwingungen ausführen; zum Beispiel können wir Luftsäulen in einem abgeschlossenen Rohr zu einer sogenannten »stehenden Schwingung« anregen.

Dabei dürfen wir nicht vergessen, daß Geräusch- und Tonbildung keine »Erfindungen« des Menschen sind, sondern in erster Linie ein Phänomen der Natur. Wer Ruhe und Muße hat zu hören, dem fällt abseits unserer lauten Städte der Reichtum der natürlichen Tonwelt auf. Die Steckmücke etwa erzeugt durch ihren Flügelschlag einen bestimmten Ton, aus der Tonhöhe kann auf die Anzahl der Flügelschläge geschlossen werden. Oder haben Sie schon einmal auf die unterschiedlichen Töne der Bienen, der Hummel und Käfer geachtet? Die Heuschrecken – die männlichen – erzeugen ihr Zirpen durch ein Aneinanderreiben der kurzen Vorderflügel. Auch die Umwerbung des Weibchens erfolgt auf akustischem Weg – sind die Hörmembrane des Insekts zerstört, findet es keinen Partner. Einen besonderen Tonreichtum besitzen die Vögel. Mit Hilfe der in ihrem Kehlkopf befindlichen Stimmbänder verständigen sie sich offenbar zum Beispiel vor ihrem Zug nach Süden oder bei der Brautwerbung. Weitere Beispiele: das Froschquaken, das Röhren der Hirsche, die Orientierungslaute der Fledermäuse. Sie erzeugen in ihrem Kehlkopf Ultraschallwellen im Frequenzbereich von 30 000 bis 120 000 Schwingungen in der Sekunde, die der Mensch natürlich nicht hören kann. Die Schwingungen werden von Gegenständen im Raum reflektiert und von der Fledermaus mit den Ohren wahrgenommen. Aus dieser Echo-Peil-Orientierung resultiert ein Zickzackflug.

Der Mensch besitzt in seinem Kehlkopf Stimmbänder mit einer »Stimmritze«. Hier findet die eigentliche Stimmbildung statt. Die Lungen liefern die nötige Luft. Beim Sprechen werden die Stimmbänder gespannt und einander angenähert, so daß nur ein schmaler Zwischenraum frei bleibt. Sobald die Luft durch die Stimmritze strömt, schwingen die Stimmbänder. Ihre Frequenz kann durch Anspannen beziehungsweise Lockern variiert werden. Dabei wirken Mund- und Nasenhöhle – wie etwa bei der Gitarre der Gitarrenkörper – als Resonanzraum. Die Mundhöhle kann durch die Stellung von Zunge, Zähnen, Lippen erweitert beziehungsweise verengt werden, und aus dem Tongemisch mit vielen Ton-Überlagerungen können bestimmte Töne beeinflußt, zum Beispiel verstärkt oder gedämpft werden.

Wie können wir Töne näher beschreiben? – Als eine moderne wissenschaftliche Meßapparatur hilft uns hier das »Oszilloskop«, das Schwingungen messen und im »Oszillogramm« sichtbar machen kann. Hier wird der Unterschied zwischen einem Geräusch und einem Ton deutlicher: Das Oszillogramm zum Beispiel eines Preßlufthammer-Geräusches ist eine chaotische, unregelmäßige, ausgezackte Linie, der sogenannte »reine Ton« einer Stimmgabel dagegen zeigt sich im Oszillogramm als eine einzige glatte lange Welle mit regelmäßigen Schwingungsbewegungen.

Töne, die vorrangig in der Musik verwendet werden, besitzen nun eine grundlegende Besonderheit: Alle traditionellen Musikinstrumente einschließlich der menschlichen Stimme erzeugen keinen physikalisch »reinen« Ton wie etwa die Stimmgabel, sondern zugleich mit dem jeweiligen »Grundton«, den wir hören, sogenannte »Obertöne« beziehungsweise »Teiltöne«. Sie werden im Oszillogramm als Unregelmäßigkeiten in der Linienführung notiert, und gerade diese Obertöne verleihen einem Gitarren-, Klavier- oder Trompetenton seine charakteristische Klangfarbe. Ein Beispiel: Nehmen wir an, wir spielen auf drei verschiedenen Blasinstrumenten ein- und denselben Ton in gleicher Lautstärke. Im Oszillogramm der Flöte ergibt sich – als Pendant zu ihrem klaren Klang – ein glattes, aber unsymmetrisches Kurvenbild, das dem der Stimmgabel am nächsten kommt. Der recht nasale Klang der Klarinette zeigt sich als eine deutliche Wellenform, die von Obertönen ausgezackt ist. Die Oboe dagegen – in ihrem Klang strahlend und schrill – produziert in ihrem Oszillogramm dominierende Obertöne, die diesem Instrument seinen typischen Klang geben. Oszillogramme der Geige, des Klaviers, des Akkordeons sowie aller anderen Musikinstrumente zeigen: Ein Ton besteht – physikalisch betrachtet – aus einem Grundton, den wir hören, und vielen »harmonischen Obertönen«, die auf besondere Art, je nach Instrument, zusammenwirken und so ein spezifisches Klangbild herstellen.

Selbstverständlich spielen beim Klang des einzelnen Musikinstruments auch Material, Verarbeitung, Größe etc. eine Rolle. Hölzer, Knochen, Sehnen, Tierhäute oder Metalle zum Beispiel sind Werkstoffe, die der Mensch dafür seit Tausenden von Jahren benutzte oder noch benutzt. Betrachten wir einmal die Streichinstrumente: die Violinen, Bratschen, Violoncelli, Kontrabässe. Hier entsteht der Ton durch ein Überstreichen von gespannten Saiten mittels eines Bogens. Ein bauchförmiger Resonanzkörper, auch Korpus genannt, nimmt die Schwingungen der angestrichenen Saite über einen »Steg« als eine Art »Holzbrücke« zwischen Saiten und Resonanzkörper auf, verstärkt sie und »färbt« sie je nach Bau, Holzart et cetera. Dank der sogenannten »F-Löcher« kann der Ton leicht wieder heraustreten.

Die Größe des Instruments beziehungsweise die Länge der Saiten bedingt die unterschiedlichen Tonlagen von tief bis hoch: Kontrabaß, Cello, Bratschen, Violine. Ein frühes, im 16. und 17. Jahrhundert in Europa populäres Streichinstrument war die sogenannte »Drehleier«, mit der man zum Beispiel auf Hochzeiten in Dorfschänken zum Tanz aufspielte. Hier wurden mittels einer Kurbel und eines Holzrades zwei Melodiesaiten und zwei oder vier sogenannte »Bordunsaiten« »gerieben«. Letztere wurden immer im gleichen Ton angeschlagen, während erstere durch einen Tastendruck verkürzt beziehungsweise verlängert wurden. Franz Schubert (1797–1828) setzte in seinem Zyklus ›Die Winterreise‹ diesem Instrument ein musikalisches Denkmal mit dem Lied ›Der Leiermann‹.

Ein Blick auf andere Saiteninstrumente: Die Harfen zum Beispiel werden mit den Händen gezupft, ebenso die Laute und Gitarre. Im Gegensatz zur Violine besitzt die Harfe kein Griffbrett. Hier werden die 45 bis 47 Saiten durch Pedaldruck verlängert beziehungsweise verkürzt. Solche Instrumente wurden bereits im alten Ägypten vor ca. 3000 Jahren gebaut, wie bildliche Darstellungen zeigen. Im ersten Jahrtausend war die Harfe in Irland besonders beliebt und gelangte so über die Britischen Inseln nach ganz Europa.

Eine herausragende Rolle in der musiktherapeutischen Praxis spielt das Klavier beziehungsweise der Flügel. Hier werden die im Instrument gespannten Saiten durch das Anschlagen filzbelegter Hämmerchen zum Klingen gebracht. Damit sind große dynamische Variationen zwischen laut und leise möglich – vom Piano über ein Crescendo bis hin zum Forte. Anders dagegen der Vorläufer des Flügels, das Cembalo: Hier wurden die Saiten mit einem Federkiel angerissen – so entsteht ein zarter, metallischer Klang. Das Prinzip des »Hammerflügels« setzte sich um 1820 herum mit der Entwicklung des platzsparenden Hausinstruments »Klavier« allgemein durch. Weitere populäre Saiteninstrumente sind Gitarre und Laute, aber auch die Zither – bei allen werden die Saiten zumeist durch Zupfen in Schwingungen versetzt.

Ebenso wichtig wie die Streichinstrumente sind in unseren

Orchestern beziehungsweise im alltäglichen Musikleben die Blasinstrumente. Hier wird in dem röhrenförmigen Hohlkörper mit Hilfe der Lungenkraft eine stehende Luftschwingung erzeugt, die sich, verstärkt über einen Resonanzeffekt, auf die umgebende Luft überträgt und von uns als »Ton« wahrgenommen wird. Nach Art der Schwingungserzeugung wird zwischen sogenannten »Lippen«- und »Zungenpfeifen« unterschieden. Im ersteren Fall wird in dem beidseits offenen Rohr die Tonhöhe durch ein Zuhalten oder Öffnen von Grifflöchern variiert. Die Abstände der Tonlöcher müssen dem gesetzmäßigen Aufbau der Tonleiter entsprechen – wir kommen darauf zurück. Darüber hinaus gibt es einseitig geschlossene, »gedackte« Pfeifen, wie zum Beispiel die Panflöte. Hier entsteht der Ton durch ein freies Anblasen der offenen Seite des Rohres, was Geschicklichkeit und Übung erfordert. Aus dieser Urform sind viele Flötenformen entstanden, zum Beispiel die Blockflöten mit ihrem sanften Klang sowie Querflöten – allesamt Beispiele für »Lippenpfeifen«.

Eine typische Zungenpfeife dagegen ist zum Beispiel die Klarinette. Die Lungenluft trifft auf eine Luftkammer, aus der sie durch ein seitlich aufgeschlitztes Rohr entweichen kann. Über dem Schlitz liegt eine elastische Zunge, die in Ruhestellung den Luftaustritt nicht behindert. Erreicht die einströmende Luft eine bestimmte Geschwindigkeit, dann legt sich die Zunge nach einem aerodynamischen Prinzip auf den Schlitz und unterbricht die Luftausströmung. Durch ihre Federkraft bedingt, hebt sich die Zunge dann wieder und gibt die Öffnung frei – im sich anschließenden Resonanzrohr entsteht ein periodischer Wechsel von Luftverdichtung und Luftverdünnung, den wir als »Ton« empfinden. Variationen dieser Tonerzeugung finden wir zum Beispiel bei der Oboe und beim Fagott, wo ein sogenanntes »Doppelrohrblatt« für periodische Schwingungen sorgt. Das aus zwei genau aufeinandergepaßten Lamellen bestehende Doppelrohrblatt wirkt dabei als eine Art »Gegenschlagszunge«. Eine dritte Form der Zungenpfeifen finden wir beim Harmonium und bei Harmonikas. Jedem Ton ist eine freischwingende »Durchschlagszunge« zugeordnet, deren Eigenfrequenz sich auf die ausströmende Luft überträgt.

Und wie funktioniert die Tonerzeugung bei den Blechblasinstrumenten, den Posaunen, Hörnern, Trompeten und Tuben? – Hier wird die Luftsäule im Rohr dadurch zum Schwingen gebracht, daß die Lippen des Bläsers elastisch gespannt sind – die Atemluft kann nur in periodischen Stößen austreten. Lippenspannung und die Länge der Luftsäule bestimmen wesentlich den Ton. Je länger die Röhre ist, desto tiefer klingt der Grundton. Naturhörner wurden in frühester Zeit aus den Hörnern des Stieres, des Büffels und aus den Stoßzähnen von Elefanten gefertigt – und häufig zur Jagd benutzt. Franz von Thurn und Taxis (1460–1517) führte mehrfach gewundene Hörner aus Messing als Signalinstrumente in das Postwesen ein; noch heute finden wir sie auf jedem Briefkasten der Post. Später wurden auch Grifflöcher und Luftventile benutzt, wodurch der Bläser nicht mehr auf die schon erwähnten »harmonischen Obertöne« angewiesen war. Sie entstehen durch ein sogenanntes »Überblasen«, also durch Druckveränderung. Eine andere Methode benutzt die Zugposaune. Seit dem 15. Jahrhundert wird hier das Blasrohr durch ein Ineinanderschieben beliebig verkürzt oder verlängert.

Bei der Orgel wirken Zungen- und Lippenpfeifen zusammen. Sie werden von einem Windwerk zum Schwingen angeregt, und das Anblasen der einzelnen Pfeifen erfolgt über Tasten, die zu einer Klaviatur vereinigt sind. Am Spielpult befinden sich ein bis fünf Manuale, Pedale und das Registerwerk. Bis zu 6000 Pfeifen sind möglich, mit Längen zwischen 1 cm und 10 Metern. Jede Pfeife ist auf einen bestimmten Ton zugeschnitten, auch die Klangfarbe ist vorprogrammiert. Pfeifen mit sehr kleinem Durchmesser besitzen viele Obertöne. Bereits im alten Byzanz war die Orgel ein weltliches Prunkinstrument. Einzelne Orgeln gelangten nach Frankreich und Deutschland. Hier wurden sie weiterentwickelt, vor allem in der Zeit des Barock (ca. 1600–1750). Johann Sebastian Bach (1685–1750) konnte die Spielmöglichkeiten der Orgel voll ausschöpfen. Sie ist übrigens den »Balginstrumenten« zuzuordnen, wie auch die Dudelsackpfeifen und die Handharmonikas, zum Beispiel das Akkordeon oder das Bandonion. Der Luftvorrat entstammt einem Balg aus gegerbtem Tierfell oder künstlichem Werkstoff.

Bleiben die Schlaginstrumente, die zum Teil zu der Instrumentengruppe der sogenannten »Fellklinger« (Membranophone) gehören. Der Ton entsteht durch straff gespannte Felle, die durch Schlagen in Schwingungen versetzt werden – so etwa bei den Trommeln oder Pauken. Daneben gehören manche Schlaginstrumente zu den sogenannten »Selbstklingern« (Indiophonen). Hier wird das elastische Material der Instrumente selbst zum Klingen gebracht, so zum Beispiel beim Gong, bei der Glocke, dem Xylophon und dem Becken. Daneben unterscheiden Akustiker zwischen den Saitenklingern (Chordophonen) wie Violine, Gitarre etc., den »Luftklingern« (Aerophonen) wie Trompete, Flöte etc. und den »Elektrophonen«, bei denen elektrische Schwingungen durch Lautsprecher in Luftschwingungen umgewandelt und ausgestrahlt werden. Die Elektroenergie ermöglicht dabei die Erzeugung vielfältiger Lautverstärkung und Klangfarbengestaltung.

Fassen wir zusammen: Musik ist Klang, der aus Tönen und Obertönen besteht, die alle regelmäßige, feststehende Schwingungen in einem bestimmten Frequenzbereich sind. Alle Töne besitzen Obertöne, die im Oszillogramm sichtbar werden. Dabei klingen – je nach Tonerzeugung der verschiedenen Musikinstrumente unterschiedlich – spezielle Obertöne in einem spezifischen Gesamtklang zusammen. Diese »Obertöne« werden auch »harmonische Obertöne« genannt – warum?

Nach der »Fourier-Analyse«, benannt nach dem französischen Physiker J. Baron de Fourier (1768–1830) wissen wir, daß jede periodische Schwingung, also jeder einzelne Ton, als eine Summe von »reinen« beziehungsweise Sinusschwingungen aufzufassen ist, deren Frequenzen ganzzahlige Vielfache der jeweiligen Grundfrequenz sind. Musikalisch ausgedrückt könnte man sagen: Jeder Ton, den wir hören, ist ein Gemisch harmonischer Sinustöne, deren Tonhöhe wir zwar nicht einzeln heraushören können, deren Einfluß auf das Klangbild wir aber durchaus wahrnehmen. Diese Sinus- beziehungsweise Obertöne lassen sich mit Hilfe entsprechender Filter oder Resonatoren etc. akustisch herauspräparieren. An der Übersicht auf Seite 106 wird deutlich, welche Obertöne jeweils entstehen: zunächst die Ok-

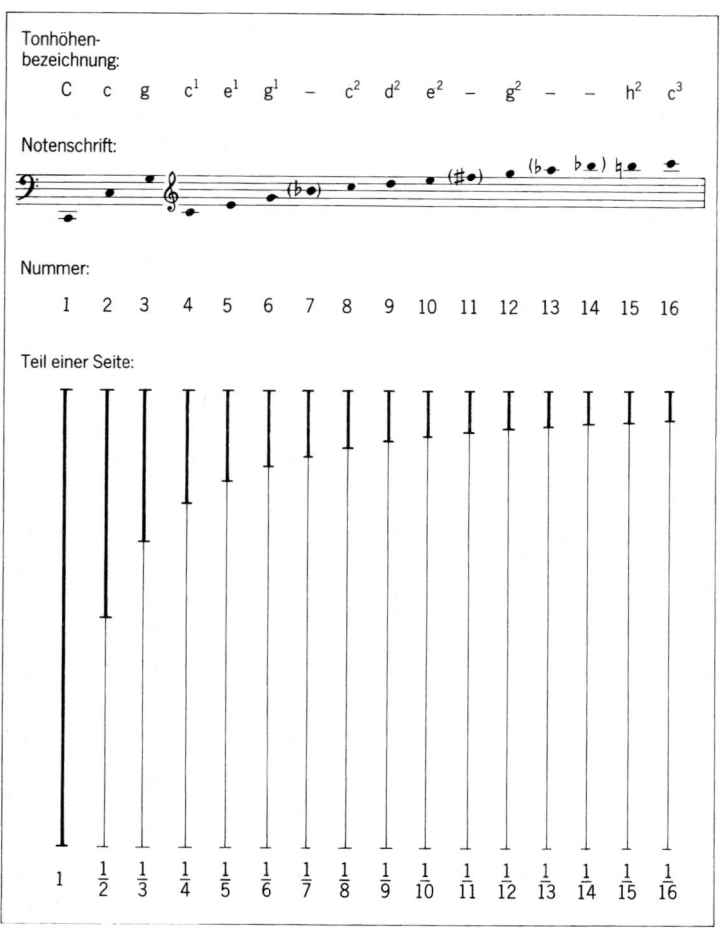

Abb. 4 Beispiel einer Obertonreihe auf dem Ton C.

tave, dann die Quinte, die Quarte (der achte, fünfte und vierte Ton) und so weiter.

Wenn man alle größeren Intervalle in einen Oktavraum zusammenbringt, wird deutlich, daß hier eine Tonleiter entsteht, wie sie in unserer europäischen Musikgeschichte bis heute eine zentrale Rolle spielt: eine Tonleiter, die, auf einem Grundton aufbauend, Sekund-Schritte (1 ganzer Ton), Terzen (2 ganze Tonschritte beziehungsweise 1 1/2 Tonschritte), Quarte (2 1/2 Tonschritte), Quinte (3 1/2 Tonschritte), Sexte (4 beziehungsweise 4 1/2 Tonschritte), Septe (5 beziehungsweise 5 1/2 Tonschritte) und eben die Oktave bevorzugt. Damit stehen die Obertöne in harmonischen Beziehungen, wie sie auch in der mehr als 3000 Jahre alten Musikgeschichte von der Antike bis heute in der Entwicklung eines allgemeingültigen Tonsystems festgeschrieben wurden. Dieser musikgeschichtliche Aspekt sei zur Illustration und zu einem besseren Verständnis der Suche des Menschen nach Harmonie in den Tonbeziehungen näher erläutert – auch wenn wir nicht vergessen, daß in der modernen Musikwelt längst alle nur denkbaren Formen von Klängen und Tonbeziehungen gebräuchlich sind, in deren Mittelpunkt aber nach wie vor das traditionell überlieferte Tonsystem steht.

Bereits der griechische Philosoph Pythagoras und seine Schüler experimentierten mit dem »Monochord« – ein einsaitiges Instrument mit einem quaderförmigen Resonanzkörper. Die einzige Saite war an einem Ende fest verankert, am anderen über eine Rolle mit einem Gewicht belastet. Die so gespannte Saite wurde gezupft. Ihre Eigenschwingung übertrug sich auf den Resonanzkörper und lieferte einen deutlich hörbaren Ton. Nun schoben sie einen variablen Steg unter die Saite und veränderten so ihre Länge bei konstanter Spannung. Ihre Studien ergaben: Beim Halbieren der Saite entstand ein zum Grundton äußerst harmonisch wirkender Ton. Diesem Zusammenklang entsprach das Zahlenverhältnis 1:2 (Gesamtlänge und ihre Hälfte beziehungsweise einfache und doppelte Anzahl der Schwingungen). In der Musiktheorie heißt dieses Intervall – also der Tonabstand – Oktave. Jeder Mensch, auch der vermeintlich unmusikalische, kann es relativ leicht durch bloßes Hören erkennen. Nun wurden die schwingenden Teile der Saite auf $2/3$ und $3/4$ bemessen. Es entstanden ebenfalls harmonisch wirkende Tonklänge, die wir Quinte und Quarte nennen. Ein weiteres Intervall errechnete Pythagoras als Abstand zwischen Quinte und Quarte: $3/2$ dividiert durch $4/3 = 9/8$. Dieses relativ kleine Intervall benutzte Pythagoras ebenfalls zum Aufbau einer Tonleiter, die er im Raum einer Oktave ansiedelte. Als mathematisch kompliziertesten Proportion wurde noch das Verhältnis 256:243 errechnet, so daß sich insgesamt folgender Aufbau ergab:

Tonbezeichnung	c	d	e	f	g	a	h	c
Schwingungszahl	1	9/8	81/64	4/3	3/2	27/16	243/128	2

Didymos (geb. 63 v. Chr.) erweiterte die Intervalle des Pythagoras, indem er 4/5 einer Saite hinzunahm, das ist eine große Terz auf c, also der Ton e. Damit konnte folgender mathematischer Aufbau errechnet werden:

Tonbezeichnung	c	d	e	f	g	a	h	c
Schwingungszahl	1	9/8	5/4	4/3	3/2	5/3	15/8	2

Für den Grundakkord c-e-g ergibt sich ein Schwingungsverhältnis von 4:5:6, ebenso für den Dominantakkord g-h-d und den Subdominantakkord f-a-c. Diese »diatonische Tonleiter« erfüllte optimal die Forderungen nach einem harmonischen Zusammenklang der Töne – was immer wieder der Angelpunkt aller Ton-Mathematik war und auch letztlich für uns der Anlaß zu diesem theoretischen »Ausflug«. Denn die Harmonie der Töne basiert auf Gesetzen der Mathematik!

Nach Didymos ist das Tonsystem 15 Jahrhunderte lang im wesentlichen beibehalten worden. Erst in der Renaissance wurde die alte Forderung nach dem harmonischen Zusammenklang neu gestellt. Es wurde nun mit einer Vielzahl von Instrumenten musiziert, deren Zusammenklang nach Meinung der Musiker und Komponisten verbessert werden sollte. Vor allem sollten die Instrumente mit fester Tonlage, also zum Beispiel das Cembalo, modulierfähig werden, d. h.: Alle verfügbaren Töne sollten die

Funktion eines Grundtons in einer Tonleiter übernehmen können. Darum entstand letztlich – wir können diesen langwierigen, aber äußerst interessanten Entwicklungsprozeß hier nicht ausführlicher darstellen – die »temperierte Stimmung«, die vor allem durch Andreas Werckmeister (1645–1706) publik gemacht wurde. Johann Sebastian Bach unterstützte dieses Tonsystem mit Nachdruck. Er schrieb unter anderem die 48 Präludien und Fugen für das »Wohltemperierte Klavier« und bewies so, daß nun alle Tonarten technisch spielbar waren, ohne daß ungewollte Dissonanzen auftraten. Dieses System hat sich heute allgemein durchgesetzt; es basiert im wesentlichen, wie gezeigt, auf den Grunderkenntnissen von Pythagoras und anderen frühen Forschern. Mathematisch besteht hier die Oktave aus 12 »chromatischen«, gleichen Halbtonschritten, die neu berechnet wurden. Hier noch einmal der mathematische Vergleich der drei verschiedenen Tonsysteme:

	pythagoreische Stimmung	diatonische Stimmung	temperierte Stimmung
c	1	1	1
d	1,125 00	1,125 00	1,122 46
e	1,265 63	1,250 00	1,259 92
f	1,333 33	1,333 33	1,334 84
g	1,500 00	1,500 00	1,498 31
a	1,687 50	1,666 67	1,681 79
h	1,898 44	1,875 00	1,887 75
c'	2	2	2

Tabelle 1   Mathematik der Tonproportionen.

Warum ist die musikhistorische Suche nach Harmonie in den Tonbeziehungen auch für das Verständnis der Musiktherapie wichtig? Zunächst macht es dem Laien und Nicht-Musiker deutlich, daß das künstlerische Medium in seiner Struktur eine besonders einfache, bei jedem einzelnen Ton naturgesetzlich reproduzierbare Struktur der Schwingungsverhältnisse aufweist, eben das Verhältnis ganzzahliger Vielfacher: 1:2:3:4:5 etc. – eine unendliche Reihe, die den Tonabstand immer kleiner werden läßt und die vom menschlichen Gehör, selbst wenn es sich um Grundtöne handelt, nur bis zu ca. einem Vierteltonabstand wahrzunehmen ist. Der Autor des bekannten »Jazz-Buches«, Joachim-Ernst Berend, schreibt dazu: »Das zentrale physikalische, musikalische und mathematische, eso- und exoterische Faktum harmonikalen Denkens ist die Obertonreihe.« Berend verweist damit auf einen Weg von der physikalisch-mathematischen Wissenschaft hin zur Spiritualität, hin zur »Transzendenz des Akustischen«. Das »Wunder des Gehörs« nennt er zum Beispiel dessen Transzendierungsfähigkeit vom Materiellen ins Geistige, vom Körperlichen ins Seelische. Auch die Mehrdimensionalität des Hörsinns gegenüber den drei Dimensionen des Sehens wird beschrieben: 1. Frequenz (Schwingung), 2. Dynamik (Lautstärke), 3. Zeit (Menge, Verlauf, Metrum, Rhythmus), 4. Klangfarbe (Instrumente, Obertöne). Dies sind mögliche Koordinaten des Hörens, ein System, das – so Berend und viele andere Kritiker unserer vorwiegend auf den Sehsinn ausgerichteten Kultur – dem Auge »überlegen« ist. Diese »Überlegenheit« wird unter anderem an folgenden Punkten deutlich:

1. Bei jedem Hören eines Tons »speist das Ohr«, so Berend, die Obertonreihe ein – die unendliche Reihe der ganzen Zahlen und ihrer Brüche: 1:2 für die Oktave, 2:3 für die Quinte, 3:4 für die Quarte etc. Damit dringen quasi die einfachen ganzen Zahlen in die Cochlea des Innenohres ein. Mit jedem Ton lernen wir Zahlen, ein Element des Denkens. Das Ohr »lehrt uns Mathematik«, ja das Lernen überhaupt, was moderne Pädagogen bestätigen: Wer zuhört, lernt schnell; das Radio etwa prägt sich leichter ein als das Fernsehen. Damit steht fest: Wenn wir von Tönen reden, reden wir auch vom Hören. Besonders beeindruckend, so Berend, ist die Fähigkeit des Ohres, verschiedene Instrumente gemeinsam als gemischten Klang, aber auch einzeln hören zu können. Zudem ist das Ohr der einzige menschliche Sinn, der zugleich Zahlgröße und Zahlwert erkennen kann: Es hört Zahlgrößen wie 1:2, zugleich aber Tonwerte wie c, g, f etc. So verschmelzen zwei Elemente: die Empfindung, also der Ton, mit dem Denken, also der Zahl.

Wenn die Zahl, also etwa die Stimmung einer Gitarre oder eines Klaviers, nicht exakt stimmt, merkt dies auch unser ungeübtes Ohr. Die Empfindung kontrolliert das Denken, oder anders: Die Seele entscheidet über die Richtigkeit einer intellektuellen Größe! Damit liegt auch der umgekehrte Weg nahe: mit dem Phänomen der Tonzahl Proportionen und Maßzahlen im seelischen Bereich beziehungsweise im Psychischen zu entwickeln! Zum Vergleich: Kein Mensch kann die Schwingungszahl etwa einer Farbe mit der Schwingungszahl x und deren Verdoppelung 2x sehend erkennen – jeder Mensch aber erkennt die Oktave! Diese zwei Fähigkeiten zu messen und zu empfinden sind also auf einzigartige Weise gekoppelt! Damit aber ist ein Überschreiten der verschiedenen Ebenen der objektiven und subjektiven Wirklichkeit möglich. Mathematisches wird Sinnliches, Bewußtes wird Unbewußtes, Meßbares Unmeßbares, Abstraktes wird Seelisch-Konkretes. Mehr noch: Hören heißt generell, all diese Ebenen zueinander in Beziehung zu setzen. Damit erscheint das Ohr als »Tor zur Seele«, was in allen großen Religionen, etwa im Koran oder in der Bibel, immer wieder anklingt. Wir selbst merken es vielleicht, wenn wir einem Gesprächspartner beziehungsweise seiner Stimme aufmerksam lauschen – selbst am Telefon nehmen wir Nuancen des Ausdrucks unseres Gegenübers wahr! »Worte lügen und verführen; der Klang aber ist ehrlich«, soll der Begründer der Gestalttherapie, Fritz Pearls, einmal gesagt haben!

2. Offensichtlich ist die Bandbreite unseres Hörspektrums von 16–20 000 Hertz der Ausmaßen unseres Sehsinns um etwa ein Zehnfaches überlegen. Diesen Vergleich erhält Berend durch eine Oktavierung der Schwingungen des Hörbereichs bis hin zum Sehbereich: Das sind 35 Oktaven. Bei 380 Billionen Hertz liegt der Anfang des Sehfeldes. Nach einer Oktave aber, bei 760 Billionen Hertz, endet es bereits wieder. So erscheint es sinnvoll, daß das Ohr im Gegensatz zum Auge über eine Art Meßfähigkeit als Orientierung im Hörraum verfügt.

3. Das Auge nimmt Licht wahr, das sich mit Lichtgeschwindigkeit, der größten im Universum möglichen Geschwindigkeit – 300 000 Kilometer pro Sekunde – ausbreitet. Das Ohr ist dage-

gen auf den langsamen Schall – 330 Meter pro Sekunde – ausgerichtet. Der Blick, so Berend, ist flüchtig, rastlos, heimatlos; das Ohr ist gründlich; es weiß, daß es auf Eile nicht ankommt, weil es alles im »Hier und Jetzt« hört. Es ist sorgfältig und genau.

4. Die Entfaltung der Augenkultur, die Dominanz des Sehens und des Sichtbaren verlief parallel zum Vordringen des Rationalismus und Materialismus und verdrängte zunehmend das Spirituelle, das Meditative, das Nachdenken, das »innere Hören«. Spirituelle Menschen, etwa Jesaja, Jesus, Moses, Luther, Nietzsche etc. stellten dagegen immer das Hören in den Mittelpunkt: »Höre, so wird deine Seele leben!« (Jesaja). Für die frühe chinesische Kultur war das Auge der Yang-Sinn, sonnenhaft männlich, das Ohr aber ein Yin-Sinn, mondhaft weiblich. Das Auge erscheint eher aggressiv, dringt in die Welt hinein, das Ohr nimmt auf, horcht, »ge-horcht« und ist deshalb seit Urzeiten ein Symbol für Milde, Verständnis, Offenheit, Toleranz. Jeder, der versucht, seinem Partner, Freund, Nachbarn etc. zuzuhören, kann das bestätigen.

5. Das Ohr nimmt die Zeitkunst der Musik wahr, ortet sie aber zugleich auch im Raum. Mit den Ton- und Schallempfindungen entsteht damit so etwas wie eine Vorstellung von der Unendlichkeit des Raumes. Das Ohr besitzt damit mehr als andere Sinne die Möglichkeit der Transzendenz, weil es quasi – drastisch formuliert – »mit jedem einzelnen Höreindruck auf dem Weg in die Unendlichkeit ist«, und zwar sowohl im mathematischen Sinn der unendlichen Zahlenreihe als auch musikalisch über die Obertonreihe, die damit ein unmittelbarer, sinnenhafter Weg in die Unendlichkeit des Hörraums ist.

6. Hören heißt auch »quanteln«, was bedeutet: In einer Oktave sind mehr als 200 Tonstufen wahrnehmbar; aber unser Ohr, so Joachim-Ernst Berend, hört mit Vorliebe die sieben Töne unserer Tonleiter und die Halbtonstufen dazwischen. Die Abweichungen zwischen Physik und Psyche können hier bis zu 40% betragen. Das bedeutet also: Wir hören uns die richtigen Tonverhältnisse »zurecht«, was praktisch zum Beispiel bedeuten kann, daß wir auch an einem verstimmten Klavier oder einer verstimmten Gitarre noch viel Spaß haben können!

Die Geschichte unserer Sprache zeigt einen ungeheuren Reichtum an Variationen von Hör-Worten: Wir hören hin, lauschen, spitzen die Ohren, halten die Ohren offen, sind ganz Ohr, horchen auf etc. Auch viele allgemeine Bedeutungen wurden vom Hören abgeleitet – zusammengehören etwa oder aufhören! Das Ende aller Dinge wird also mit dem Ende des Hörens gleichgesetzt!

8. Überall im Kosmos, im Makro- und Mikrokosmos, befinden sich harmonikale, quasi »musikalische« Strukturen als Verhältnisse von 1:2, 2:3, 3:4 etc. Aber auch der Herzschlag (circa 60 mal in der Minute) und der Puls (120) bilden eine Oktave von 1:2. Zwischen Atem und Puls besteht in der Regel ein Verhältnis von 1:4, eine Doppeloktave. Die Lunge dagegen ist im Verhältnis von 2:3 konzipiert: Der linke Lungenflügel hat zwei, der rechte drei Lappen – also das Verhältnis einer Quinte. Insgesamt sind in den Pulsationen von Atem, Puls, Lunge die Grundintervalle von Oktave, Quinte, Quarte und Doppeloktave vorhanden.

9. Unter Bezugnahme auf bekannte Zeiteinheiten und Bewegungsabläufe, wie zum Beispiel die Bahn der Erde, des Mondes beziehungsweise Tag, Monat und Jahr, können auch den Planeten Frequenzen zugeordnet werden. Unser Sonnensystem umfaßt demnach 10 Oktaven. Die wohl wichtigste Frequenz für uns Menschen und alle Lebewesen auf der Erde ist der Erdentag von 24 Stunden gleich 86 400 Sekunden. Der Kehrwert nach der Formel Frequenz = 1: Zeitdauer, 25mal oktaviert, ergibt den Ton g von 388,36 Hertz. G ist ein zentraler Ton, zum Beispiel für unseren Violinschlüssel. Interessant ist, daß diese Frequenz wiederum in der 65. Oktave – so berichtet Berend – ein leuchtendes Orangerot ergibt, das seit Jahrtausenden die Farbe zum Beispiel der Mönche in Indien ist. Eine Oktave darüber liegt die Eigenresonaz der DNS, der Desoxyribonukleinsäure, der Trägersubstanz der Erbmasse des Menschen. Ein Zufall oder geheimer, bedeutungsvoller Bauplan? – Nach dieser Methode ergibt der Jahreston der Erde ein cis, ein Ton, der in der indischen Musik eine große Rolle spielte als »Vater aller Töne«. Auch Glocken und Gongs in Tibet und Indonesien sind auf cis gestimmt, orientiert an dem festen Bezug von a = 400 Hertz. Biologen haben mit dem

cis experimentiert: Pflanzen gediehen ganz hervorragend, Geranien wurden damit sogar im Winter zum Blühen gebracht. Die Töne für die anderen Planeten: d für Merkur, a für Venus, cis für Erde, gis für Uranus, a für Neptun, cis für Pluto. Der Gedanke einer »Harmonie der Sphären« geht bereits auf Pythagoras zurück, und wurde von Johannes Kepler bis hin zu modernen Forschern dieses Jahrhunderts immer wieder diskutiert. In dieser Dimension, die hier nur angedeutet, aber bei den Erforschern des harmonikalen Denkens nachzulesen ist, erscheint »Musik« als eine naturgegebene Abbildung der Proportionen, die in der äußeren Natur, in Himmel und Erde, in Pflanzen, Tieren und im Menschen (etwa in den Proportionen seines Körpers) vorhanden sind. Nach diesen Berechnungen schwang etwa die indische Musik sowie die europäische Musik des Barock und der frühen Klassik in Resonanz mit dem Erdentag. Dagegen steht heute eine überaus große »harmonikale Verseuchung« unseres Alltags. Um nur ein Beispiel zu nennen: die 50 Hertz Spannung des Stromnetzes, die Radarwellen, Mikrowellen, Ultraschall, TV, Radio, Satelliten, Kabelnetze.

Wir können an dieser Stelle unseren Ausflug in die Erforschung der harmonikalen Phänomene nicht länger fortsetzen – ich verweise hier direkt auf das ›Dritte Ohr‹ von Joachim-Ernst Berend, eine faszinierende Reise in die Welt des Hörens aus kulturkritischer Sicht. Trotzdem: Die Physik des Schalls beziehungsweise der Musik ist untrennbar verbunden mit den Proportionen des Harmonischen, besonders wirksam in jedem einzelnen Ton in der Obertonreihe, der immer mitgehört, teilweise auch subjektiv »zurechtgehört« wird. Die Nähe der Töne zu Empfindung und Psyche scheint damit hier ausreichend hinterfragt, auch aus mathematisch-physikalischer Perspektive. Die Suche nach »der richtigen« Harmonie in der langen Tradition der Musikgeschichte wurde angesprochen. Dabei dürfte deutlich geworden sein, daß Tonverhältnisse und Harmonie zwar einerseits ein Moment des reinen Gefühls sind (»Der schöne Klang«), andererseits aber eben auch mit den wichtigsten Zahlenproportionen des Universums zu tun haben. Das ist der mathematisch-physikalische Hintergrund der Wirkungskraft der Musik.

Singen ist gesund

Eine der grundlegenden, in vielen musiktherapeutischen Behandlungen immer wieder ausgeübte musikalische Tätigkeit ist das Singen. Darunter ist hier ein spontanes Singen einschließlich seiner intrapersonalen Bedeutungsdimension zu verstehen, also nicht etwa die ästhetische Dimension: Nicht, was oder wie schön beziehungsweise »gut« gesungen wird, zählt in erster Linie, sondern, daß überhaupt gesungen wird und vor allem mit Freude. Ist es wahr, daß wir mit der Möglichkeit zu singen über ein Energiepotential verfügen, das in der Musiktherapie – unabhängig von einer zielgerichteten Instrumentalisierung im therapeutischen Prozeß – generell dem Patienten helfen kann, seine Selbstheilung zu fördern und seine Krankheit zu überwinden? – Ich beziehe mich im folgenden auf einen Aufsatz unter dem Titel ›Elemente der Selbstorganisation des Singens‹, der 1990 in der Zeitschrift ›Musik-, Tanz- und Kunsttherapie‹ im Thieme-Verlag veröffentlicht wurde. Sein Autor ist Dr. Karl Adamek, Mitarbeiter am Psychologischen Institut II der Westfälischen Wilhelms-Universität Münster. Durch empirische Untersuchungen und langjährige Gruppenerfahrungen kann er nachweisen, daß und warum Singen gesund ist – als »psychophysische Resonanz und als ein Prozeß der selbstorganisierenden Verstärkung und der Selbstheilung«. Dr. Karl Adamek zog zu diesen Beobachtungen unter anderem jahrelange Erfahrungen mit dem Obertonsingen, aber auch mit der Stimmimprovisation in Gruppen heran. Zudem arbeitete er mit krebskranken Patienten, mit Heroinabhängigen und mit Selbsthilfegruppen. 1988 schrieb er unter anderem das Buch ›Die Stimme – Quelle der Selbstheilung‹.

Eine erste unbestreitbare, von jedermann nachzuvollziehende Tatsache ist der enge Zusammenhang zwischen dem Stimmklang und der Persönlichkeit des Menschen: Die Stimme ist unser unmittelbarstes Ausdrucksmittel mit einem unverwechselbaren, individuellen Klang. Darin zeigt sich deutlich, in welcher Stimmung wir uns im Augenblick befinden. Ich kann an der Stimme meines Gesprächspartners hören, ob er gerade froh oder traurig, wütend oder resigniert, angespannt oder entspannt ist – und ob er glaubt, was er sagt. Zudem wird deutlich, ob jemand Kontakt sucht oder vermeidet, ob jemand bittet oder befiehlt etc. Und natürlich ist auch erkennbar, welche Haltung ein Sprecher zu sich selbst hat – ob er sich zum Beispiel verstellt, um nicht erkannt zu werden. Man kann sagen: Die Stimme ist die hörbare Persönlichkeit in der Stimmung des Augenblicks – eine Art »klingendes Hologramm der Person«.

Die Stimme als Spiegel der Seele: Dies konnten unter anderem Frequenzanalysen einzelner Stimmen belegen, in denen der jeweils individuelle Charakter einer Stimme, aber auch die augenblickliche »Gestimmtheit« hervortraten. Interessant ist hier auch die Entdeckung, daß Menschen, die miteinander sprechen, dazu neigen, ihre persönlichen Stimmfrequenzmuster aufeinander zuzubewegen – wenn sie sich gut verstehen. Hierbei wurde übrigens auch entdeckt, daß das Befinden und die Weiterentwicklung einer Persönlichkeit sich in einer zunehmenden selektiven Prägung der Obertöne in der Stimme abbilden läßt. Schon lange war bekannt, daß zum Beispiel eine Depression zu einer »stumpfen« Stimme mit wenigen hohen Obertönen führt. Man kann also allgemein sagen: Zwischen der seelischen und körperlichen Stimmung und dem Frequenzspektrum des Hörens sowie dem der Stimme besteht eine wechselseitige Abhängigkeit nach Art eines kybernetischen Regelkreises. Eine Veränderung der Befindlichkeit verändert auch die Stimme und das Hören, und die Zusammenhänge können ebenso über das Hören, die Stimme oder die Befindlichkeit verändert werden.

Natürlich ist das Singen eine völlig andere »Sprache« als die gesprochene Rede: Hier wird nichts in Worte hineinformuliert beziehungsweise übersetzt, sondern die augenblickliche Gefühlslage direkt durch den Stimmklang, durch die melodische und rhythmische Gestalt des Gesungenen ausgedrückt. Singende kann man unmittelbar körperlich und seelisch mit der Empfindung und dem Gefühl verstehen – Worte dagegen benötigen ein Nachdenken, ein Übertragen der sprachlichen Symbole. Mit dieser »Gesangssprache« verbunden ist seit Menschengedenken die Erfahrung, daß Singen ein Gefühl der Kraft, der

Stärke vermittelt. Adamek zitiert ein griechisches Sprichwort, das heißt: »Die Menschen haben den Gesang als Arzt gegen die Schmerzen.« Für diese Erfahrung gibt es tausend-, ja millionenfache Beispiele: Das Kind geht in den Keller und singt dabei – die Angst wird geringer. Der Erwachsene ist allein im Wald – sein Singen vertreibt ebenfalls die Angst. Trauernde singen, um sich von der übermäßigen Trauer zu heilen. Es ist bekannt, daß auch Sklaven und Unterdrückte sowie Überlebende von Konzentrationslagern sangen, um ihre unbeschreiblichen seelischen und körperlichen Qualen überwinden zu können. Singen stärkt also die Lebensenergie.

Ist das eine banale, weil allerorten bekannte Erkenntnis? – Wohl eher nicht. Adamek verweist zu Recht darauf, daß das jahrtausendealte Wissen um die Kraft des Singens heute im Zeitalter von Platte, CD, Radio und TV immer seltener wird. Zum einen liegt es daran, daß wir immer schwerer überhaupt einen Zugang zu unseren Gefühlen finden, was das Singen als Sprache der Gefühle aber unbedingt erfordert. Wer singt, nimmt sich selbst wahr, lauscht dem Klang seiner eigenen Stimme, hört in sich hinein – das aber suchen wir sehr häufig zu vermeiden. Hinzu kommen negative Erfahrungen mit dem Singen, etwa in der Schule. Adamek fand anhand einer Fragebogenerhebung heraus, daß diejenigen Erwachsenen, die als Kind gern, jetzt aber weniger gern sangen beziehungsweise singen, sehr häufig in der Schule zum Singen gezwungen wurden. Immerhin scheint das Singen für knapp 50% aller Erwachsenen dennoch eine »praktische Lebenshilfe« darzustellen – um zum Beispiel intensiver zu leben, Energie zu tanken, Schmerz zu verarbeiten etc. Statistische Berechnungen verweisen darauf, daß das frühkindliche gemeinsame Singen mit der Mutter beziehungsweise einer anderen Bezugsperson sehr bedeutsam für den späteren Umgang mit dem Singen beziehungsweise mit der Fähigkeit ist, die Kraft des Singens im späteren Leben spontan nutzen zu können. Laut Untersuchungen des amerikanischen Psychologen Jaynes sind hier die Wiegenlieder für die Persönlichkeitsentwicklung des Kindes sehr wichtig. Sie beeinflussen seiner Meinung nach das Maß der Kreativität des späteren Erwachsenen, da Singen die für die Gesundheit notwendige Integration der Funktionen der rechten und linken Hirnhälften beziehungsweise von Intuition und logischem Denken fördert.

Was ist der Ursprung für die Kraft des Singens? – Psychologisch betrachtet, dürften dies die primären Erfahrungsmuster des Kleinkindes mit dem Schreien – also der eigenen Stimme – sein: Das Kind schreit, wenn es irgend etwas benötigt, zum Beispiel Essen. Es macht die Erfahrung, daß nach dem Schreien die Bedürfnisse erfüllt werden. Die Lebensumstände zeigen sich so quasi veränderbar durch Kommunikation und Handlung – eben das Schreien, das auch als ein »weinendes Singen« interpretiert wird. Hier scheint auch das Urvertrauen zur Befriedigung unserer Bedürfnisse, zum Leben und zur Welt zu wachsen. Später wird aus dem Lallen, Schreien, Weinen ein Singen, in dem das reflexive und selbstreflexive Bewußtsein hinzukommt. Die Reflexion ist die Voraussetzung für einen kreativen Umgang mit der Stimme und damit auch für die Spiegelungsfähigkeit der Person in der Gestalt von Melodie und Rhythmus in der Intensität des Singens. Dabei bleibt aber das Singen eine Körpersprache: Vor allem die intensiv-dynamischen Seiten der singenden Person, ihre Gefühle, ihre aktuelle Gestimmtheit, ihre Haltung, aber auch ihre körperliche Verfassung spiegeln sich darin.

Sicherlich würde es hier in diesem Buch, das den Charakter einer Einführung in die Wissenschaft der Musiktherapie trägt, zu weit führen, das Für und Wider der von Adamek beschriebenen »Genetischen Formel des Selbstverstärkungspotentials durch Singen« zu erörtern; als Hinweis auf die komplexe Entstehung der positiven Kraft des Singens und seine Veränderung durch Einflüsse und Erfahrungen ist sie aber allemal sinnvoll. Singen ist wirkungsvolle Eigenresonanz, Resonanz des Singenden mit sich selbst. Wenn wir singen, sind wir in uns vertieft und äußerst aufmerksam. Dabei scheint die linke Gehirnhälfte »auf Empfang zu gehen« und zur Ruhe zu kommen. Singen und gleichzeitig nachdenken zum Beispiel geht nicht. Unsere ständigen inneren Dialoge, unser schlechtes Gewissen, unsere nicht einlösbaren Vorsätze, unsere Verletzungen, Hoffnungen und Wünsche – all das kommt für den Augenblick des Singens zur Ruhe. Und die Gefahr, daß unser Grübeln uns aufreibt, uns verhärten oder verzweifeln läßt, tritt zurück. Die Mühen der Vergangenheit, der Erfahrung und der Gewohnheiten sind nicht mehr wirksam: Wir singen und hören uns selbst dabei zu, »sind ganz Ohr«. Leib und Sinne befinden sich in der Gegenwart: in der Zeit, in der wir entscheiden, handeln, uns entwickeln können. Beim Singen treten uns häufig innere Bilder ins Bewußtsein, die uns auf unsere Fehlhaltungen und falschen Handlungen aufmerksam machen können. Unsere intuitive Erfahrung, unser Gefühl wird angeregt, bekommt sozusagen musikalisch einen Spielraum. Ein gleichberechtigtes Zusammenspiel von Denken, Fühlen und Handeln, ein körperliches und seelisches Gleichgewicht wird gefördert. Natürlich ist Singen auch deshalb gesund, weil es das Atmen modifiziert: das kurze, tiefe Einatmen und das langsame, bewußte Ausatmen. Bei den modernen, streßgeplagten Menschen ist der Atem oft schnell und flach – Singen ist hier quasi Therapie zur Stärkung der Atmungsfunktionen. Wie wäre es, liebe Leserinnen und Leser, wenn auch Sie jetzt einmal ausprobierten, ob Sie der Kraft des Singens selbst nachspüren können?

Wie bereits erörtert, sind Persönlichkeitsmerkmale und anatomisch-physiologische Eigenschaften für das individuelle Obertonspektrum, das jeder Stimme ihre unverwechselbare Klangfarbe gibt, von entscheidender Bedeutung. Besondere stimmliche Eigenschaften können dazu führen, daß wir entsprechende neuromuskuläre Vorgänge oder Atemfrequenzen unwillkürlich übernehmen. Eine belegte Stimme zum Beispiel löst ein Räusperbedürfnis aus. Dieser »psycho-respiratorische Effekt« hängt damit zusammen, daß die nervöse Versorgung der Kehlkopfmuskulatur durch einen Ast des Nervus vagus erfolgt, also unmittelbar mit vegetativen Prozessen gekoppelt ist. Die Verbindung von Stimme beziehungsweise Stimmorgan und Emotion wird zum Beispiel auch daran deutlich, daß der Kehlkopf mit seiner direkten reflektorischen Verbindung zum Zwerchfell – und damit zur Zentrale der Atemmuskulatur – und der Unterkiefer mit seiner Verbindung zur Beckenbodenmuskulatur zusammenarbeiten, wenn belastende oder angstbesetzte Gefühle verarbeitet werden müssen: Man preßt die Zähne oder

Lippen aufeinander, hält den Atem an, ruft spontan »ah« oder »oh« oder »ih« etc. Ein anderes Beispiel: Wir schlucken, wenn uns etwas unangenehm ist.

Welche Vorteile bringt die Arbeit mit der Stimme in der Musiktherapie gegenüber dem Spiel auf Musikinstrumenten? – Zum einen fällt beim isolierten Einsatz der Stimme der »strukturelle Schutz des Instruments« weg: Sowohl Therapeut als auch Patient liefern sich über Atmung, Stimmklang und Herzschlag direkter dem aus, was einer bewußten Kontrolle oder Steuerung weit mehr entzogen ist als zum Beispiel ein Schlag auf die Trommel. In der Praxis wird die Arbeit mit der Stimme daher zumeist aus dem Spiel mit Instrumenten entwickelt und dann als ein neuer, sehr sensibler Bereich empfunden und behandelt. Erste gesummte oder gesungene Laute, zaghaft, tastend, werden oft vom Therapeuten gestützt und ermutigt. Musiktherapeutinnen und -therapeuten wie etwa Sabine Rittner weisen darauf hin, daß in der stimmlichen Arbeit sehr häufig Konflikte hörbar und spürbar werden, noch bevor sie bewußt sind. Der Grund liegt eben darin, daß die Stimme besonders eng mit den körperlichen Bewegungen wie Kraft, Muskeltonus etc. zusammenhängt und daher oft Grenzen aufgezeigt werden.

Zudem ist es sehr häufig möglich, mit der Stimme Ängste abzubauen und Hemmungen zu überwinden, Körpergrenzen und innere Barrieren zu überschreiten, Kräfte zu mobilisieren, Kreativität zu wecken, sich selbst neu zu erleben. Weitere Unterschiede zum Spiel auf Instrumenten sind: Das Appellspektrum der Instrumente ist breiter. Instrumente üben sensorische, haptisch-akustische Reize aus, fördern die sinnliche Wahrnehmung über das Material. Diese Eigenschaft fehlt der Stimme. Vergleichbar ist hier höchstens die Funktion des umgebenden Raumes: Große Räume mit einer guten Resonanz fördern die Bereitschaft, die eigene Stimme spontan auszuprobieren. Demgegenüber steht der Stimme ein breiteres Skalenspektrum zur Verfügung als den meisten Instrumenten, mit Ausnahme der Streichinstrumente und einiger Flöten. Sie ist das modulationsfähigste Instrument. Auch mikrotonale Sequenzen, wie sie dem Säugling noch geläufig und anderen Musikkulturen vertraut sind, können über das Singen wieder verfügbar gemacht werden. Zudem läßt sich die Klangfarbe der Stimme innerhalb des physiologischen Rahmens breiter variieren als bei fast allen herkömmlichen Musikinstrumenten. Instrumente schränken den Bewegungsdrang fast immer ein. Die Stimme dagegen fördert ihn, erleichtert es, ursprüngliche Zusammenhänge zwischen Stimme und Bewegung, die zum Beispiel beim Säugling noch erkennbar sind, wiederherzustellen. Daher wird auch die Stimme als Ausdrucksmedium mit ihren spezifischen therapeutischen Möglichkeiten bisweilen zwischen den Medien Instrument und Bewegung/Tanz angesiedelt.

Die Macht der Instrumente

Warum spielen Menschen auf Musikinstrumenten? – Während die Stimme als Instrument angeboren ist als ein Organ unseres Körpers, sind Musikinstrumente Objekte außerhalb des Körpers, die unterschiedliche Formen, Größen etc. besitzen und unterschiedlich gehandhabt werden können. Die Motivation für das Spiel auf Instrumenten wird in dem schon weiter oben erwähnten Werk ›Die Lust, sich musikalisch auszudrücken‹ von Friedrich Klausmeier in fünf verschiedene Teilaspekte gegliedert. Zunächst ist die Handhabung eines Instruments eine Form des menschlichen Spielens, denn ihre Ergebnisse, die Musik beziehungsweise Schallwellen, sind keine Arbeit im Sinne der Produktion von lebenserhaltenden Investitions- oder Konsumgütern – wenn man von der Arbeit eines Berufsmusikers einmal absieht. Als eine besonders wichtige vorsoziale Bedingung des menschlichen Spielens beschreibt Klausmeier die Freiheit von elementaren Triebzielen sowie die Fähigkeit des Menschen zur Sublimierung. Die Psychoanalyse versteht unter Sublimierung die Fähigkeit, Triebwünsche von unmittelbaren Triebzielen weg auf andere, soziokulturell zweckmäßige und angenehme Ziele zu verschieben, hier also auf das Instrumentalspiel. So können zielfreie Aktivitäten durch das Spiel ausgelebt werden. Daraus folgt, daß das Spiel um so lustvoller ist, je mehr Energie abgeführt wird. Entsprechend wirkt auch das Instrumentalspiel häufig um so lustvoller, je ausdrucksstärker es ist, egal, ob es sich dabei um Freude oder Schmerz handelt. Das Instrument ist als Spielobjekt besonders geeignet, weil das musikalische Spiel beliebig wiederholbar ist, zum anderen, weil dazu technische Geschicklichkeit nötig ist, die zu beherrschen lustvoll ist. Denn nicht nur eine direkte, unmittelbare Triebbefriedigung ist lustvoll. So wird auch die Frustration als eine Voraussetzung für eine anhaltende Triebbefriedigung anerkannt. Das Instrumentalspiel besitzt damit folgende typische Merkmale des Spiels: Es ist ein vorsoziale, schon beim Tier zu beobachtende Erscheinung; diese besitzt eine Freiheit von elementaren Triebzielen; die Freiheit in der Spielhandlung drängt auf Bewegung, Abfuhr von Energie; das Instrumentalspiel orientiert sich an der Phantasie beziehungsweise an Regeln mit einer häufigen Wiederholung, aber auch mit der Freiheit zu Veränderungen; das Instrumentalspiel ist an die Instrumente als Objekte gebunden.

Zweitens bedeutet das Instrumentalspiel Körperbewegung mit der Hilfe eines Instruments. Bei Kindern etwa ist zum Beispiel das Singen noch sehr häufig mit besonders lustvollen Körperbewegungen verbunden; es wird geklatscht, mit den Füßen gestampft. Dahinter steht ein elementares Bewegungsbedürfnis, das mehr oder weniger differenziert, spezialisiert und nach Abläufen normiert ist. Bei einer Trompete zum Beispiel wird dies zentral durch die Atmung ausgelebt, bei der Geige durch die Bewegung der Extremitäten, ebenso bei der Orgel etc.

Abgesehen von Reflexen oder Bewegungen beim Säugling besitzen alle Bewegungen ein Ausdruckselement, das in Interaktionen mit Objekten – zunächst mit Personen, dann mit Gegenständen – entsteht. Die Bewegungen werden so zu einer Art Zeichensprache, zu Gesten. Man kann sagen: Alle Bewegungen beim Instrumentalspiel erhalten gestischen Ausdruck – die Geste ist somit die dritte Komponente der Motivation für das Musizieren auf Instrumenten.

Eine besondere Rolle spielt weiterhin der Wunsch nach Ausdruck, eine Art »Energiequelle« für das Instrumentalspiel. Sie entstammt einem Übermaß an Triebenergie, die als Ich-Leistung in das Instrumentalspiel eingeht. Unter »Ich-Leistungen« sind hier seelische und körperliche Ich-Funktionen zu verstehen. Dabei verfügt das Ich auch über relativ autonome Ich-Funktionen als Voraussetzung für spielerische Fertigkeiten und Geschicklichkeit schlechthin. Und schließlich kommt als fünftes Motiv der – oft unbewußte – Symbolgehalt der Instrumente hinzu. Auf diesen Aspekt wollen wir aus der Perspektive der Musiktherapie-Praxis ausführlicher eingehen. Dies auch deshalb, weil die Fachliteratur diese Frage in den vergangenen Jahren immer wieder diskutiert hat. So veröffentlichte dazu zum Beispiel Prof. Hans-Helmut Decker-Voigt, Geschäftsführender Direktor des Instituts für Musiktherapie der Hochschule für Musik und Theater in Hamburg, im August 1991 einen Aufsatz unter dem Titel ›Von der Macht des Instruments – oder was mich zum Instrument greifen läßt‹. Auf diesem Aufsatz beruhen folgende Überlegungen.

Wir haben bereits oben vom »Appellcharakter« der einzelnen Musikinstrumente gegenüber dem Patienten gesprochen, wenn diese den Musiktherapieraum betreten. Es mögen Dutzende von verschiedenen Instrumenten vorhanden sein, dennoch kann der Patient zumeist schnell feststellen, zu welchem Instrument er sich hingezogen fühlt und welches er überhaupt nicht spielen möchte. Die Praxis unzähliger Behandlungen führte zu der Annahme, daß kein Patient »zufällig« nach dem einen Instrument greift, dafür aber ein anderes gar nicht erst berühren möchte. Es scheint dem Patienten in diesem Moment »etwas zuzufallen«, was nicht nur mit dem Patienten und dessen Voreinstellung oder Vorerfahrung zu tun hat, sondern auch mit dem Instrument beziehungsweise mit dessen Eigenschaften. Das, was selbst wirkt, wenn ein Instrument erst mal nur so im Raum steht, kann als die Symbolkraft des Instruments bezeichnet werden. Die entscheidende Frage ist dann: Wie wirken Instrumente als Symbolträger? Und: Wie kann diese Symbolkraft in der Musiktherapie genutzt werden? Dabei dürfen wir nicht vergessen, daß jede Form der Musik »für etwas anderes stehen kann«, das über die Musik selbst mit ihren Eigenschaften hinausweist und eine bestimmte Bedeutung für den Hörer oder Spieler haben kann – so zum Beispiel auch in der Musiktherapie, wenn eine bestimmte Musik die Eigenschaften eines Patienten ausdrücken, also symbolisch darstellen soll.

So also kann etwa der Kontrabaß als ein besonderes Symbol auf einen Patienten wirken. Decker-Voigt berichtet von einem männlichen Patienten, der sich gerade dieses schwere, große Instrument für eine Improvisation heraussuchte – obwohl es fast hinter einer Gardine versteckt stand. Der Therapeut fragte nach dem Spiel entsprechend einem psychoanalytisch ausgerichteten Musiktherapie-Konzept nach den Bildern, Gefühlen und Wahrnehmungen des Patienten während seines Spiels. Dabei stellte sich heraus, daß der Patient an seine Frau gedacht hatte. Überhaupt pflegten die Instrumentenkörper von Streichinstrumenten ihn immer an den Körper einer Frau zu erinnern. Aber auch, wenn zum Beispiel eine Frau Cello spielte und das Instrument zwischen den Beinen hielt, hatte er immer sexuelle Phantasien. »Es sei ja ein Streichinstrument, das ihn an streich-eln erinnere.«

Die Assoziationen dieses einzelnen Patienten mögen durchaus häufiger auftreten. Gerade die runden Formen der Streichinstrumente erinnern viele Menschen an weibliche Rundungen; ebenso, wie etwa ein spitzer Kirchturm als Phallus-Symbol oder eine Kuppel als weibliche Form betrachtet werden können. Man kann verallgemeinernd von einem weiblichen beziehungsweise männlichen Prinzip in uns sprechen, das sich entsprechend den äußeren Objekten seine Symbole aussucht. Wir sind als Menschen von einer Vielzahl solcher Symbole umgeben. Sie steuern unser Unbewußtsein, sichern oder verunsichern es, wie C. G. Jung in seinen Studien herausfand. Mit Paul Tillich, einem Theologen und Jung-Kenner, können vier besondere Merkmale eines Symbols beziehungsweise einer Symbolwirkung hervorgehoben werden.

1. Ein Symbol wirkt »un-eigentlich«. So kann ein Kontrabaß an eine Frau erinnern, die nicht da ist. Un-eigentliches gibt es in der Musiktherapie auf zweierlei Art: Zum einen ist die Symbolkraft eines noch stummen Instruments eine Vorwegnahme des

Klangs. Zum anderen stehen die Instrumente für das weibliche oder männliche Prinzip.

2. Ein Symbol ist »selbstmächtig«, d. h. ein Symbol besitzt seine eigene Form der Vorstellung von Stärke oder Kraft. So provoziert etwa eine große Pauke bei sehr vielen Menschen die Vorstellung von einem äußerst machtvollen Ton – wohl ein Grund, warum häufig Jungen im Alter von 12–17 Jahren eine besondere Vorliebe für Pauken, aber auch Percussions-Instrumente entwickeln.

3. Darüber hinaus muß ein Symbol »anerkannt« sein. Es entsteht im Kern dadurch, daß es auf etwas über sich hinaus verweist, das für unser Unbewußtes bedeutsam ist. So kann etwa ein Stein als Talisman nur für einen einzigen Menschen bedeutsam sein, während etwa Wappen oder Fahnen für sehr viele Menschen wichtig sind. In der Musiktherapie, so Decker-Voigt, gelten zum Beispiel häufig die Schlaginstrumente, also etwa Fellinstrumente, Schlagwerk etc. als die führenden Instrumente – so lange, bis die Erfahrung gezeigt hat, daß alle Gefühle auf allen möglichen Instrumenten ausgedrückt werden können. Manche Instrumente sind auch als Orchesterinstrumente »anerkannt«: eine Violine etwa oder eine Oboe. In der Musiktherapie hat zumeist das Klavier eine allgemeine Anerkennung; wir kommen darauf noch zu sprechen. Musiktherapeuten jedenfalls müssen selbst in der Lage sein, unabhängig von ihren speziell erlernten Instrumenten auf möglichst vielen beziehungsweise allen Instrumenten frei zu spielen – Gongs, Flöten, Klavier, Gitarren, Percussion etc.

4. Ein Symbol muß schließlich auch anschaulich sein. Damit ist eine Art Brücke zwischen äußerer und innerer Wirklichkeit gemeint. Ein Symbol öffnet mit seiner äußeren Erscheinung den Zugang zu etwas im Inneren. Eine innere Erfahrung wiederum kann den Blick auf das Äußere neu formen. In der Musiktherapie findet dieser Wechsel quasi ununterbrochen statt, wenn wir Musik hören oder auf einem Instrument improvisieren. Bei jedem Klang entsteht eine wechselseitige Beziehung zwischen Psyche und Klang in ständig »anschaulicher«, besser: »anhörbarer« Form auf der Basis der direkten Anschaulichkeit des Instruments.

Jeder Mensch entwickelt eine eigene Symbolwelt, wobei der eine diese Welt nur mit wenigen, ein anderer dagegen mit vielen Menschen teilt, mit einer Gruppe, Nation oder einem ganzen Kulturkreis, vielleicht auch mit der ganzen Menschheit mit ihrem »kollektiven Unbewußten« – ein Terminus von C. G. Jung, mit dem er den Teil des »Es« bezeichnet, der, so seine Hypothese, bei allen Menschen die gleichen Bilder beziehungsweise Symbole beinhaltet. In der Musiktherapie ist die Symbolik der Instrumente und ihrer Musik von großer Bedeutung, da der Therapeut – zumindest im Rahmen eines psychoanalytischen Verständnisses – solche Bedeutungen wiederum deutet, sie dem Patienten anbietet, in Zusammenhang mit den Problemen oder dem Lebenskonzept des Patienten bespricht etc. Dabei können typische Symbole bei vielen Patienten auftreten. Die Instrumentenkörper der Streicherfamilie (Violine, Viola, Cello, Baß), aber auch die verwandten Instrumente wie Fideln, Streichpsalter, Harfen, Leiern symbolisieren häufig das weibliche Prinzip – das Frauliche, Mütterliche. Also etwa im positiven Fall einen möglichen Schutz oder eine Geborgenheit, aber auch Zärtlichkeit, Erotik oder Sexualität. Eine Harfe wiederum symbolisiert häufig – wie auch die einzelne Saite – das Berühren, das Tasten und Betasten eines anderen. Demgegenüber symbolisiert die Gruppe der Holzblasinstrumente, zum Beispiel Blockflöten, Oboen oder Querflöten, häufig das männliche Prinzip. Die in der Musiktherapie eher selten zu findenden Blechblasinstrumente symbolisieren für viele Patienten die Möglichkeit, sich stark und mächtig zu machen, auch, die körperliche Größe mit dem hellen, brillanten Klang zu erweitern. Die Symbolik der Posaune, Trompete, Tuba etc. bedeutet unter anderem »Ich will jemanden umpusten« oder passiv »Ich möchte umgepustet werden«. Eine ähnliche Bedeutung war übrigens im Spiel, wenn im Barock und später diese »königlichen« Instrumente wirklich nur im Beisein des Monarchen gespielt werden durften. Daneben werden die Percussioninstrumente zumeist als männliche Aggressionsinstrumente gedeutet, zum Beispiel wegen der Schlegel, mit denen geschlagen wird.

Entscheidend für das Verständnis der Rolle solcher Symbolwirkungen in der Musiktherapie ist nun, daß sie immer vom einzelnen Patienten ausgehen und nicht quasi fest mit den Instrumenten verbunden sind: Die Patienten haben ihre guten Gründe für ihre Empfindungen! Daher hebt etwa Decker-Voigt die Bedeutung der eigenständigen Interpretation der Symbolkraft der Instrumente durch den Patienten hervor. Hier nun weitere Beispiele: Der »Appell-Wert« einer Leier etwa kann in ihren vielen Saiten und in ihrem geschwungenen Rahmen bestehen, natürlich auch in ihrem weichen, vollen Klang, den man von ihr erwartet. Ein anderer Patient greift dafür viel lieber zu den Maracas, einem südamerikanischen Rhythmusinstrument. Für Jugendliche hat, wie schon erwähnt, das Schlagzeug einen hohen Appellwert – es geht um Profilgewinnung gegenüber den Erwachsenen, ein Appell an das Unbewußte also. Wenn ein schüchterner Ehemann eine Triangel spielt, hat dieses kleine, nur sehr selten gespielte Instrument auf ihn einen bestimmten Identifikationswert ausgeübt; es symbolisiert ihm etwas, was er kennt. Natürlich ist in der Musiktherapie, abgesehen von der Wahl des Instruments, auch noch die Art und Weise der Auswahl bedeutsam und ebenso ein Gegenstand des therapeutischen Gesprächs: schnell oder langsam, hastig oder überlegt, sicher oder unsicher etc.

Was sagt das Spielverhalten eines Patienten über sein sonstiges Verhalten aus? – Auskunft darüber kann der Patient geben, wenn er, durch Fragen des Therapeuten veranlaßt, entsprechende Überlegungen anstellt. Spielt er immer das gleiche Instrument, wochenlang? Oder hat er das »richtige« Instrument noch nicht gefunden? Alltagsverhalten, Spielverhalten, Verhalten im Umgang mit Krisen, Krankheit und Problemen sind somit ständig im Blickwinkel der Therapie. Decker-Voigt berichtet von einer suchtkranken Patientin, die mehrmals nur auf einem Becken spielte, das »es ihr angetan habe« – sie nahm es sogar mit in ihr Zimmer und in ihr Bett. Das Instrument fungierte offensichtlich als »Übergangsobjekt«, das sonst zum Beispiel ein Teddybär ist, der vom Kind ständig mit sich getragen wird und eine neue Phase der Trennung von der Mutter und eine Phase neuer Selbständigkeit begleitet. Diese Objekte wie Puppen etc. erinnern an das erste »Objekt«, welches das Kind kennenlernte:

die Mutter. Es ist also in dieser Phase des Alleinseins stärker *mit* einem solchen Objekt als ohne. Problematisch wird es erst, wenn ein erwachsener Mensch zum Beispiel nicht ohne Teddybär einschlafen kann. Hier zeigte die Patientin mit dem Becken also auch deutlich, in welchem inneren Entwicklungsprozeß sie sich befand, was sie brauchte, vermißte etc. Der Appellwert des Bekkens erinnerte sie mit seiner großen, runden, gewölbten und freischwingenden Form und seinem lange ausschwingenden Klang an eine ferne Zeit, als der ruhige Ausschwingungsvorgang plötzlich abgebrochen wurde, zu früh abgebrochen wurde. Seitdem suchte diese Frau, so Decker-Voigt, den verlorengegangenen Teil des Klanges ihrer Kindheit – und wurde dabei süchtig.

Neben der Symbolkraft beziehungsweise dem Appellwert der Instrumente ist vor allem die Musik selbst, also das Spiel beziehungsweise die freie Improvisation auf den Instrumenten, symbolisch besetzt. Musikinstrumente sind besonders dafür geeignet, frühe Verletzungen und Kränkungen, die bislang nicht richtig verarbeitet, sondern nur verdrängt wurden, symbolisch auszudrücken. Die Voraussetzung allerdings dafür, daß unbewußte Ängste und Wünsche zum Ausdruck kommen, ist, daß frei gespielt wird, d. h., daß der Spieler vorher nicht weiß, welche Töne, Läufe, Klänge etc. er spielen wird. Er überläßt sich ganz seinen intuitiven Einfällen beziehungsweise seiner Seele, die für seine Einfälle beim Spielen sorgt. Jede musikalische Regel wäre hier eine Schranke für das Unbewußte, eine Einschränkung der Improvisation, die das wichtigste methodische Verfahren in fast allen beziehungsweise sehr vielen musiktherapeutischen Behandlungen darstellt. Man kann auch sagen: In der Improvisation »projiziert« der Spieler das seelisch nicht Verkraftete auf das Instrument, und das wiederum kann diese tiefsitzenden Verdrängungen ausdrücken, kann »jubeln« oder »weinen«. Dabei gibt es zwar auch einige Vorgaben beziehungsweise Regeln, etwa »Wir spielen nacheinander« oder »Jeder spielt zunächst einen einzigen Ton«, aber sie sind als sehr allgemeine Grenzziehungen gedacht und können jederzeit geändert werden.

Wie kann nun der Zusammenhang zwischen dem Patienten und seinem Spiel hergestellt werden? – Zunächst ist klar, daß er in die Therapie kam, um Hilfe zu bekommen. Ausgangspunkt ist nun zunächst die vom Patienten frei improvisierte Musik selbst, ihre Bausteine und ihr Gesamteindruck. So kann der Therapeut den Zusammenhang zwischen der Kraft des Patienten und seinem Spiel herstellen, etwa: »Wie empfindest du dein Spiel in bezug auf deine Kraft?« Oder: »Wie siehst du deine Kraft außerhalb des Spiels?« Der Patient kann aus seinem Leben erzählen und dann versuchen, etwas davon in seiner Musik darzustellen. Es wird aber auch allgemeiner gefragt: Was verbindet der Patient generell mit seinem eigenen Spiel? Etwas Schönes, Gutes oder etwas Beängstigendes? Weitere Ansatzpunkte können der Rhythmus des Patienten sein oder die Melodie, die musikalische Form. Dabei wird der Zusammenhang zwischen Musik und Spieler immer in dem Augenblick der Improvisation beziehungsweise kurz danach hergestellt, quasi im »Hier und Jetzt«. Manche Musiktherapeuten gehen auch von einem engen Zusammenhang zwischen dem Instrument des Patienten und seinem Körper aus. So kann man fragen: Gibt es Zusammenhänge in der Art, wie der Patient mit seinem Instrument umgeht, zu der Art, wie er mit seinem Körper umgeht? Oder sagt die Entscheidung eines Patienten für ein bestimmtes Musikinstrument etwas aus über seine Beziehung zu seinem eigenen Körper? Oder sagt die Art seines Spiels etwas über den Umgang mit seinem Körper aus?

Die hier skizzierten Fragen, das therapeutische Gespräch darüber können dann in die Realität des Lebens des Patienten führen, auch in frühere Zeiten, etwa in seine Kindheit. Meist besteht dabei der Erfolg einer Musiktherapie nicht in einer »Beseitigung« der erlebten Kränkungen, was oft ohnehin gar nicht möglich ist, sondern in dem Erlernen eines besseren Umgangs damit. Zugleich wird mit diesem Lernen des Umgangs mit der Krankheit beziehungsweise mit der erlittenen Kränkung eine neue Art der Zukunftskonzeption verbunden. Mögliche neue Kränkungen wirken nicht mehr so bedrohlich, der Patient gewinnt Stück um Stück seine Freiheit wieder. In diesem Sinn sprechen Musiktherapeuten davon, daß Musiktherapie nicht heilt, sondern heilsam ist. Die Musik ermöglicht dabei dem Patienten, sich im Zusammenspiel mit dem Therapeuten einmal anders erleben zu können. Seine Improvisation ist ein Spielfeld, ein Übungs- und Experimentierfeld für neue Erfahrungen im Umgang mit sich selbst und seinen Problemen. Diese Erfahrungen können dann nach und nach auch in die Realität außerhalb des Musiktherapie-Raums eingebracht werden. Dabei ist das Improvisieren auf einem Instrument in der Musiktherapie eine der wirksamsten Methoden, an Verschüttetes, Verkümmertes, wenig Entwickeltes heranzukommen und neu zu entwickeln – auch, weil ein Musikinstrument Eigenschaften besitzt, die der Patient für eine aktive Auseinandersetzung mit seinen Problemen braucht.

Wir wollen uns abschließend einige Instrumente noch etwas genauer ansehen. Eines der wichtigsten Instrumente in der Musiktherapie – neben der Stimme – ist das Klavier. Es ist so bekannt, daß viele Patienten es angstfrei akzeptieren können. Dabei entsteht auch Interesse durch die Technik des Klaviers, auf dem man mit seinen Fingern so schön experimentieren kann. In der Regel, so berichten Musiktherapeuten, fangen die Patienten erst allmählich an, den Tönen beziehungsweise der Musik zuzuhören, nämlich dann, wenn das technische Interesse befriedigt ist. Die methodischen Möglichkeiten werden je nach der Krankheit, der Fähigkeit und der Auffassungsgabe des Patienten ausgerichtet. Der Therapeut muß möglichst die richtige methodisch-musikalische Form herausfinden. Eine bei Erwachsenen relativ häufige Form ist etwa die Begleitung des Gesangs von Patienten, wobei zum Beispiel die Harmonie den Tönen des Patienten Fülle und Halt geben kann. Darüber hinaus kann der Therapeut das Instrument einfach zu einem Vorspiel eines barocken oder klassischen Musikstücks nutzen. Drittens kann der Therapeut gemeinsam mit dem Patienten auf dem Klavier improvisieren, natürlich auch der Patient allein. Dabei wird von Musiktherapeuten als wichtig empfunden, daß das Instrument eine problemlose Tonerzeugung besitzt – selbst ängstliche, zaghafte Patienten spielen gerade auf dem Klavier sehr gern. Relativ häufig wird auch eine Improvisation nur auf den schwarzen Tasten angeboten, weil hier eine pentatonische Tonanordnung entsteht – die Skalen klingen problemlos, schwebend, konfliktfrei. Dabei entsteht im Verlauf der Therapie dann häufig der Wunsch, dieses Instrument »richtig« zu erlernen und nicht nur zu improvisieren, d. h. es werden auch kleine Ostinato-Formeln oder kurze Stücke eingeübt.

Generell sind auch die diagnostischen Möglichkeiten des Instruments hervorragend: Spielt der Patient nur gedankenvollversunken vor sich hin? Wiederholt er zwanghaft immer die gleichen Töne? Besitzt er dynamische Möglichkeiten? Wieviel Regsamkeit, Lebendigkeit und Ausdrucksfähigkeit entdeckt der Therapeut in dem Spiel des Patienten? Dabei geht es nicht darum, dem Patienten seine Krankheit zu spiegeln, sondern ihm seine gesunden Anteile aufzuzeigen. Die Musiktherapeutin Rita Jakobs sagt dazu: »Das Märchen aus Musik sollte so lange gut enden, bis die innere Kraft des Patienten reich genug ist, auch ein offenes Ende auszuhalten, auf die Dissonanzen zu hören.« Für Kinder ist das Klavier eher selten ein sinnvolles Instrument. Sie haben noch viel Freude an einer unmittelbaren Tonerzeugung und spielen meist lieber auf dem Fell von Trommeln, mit Harfen oder mit der Leier, die sehr leise Töne erzeugt. So arbeitet etwa der Musiktherapeut Wolfgang Meyberg in der Kinder- und Jugendpsychiatrie (vergleiche Kapitel »Musiktherapie in der Praxis«) in erster Linie mit Trommeln. Es wird aus der Praxis berichtet, daß Psychose-Patienten, aber auch Anorexie-Patientinnen das Klavier eher ablehnen. Wen übrigens das Klavier und seine Rolle in der Musiktherapie stärker interessiert, dem sei das Heft 2/1992 der ›Musiktherapeutischen Umschau‹ wärmstens zur Lektüre empfohlen.

Wir können an dieser Stelle nicht auf alle wichtigen Instrumente der Musiktherapie eingehen. Als Kontrast zum Klavier und seinem relativ abstrakten, vordergründigen Klang seien hier zunächst noch die Gongs oder Tamtams erwähnt. Sie werden seit einigen Jahren verstärkt in Therapie und Selbsterfahrung angeboten, da sie meditative mit körperlichen und Trance-Aspekten vereinen. Dem Hörer ist es leicht möglich, auf Gong-Klänge mit einem tiefen Entspannungszustand zu reagieren, innerlich zur Ruhe zu kommen, mit dem Denken aufzuhören, sich getragen und aufgehoben zu fühlen. Auch körperlich haben Gongs besonders starke Auswirkungen: Man fühlt ein feines Vibrieren in verschiedenen Körperzonen, die Haut ist zum Teil »wie elektrisiert«. Man hat das Gefühl, als ob die Klänge in den Körper eindrängen beziehungsweise bestimmte Körperregionen berührten, etwa den Kopf oder die Magenregion. Man kann zudem Empfindungen im organismischen, muskulären und skelettalen Bereich unterscheiden. Auch unter Trance-Gesichtspunkten können Gongs behilflich sein, zum eigenen Unbewußten zu finden. Dabei treten Trance-Zustände verschiedener Intensität und Tiefe auf, in denen Bilder und Gefühle, Traumerfahrungen, Kindheitserinnerungen etc. erlebt werden.

Ein anderes Instrument, das sicherlich nicht zum allgemeinen musiktherapeutischen Standard gehört, aber in den vergangenen Jahren durchaus immer wieder von Musiktherapeuten erprobt worden ist, ist die Leier. Hier muß zunächst zwischen der historischen Leier in der Zeit von ca. 2800 v. Chr. bis zum 15. Jahrhundert und einer Neuschöpfung durch den Musiker Edmund Pracht (1898–1974) und den Bildhauer Lothar Gärtner (1902–1979) unterschieden werden. Beide wurden dazu durch die Begegnung mit dem Anthroposophen Rudolf Steiner (1861–1925) angeregt. Als Leier (Jochlaute) bezeichnet man Instrumente, aus deren Resonanzboden zwei parallele oder divergierende Seitenstäbe (das Joch) emporsteigen. Am Ende sind sie durch ein Querholz verbunden, an dem sich die Stimmknebel für die Saiten befinden. Ihre Zahl schwankte ursprünglich zwischen drei und fünfzehn, manchmal auch 20. Vorherrschend waren vier bis sieben Saiten. Zahlreiche bildliche, plastische und schriftliche Quellen bei Homer, Platon, Aristoteles und anderen zeigen die umfassenden Aufgaben der Leier in der griechischen Hochkultur, die oft auf den Mythos des Apollon, den Gott der Harmonie, d. h. der Reinheit, Klarheit, Gesetzmäßigkeit, zurückgingen. Wie schrieb etwa Platon: »Die Musik dient nicht zu unverständiger Ergötzung, sondern dazu, die ungeordneten Bahnen unserer Seele in Ordnung und in Einklang mit sich selbst zu bringen!«

Die neue Leier erinnert zwar noch an die historische Leier, da die Saiten über einen Resonanzkörper laufen, wirkt aber wie eine Harfe, da sich die Saiten je nach Stimmung verkürzen. Das Instrument wurde bewußt entwickelt, um dem Individuum wieder seine »Ur-Harmonie« zurückgeben zu können. Dabei wollte Edmund Pracht ein »Klavier« entwickeln, bei dem alles Unnötige, alles Distanzschaffende (s. o.) beiseite gelassen werden sollte. 1926, übrigens etwa zeitgleich mit der Entwicklung des »Orffschen Instrumentariums« durch Carl Orff, entstanden die ersten Baupläne.

Für die runde Form ist der ein- und ausatmende Organismus Vorbild. Sie stellt das harmonische Wechselspiel zwischen innen (Resonanzraum) und außen (Luftraum) dar, das durch die Saiten zum Klingen gebracht wird. Heute gibt es die Leier in allen Stimmlagen, von der Diskant- bis zur Tenor-Leier. Eine der wichtigsten Erfahrungen mit diesem Instrument ist die Stille, die eintritt, wenn sie erklingt – eine entspannte, aktive Stille des Zuhörens. Dieses Phänomen entsteht durch ihre warme und helle Resonanz. Der präsente Anfangston besitzt einen langanhaltenden und intensiven Nachklang und erzeugt so Klangraum und Fülle. Selbst sehr leise Töne sind auch in großen Räumen noch überall zu hören. Damit wirkt der Ton der Leier in erster Linie psychisch und physiologisch entspannend, spannungslösend und fördert die Hörbereitschaft und innere Konzentration, was beides durch den Nachklang verstärkt wird. Dies gilt nicht nur beim bloßen Zuhören, sondern auch beim Spielen; die Möglichkeiten, das eigene Spiel zu entdecken, sind außerordentlich groß. Es entsteht genügend Raum für tiefergehende Erlebnisse, die eine Befreiung von seelischen Problemen bewirken können oder auch persönlich bedeutsame, auch unangenehme Erinnerungen wieder hervorholen können. Daher gehen manche Musiktherapeuten davon aus, daß die Leier zum Beispiel in labilen Phasen von endogenen Psychosen und Manien kontraindiziert sein kann. Auch von schwer depressiven Patienten wird berichtet, daß sie bisweilen der helle Klang der Leier nicht anspricht. Daraus folgt ein sehr differenzierter Umgang mit dem Instrument in der Therapie, je nach Patientengruppe und Behandlungssituation. Die Leier ist tendenziell ein Instrument der größeren Intervalle und der langsamen und mittleren Tempi. Außerdem bietet sie die Möglichkeit, unabhängig von der temperierten Stimmung, andere Skalen und Tonsysteme zu benutzen. In heilpädagogischen Einrichtungen werden mit der Leier häufig Schlaf- und Aufwachmusiken zur Unterstützung von Tages- und Nachtrhythmen gespielt. Zudem wird sie bisweilen in der Sterbebegleitung benutzt, aber auch in der Heileurhythmie und in der Krankengymnastik. Überhaupt ist die Leier heute in allen anthroposophisch orientierten Therapieeinrichtungen etabliert. Weitere Informationen enthält der Aufsatz ›Die Leier – ein neues Instrument mit Vergangenheit‹ von Karl-Friedrich Emmerich in der ›Musiktherapeutischen Umschau‹ Heft 1/1990.

Rhythmus und Melodie in der Musiktherapie

Klang und Harmonie, Melodie und Rhythmus – das sind wohl die herausragenden Parameter der Musik; auch die Dynamik und die musikalische Form gehören dazu. Selbstverständlich ist eine musiktherapeutische Arbeit nicht darzustellen, ohne daß man auf die wichtigsten musikalischen Merkmale näher eingeht. Dies soll nun am Beispiel des rhythmischen Geschehens erfolgen – nicht in erster Linie aus musikwissenschaftlicher, sondern aus musiktherapeutischer Sicht. Zugrunde liegen die Erfahrungen unter anderem von Fritz Hegi, Gestalt- und Musiktherapeut und Jazzmusiker, aber auch von vielen anderen Musiktherapeuten.

Was ist der Rhythmus? – Jedes Geräusch ist das Produkt von in Schwingungen versetzter Luft. Die Wiederholung eines Schwingungsimpulses im Zeitablauf ergibt einen Rhythmus. Dabei ist zu unterscheiden zwischen Wiederholungen, Perioden, Wechsel, Pausen, Verdichtungen und Überlagerungen. Zwischen einem musikalischen Rhythmus und der Natur beziehungsweise dem Menschen bestehen bestimmte Beziehungen: Alles, was lebt, bewegt sich und bildet bestimmte Rhythmen. Extreme Beispiele sind etwa das Zirpen einer Grille und die Eiszeiten. Der einfachste Rhythmus ist der Zweiertakt. Er ist etwa mit dem Gehen und mit dem Herzschlag verbunden. Das zweite

Grundmuster ist der Dreiertakt, dem der Atemrhythmus entspricht. Es gibt keine anderen Rhythmen als »Zweier« und »Dreier«, alle weiteren Rhythmen sind Kombinationen davon.

Die für den Menschen am unmittelbarsten zu spürenden Rhythmen sind der Puls und der Atem. Doch auch Wachsein und Schlafen, Spannung und Entspannung, Gehen und Laufen, Leben und Arbeit, alle unsere Tätigkeiten unterliegen einem zumeist sehr individuellen Rhythmus. Auch unsere persönlichsten Bedürfnisse sind durch besondere Rhythmen geprägt, zum Beispiel Nähe und Distanz, Auseinandersetzung/Kontakt und Rückzug, Nehmen und Geben, Kreativität und Konsum, Information und Ausdruck, Essen und Ausscheidung. Musiktherapeuten sagen: Ein Bewußtsein über persönliche Rhythmen gibt Selbstbewußtsein und charakterisiert zugleich die Persönlichkeit. Zudem hat jeder gespielte oder gelebte Rhythmus seinen persönlichen Charakter, so wie jede Person ihren typischen Rhythmus besitzt.

Der Zusammenhang von Person und Rhythmus zeigt sich unter anderem, wenn wir von einer »taktlosen« Person oder Handlung reden. Damit sind zumeist störende, unverständliche Verhaltensweisen, mangelndes Gleichgewicht etc. gemeint. Natürliche Rhythmen, unter anderem Tages- und Jahresrhythmen, prägen sogar unsere biologischen Rhythmen, wie etwa die Verdauung. Die polaren Erdbewohner zum Beispiel haben keinen täglichen Stuhlgang. Auch zwischen Ost und West scheinen Rhythmusunterschiede zu bestehen: Dort sind die Rhythmen eher langsam, hier schneller, kurzatmiger. Die Ur-Rhythmen aber dürften überall aus Arbeitsabläufen, Fortbewegungsarten und Tanz, also in Verbindung mit Atem und Körper, entstanden sein: hämmern, rudern, weben, schmieden etc. Besonders wichtig ist dabei die Tatsache, daß rhythmisches Erleben oder Tun Kraft und Ausdauer gibt und nicht etwa Energie verbraucht. Das Vorbild ist hier die Atembewegung: Sie wird niemals müde und spendet unbegrenzt, so scheint es, Energie. Diese Erfahrung allerdings geht heutzutage immer mehr verloren. Moderne Maschinen nehmen uns immer mehr sich wiederholende, rhythmische Tätigkeiten ab, und immer mehr Menschen verlieren daher, so Fritz Hegi, ein Verhältnis zu den (Arbeits-)Rhythmen, die von Körper und Atem geprägt sind. Auch Spannung und Entspannung werden immer schwieriger: Yoga, autogenes Training, Jogging und ähnliches sind moderne Mittel, die beides ersetzen sollen, aber häufig nicht können. Denn es wird deutlich, daß menschliches Denken und Sich-Bewegen, Anspannen und Lokkern eine rhythmische Einheit bilden. Moderne Zivilisationskrankheiten, so Fritz Hegi, zeigen sehr häufig Störungen oder Einseitigkeiten im rhythmischen Lebensablauf: Fettleibigkeit, Herzkrankheiten, Atemflachheit, Schlafstörungen, Sucht, Depression, Verspannung, Verkrampfung. Wie soll jemand etwa mit einem steifen Nacken, einem verspannten Rücken und hochgezogenen Schultern noch rhythmisch gehen können?

Der Rhythmus bezeichnet die Gesamtheit des rhythmischen Ablaufs in der Musik. Das Metrum ist das Ordnungsschema beziehungsweise der Grundpuls, der Takt ist die sich wiederholende Struktur, zum Beispiel der Dreivierteltakt. Jazz, Pop, Soul, Reggae, Salsa, Punk, Tango – moderne, populäre Musik bedient sich einer Vielzahl rhythmischer Elemente aus unterschiedlichen Kulturen. Der Jazz betont seit dem Swing den Gegen- oder »Off«-Schlag, ein Ausdruck der Freiheitslust in den Ghettos der schwarzen Bevölkerung Amerikas – wie ein Vogel, der sich in den Himmel erhebt! Beat, Rock'n Roll und Pop-Musik hingegen betonen den ersten Schlag, oft auch alle, und wirken daher erdverbunden als Rhythmen mit einfacher, klarer und fester Grundlage. Sie sind gleichsam ein Angebot – so Fritz Hegi – an kopforientierte Menschen, die Bodenkontakt vermissen. Generell gibt es sozusagen reine rhythmische Wurzeln, wie Blues, Marsch, Volksmusik und Kombinationen davon, wie zum Beispiel Reggae, Salsa, Disco-Sound etc. Maschinengesteuerte Rhythmen besitzen eine quasi »perfekte« Zeiteinteilung, entbehren dabei aber jeglicher lebendiger, energetischer Substanz und wecken keinerlei rhythmische Empfindung.

Warum ist jedoch gerade der Rhythmus so besonders wichtig für die Musiktherapie? – Ein grundlegender Gedanke ist der: Das Leben ist ein Ereignis zwischen den Polen Geburt und Tod – der Rhythmus aber ist ein Abbild des Lebens, das selbst nur in rhythmischen Formen existiert. Die Pole »Tod« und »Leben« sind quasi zwischen den ausgeführten Schlägen. Gerade die Spannungsbeziehung zwischen den Trommelschlägen ist das lebendige Wirkungsfeld des Rhythmus. Oder anders: Töne und Schläge sind durch ihre Pausen bedeutsam! Fritz Hegi sagt es so: »Das Gegenüberstehen von etwas Lebendigem mit etwas Totem, von Bewegung und starrer Umgebung, von Ton und Stille ergibt erst das Ganze«. Dieses Gefühl vom Ganzen aber ist im rhythmischen Erleben gegenwärtig, zum Beispiel wenn das Gefühl entsteht, daß die erlebte Zeit beim rhythmischen Spiel anwächst – daß Streß und Hektik von uns abfallen. Streß, aber auch Konkurrenz, Kampf, können rhythmisch als »tot« angesehen werden; Austausch, Kommunikation, Überblick und Ruhe gingen verloren. Könnte es sein, daß das häufige Schnellerwerden im rhythmischen Gruppenspiel daran liegt, daß jeder den anderen übertreffen will, daß wir kämpfen, konkurrieren, statt wirklich miteinander zu musizieren?

Erfahrungen vieler Musiktherapeuten machen deutlich: Das Spiel mit Rhythmen kann ein gutes Mittel sein, um das aktuelle Lebensgefühl zu entdecken, bewußt zu machen und darzustellen. Denn Rhythmen versinnbildlichen den Boden, die Grundlage, den Hintergrund und die Energie unserer Empfindungen, Äußerungen, Beziehungen – im musikalischen Spiel wie in der zwischenmenschlichen Beziehung. Gerade unser rhythmisches Spiel kann folgende Fragen beantworten: Wie beweglich, geistig und körperlich, und wie kräftig sind wir? – Kennen wir die Umgebung, überschauen wir sie? Welche Zeit- und Tempoauffassung besitzen wir? Wo sind wir zuverlässig, regelmäßig? Wie groß ist unsere Lebensfreude?

Trommeln, besonders mit Händen auf einem Trommelfell, ist wie ein Kontakt von Haut zu Haut. Dabei ist sinnlich-konkrete Selbsterfahrung möglich, wenn nicht der Kopf mit seinen Erwartungen und Ansprüchen den Rhythmus steuert und beherrscht, sondern der Rhythmus einfach »geschieht« – die Hände werden selbständig, erzählen eine Geschichte. Nicht »ich sollte«, »ich muß«, sondern einfach »ich will«, »ich tue« sind die Maximen eines ungehemmten Spiels. Über- und Unterforderungen, Behinderungen, Wut, Schmerz, Trauer, Freude, Lust, Enge oder Ausgelassenheit sind mögliche musikalische Mitteilungen, Botschaften, die im therapeutischen Zusammenhang weiterhelfen können. Gerade das freie, improvisierte Spiel kann jene Rhythmen hervorbringen, die dem individuellen Ausdruck und Tempo des Patienten entsprechen. Ein Beispiel: Wer zu große Schritte macht, fällt aus dem Rhythmus, wird müde, stürzt. Damit kann der Patient die Bedeutung von zwei wichtigen Regeln für alle Prozesse des Übens, Lernens und Wachsens kennenlernen: 1. Spiel nur so schnell, wie du jetzt kannst, so, daß Grundpuls beziehungsweise die Wiederholungen der Schläge regelmäßig werden! 2. Spiel nur so komplex, wie du beim jetzigen Tempo kannst – der Ablauf muß überschaubar und eine Wiederholung möglich sein. Gerade die Überschaubarkeit des musikalischen Tuns und die Klarheit der Aktionen sind fundamentale Ziele, die natürlich in der Behandlung auch eine symbolische Bedeutung für andere Lebensbereiche gewinnen können.

Man kann generell sagen: Der Verzicht auf zu hohe Ansprüche und der Wille zum Wachsen – diese beiden Pole bedingen eine dynamische Spannung in den Rhythmen, wie ein Motor. Damit ist auch deutlich, daß nicht das Tempo der gespielten Rhythmen, sondern der Wechsel zwischen langsam und schnell, einfach und komplex eine rhythmische Intensität hervorbringt. Von allen musikalischen Parametern wird besonders der Rhythmus durch den Wechsel und die Wiederholung gebildet; letztere stehen zum Beispiel in der Musik der Renaissance, aber auch in der Minimal-Music stark im Vordergrund. Da wir heute in einer Gesellschaft leben, in der Wiederholungen weniger Bedeutung haben als Neuheiten, erleben wir sie oft als langweilig und wertlos. Ja, das Bewußtsein für regelmäßige Rhythmen überhaupt scheint verloren, sogar für die natürliche Abfolge von Frühling, Sommer, Herbst und Winter.

Wenn ein Rhythmus keine Pausen enthält, stirbt er vorzeitig. Die symbolische Bedeutung für unsere Gesundheit liegt auf der Hand: Wenn zum Beispiel unser Herz keine ausreichende Ruhe bekommt, erfolgt der Infarkt. Dementsprechend ist ein Rhythmus ohne genügend Atem kein Rhythmus, sondern eine Hetze.

Der kulturelle Verlust von Wiederholungsriten, so sagt Fritz Hegi, führt zu einem Verlust von Rhythmusgefühl überhaupt – sich selbst und anderen Menschen gegenüber, der Natur, dem Wald, der Musik gegenüber. Darum ist in der Musiktherapie die Entdeckung der eigenen Rhythmen des Patienten von grundlegender Bedeutung für seine Genesung. So werden Realitätsgefühl und Selbstwahrnehmung entwickelt. Ein Mensch, so die Musiktherapeuten, der »seinen« Rhythmus nicht mehr hat, wirkt unsicher, er über- oder unterfordert sich, geht zu schnell, zu langsam, leidet an Kontaktmangel. Die Unsicherheit muß häufig mit viel Energie und Kraft überspielt werden. Die Übung, einen Rhythmus zu halten, kann hier wichtige rhythmische Grunderfahrungen ermöglichen: Man kann sich in eine rhythmische Figur hineinspielen, Wiederholungen als lustvoll und immer wieder anders und neu empfinden; dabei tritt auch die Dynamik immer stärker hervor, das Lauter- und Leiserwerden. Hier entstehen zudem Wege in die Meditation und Exstase, ein als raum- und zeitlos beschriebener Zustand. Ist jedoch das Tempo zu hoch, werden zu viele Schläge gespielt, wird nur die Oberfläche des Rhythmus erreicht, so kommt man »nicht hinein«, »nicht drauf« – ein Problem für die meisten Menschen in der westlichen Welt! Zum Vergleich: Afrikanische Ritualfeste etwa bestehen aus stundenlang penetrant wiederholten Rhythmen, die sich bis zur Hypnose oder Exstase steigern: Im ersten Fall ist die geistige Selbstkontrolle, im zweiten die körperliche Kontrolle aufgehoben. Schamanen, Heiler, Medizinmänner zahlloser traditioneller Kulturen auf der ganzen Welt nutzten und nutzen diese Wirkung der Wiederholung, die ebenfalls in die Idee des »Mantra« oder »Koan« in Buddhismus und Zen eingegangen ist.

Der Genuß an einer rhythmischen Wiederholung entsteht, wenn die Bewegung, so scheint es, anfängt zu »denken«. Der ganze Körper, und nicht nur der Kopf und die Hände, spielt, zeigt seine Emotionen beim Spiel. Der Körper »weiß«, wieviel Spielraum da ist. Rhythmen spielen heißt also vor allem, in der Bewegung der gespielten Figur zu bleiben – mit Händen und Füßen, mit Armbewegungen, Impulsen vom ganzen Körper, mit den Fingerspitzen. Immer dabei sind natürlich auch innere Bewegungen, die durch rhythmische Wiederholungen und Wechsel hervorgerufen und geprägt werden. So können Selbsterfahrung und rhythmische Bewegung gestärkt und das Erlebnis vorbereitet werden, daß beide zu einem ausgewogenen und gesunden Leben dazugehören. In der Praxis der Musiktherapie wurden hier eine Reihe von Übungen und Spielverfahren entwickelt, die diesem Erleben dienen sollen, so etwa Gleichschlags-Übungen, Kontaktübungen, etwa zu Trommel und Fell, Betonungsübungen, Auslassungsübungen, Verdopplungs- oder Halbierungsübungen, Doppel- oder Federschlagübungen sowie besondere rhythmische Konzepte wie »Gamela-Taki« oder – was vor allem der Musiktherapeut Reinhard Flatischler anbietet – »Ta ke ti na«, ein System, das Sprache, Bewegung und Atem benutzt, um zum Rhythmus zu finden. Ausgangspunkt ist dabei der Puls, wobei mit den drei rhythmischen Ausdrucksebenen Hände, Füße und Stimme gearbeitet wird. Den mit Atem, Stimme und Klatschen zu übenden Rhythmusräumen und der Bewegungspulsation in den Zwischenräumen wird die Trommelsprache verschiedener Kulturkreise hinzugefügt. Eine Darstellung dieses Konzepts findet sich in der Zeitschrift ›Musik-, Tanz- und Kunsttherapie‹, Heft 1/1991.

Ich hoffe, es wurde deutlich, welche Zugänge damit die rhythmische Improvisation in der Musiktherapie sowohl für den Patienten als auch für den Therapeuten bereitstellt – Erfahrungen und Selbsterfahrungen, die wohl nur die Musik so intensiv ermöglicht. Dabei ist selbstverständlich der Rhythmus nur einer der verschiedenen musikalischen Zugänge. Der Klang beziehungsweise das Klangempfinden ist eine weitere Möglichkeit, über Gefühle zu reden, sie zu entdecken; ebenfalls das Harmonische beziehungsweise seine Wahrnehmung. Interessante Erfahrungen ermöglicht in der Musiktherapie auch der bewußte Umgang mit dem Melodischen. Darauf wollen wir hier abschließend näher eingehen.

Melodie ist auch eine Erscheinung der Sprache. Wenn wir Wörter und ganze Sätze ihrer Bedeutung gemäß betonen, entsteht eine Sprachmelodie. In frühen, traditionellen Kulturen mag sie eine weitaus größere Bedeutung gehabt haben als in unserer modernen, auf Sachlichkeit und Objektivität – etwa nach dem Vorbild eines Nachrichtensprechers – ausgerichteten Gesellschaft. Wichtig ist dabei auch und gerade für eine rein musikalische Melodie: Das bloße Aneinanderreihen von Tönen, das Auf und Ab einer Tonfolge bringt zwar eine Melodie hervor, wirkt aber seltsam leblos, ohne rechten Mitteilungswert. Erst die Betonung, so Fritz Hegi, das Hervorheben von wichtigen und das Zurücksetzen von unwichtigen Tönen, das Anheben und Absenken der Stimme, die Wiederholung oder das Weglassen, die Entscheidung für eine Bedeutung, die Emotionalisierung eines bestimmten Melodieabschnitts, macht eine Tonreihe melodiös. Wer will, kann dies einmal mit wenigen Tönen ausprobieren. Die Bildung einer Melodie ist kein technischer Vorgang, sondern eine »kompositorische Entscheidung«, und im Kern eine Haltung oder ein Gefühl, die die Töne zu einer lebendigen Melodie gestaltet. Ein einfaches Beispiel: Autoritäre Menschen mögen dazu neigen, jeweils ihre letzten Worte besonders zu betonen, damit ihnen Folge geleistet wird. Unsichere Menschen versuchen dagegen bisweilen, überhaupt eine Betonung zu vermeiden, und wer eine Mitteilung möglichst offenlassen will, wird die Sprache am Ende quasi fragend anheben.

Daraus folgt: Was die Bedeutung in der Sprache ist, ist in der Musik die Melodie. Oder anders: Die Melodie drückt musikalisch eine Meinung aus. Das gilt für den improvisierenden Patienten genauso wie für den – zum Beispiel ein Lied – reproduzierenden Sänger, denn der hat sich schließlich für diese eine Liedmelodie entschieden, die ihm aufgrund ihres Verlaufs, ihrer Intervalle, also Tonsprünge, besonders gefällt. Die Meinung des Liedes ist damit im Augenblick auch ein Stück weit seine eigene Meinung. Musiktherapeuten sagen: Wenn ein Patient bei einer Improvisation, etwa auf dem Klavier, eine Melodie spielt und zu einer festen, wiederholten Figur bestimmt, steht dahinter seine Meinung, d. h. die impulsive Entscheidung für Betonungen in der Tonfolge und die Auswahl bestimmter Intervalle besitzen auch eine innere, psychische Bedeutung. Die Tonhöhen, die Dynamik der Tonstärke zwischen Dominanz und Schwäche, die

Tondauer, Wiederholungen und Pausen, die Färbung von hellen und dunklen Melodien – immer verbergen sich dahinter bestimmte Entscheidungen beziehungsweise Aussagen. Die Melodie, so formuliert Fritz Hegi, zeigt »Be-we-gung« an, innere Bewegung. Melodien werden so zu Erzählungen, die Haltungen, Traditionen, Weisheiten, Phantasien, Leidenschaften, Glauben ausdrücken. Einzelne Melodien sind quasi mit Ereignissen verbunden, die durch den bildhaften Charakter und den emotionalen Gehalt, den Klang und den Rhythmus der Melodie oft besser vermittelt werden als bloße Worte. Man kann sogar sagen, daß die Melodieführung und Leitmotive, zum Beispiel in einem »Ohrwurm« beziehungsweise Schlager, mit einem bestimmten Gefühls- oder Gemütszustand gleichgesetzt werden können. Ein Beispiel: Ein Lied, dessen Melodie vorrangig aufwärts verläuft – obwohl sie natürlich irgendwann wieder abwärts führen muß –, drückt in erster Linie Fröhlichkeit, Lustigkeit, Spielfreude, Witz, Kraft aus. Bestimmte Intervalle haben hier eine besondere Bedeutung, etwa die große Terz, ein Intervall von zwei Ganztonschritten – dies drückt besonders Lebendigkeit, Freude aus. Auch der Quartsprung – zweieinhalb Ganztonschritte – ist hier zu nennen. Überhaupt alle größeren Intervalle. Demgegenüber vermitteln absteigende Melodien eher das Gefühl von Trauer, Schmerz etc. Viele Schlaflieder etwa ahmen melodisch das Untergehen der Sonne nach; dementsprechend finden wir häufig kleine absteigende Intervalle, etwa Sekundschritte.

Fritz Hegi berichtet in seinem interessanten und praxisnahen Buch »Improvisation und Musiktherapie – Möglichkeiten und Wirkungen von freier Musik« von einem Schlaflied aus der Ostschweiz, in dem die Aufforderung zum Schlaf durch eine Abwärtsbewegung dargestellt ist; die Gegenbewegung vertont die schützende Gegenwart der Mutter, und eine »sich schüttelnde« Veränderung bei einer Wiederholung könnte die herunterfallenden Träume symbolisieren, wonach durch die Wiederholung des Anfangsteils wieder Ruhe eintritt. Melodien, die weder eindeutig auf- noch abwärts gerichtet sind, besitzen einen emotional zurückgenommenen, erzählenden Charakter. Wir finden sie etwa in Liturgien, in östlichen, zum Beispiel tibetanischen Gebetsgesängen, in Ritualmusiken oder Gebetsrufen der Moslems. Dabei umspielt die Melodie zumeist in kleinen Ganz- und Halbtonschritten ein tonales Zentrum, das eine entsprechend große Bedeutung in der Melodie beansprucht.

Grundsätzlich, quasi kommunikationstheoretisch gesprochen, ist dabei immer zwischen dem »was« und dem »wie« einer Mitteilung zu unterscheiden. In der Musiktherapie ist das »wie«, also zum Beispiel die melodische Gestaltung einer inneren Meinung oder Haltung, sehr wichtig, weil sie zum »was«, dem inneren Konflikt oder Problem, hinführen kann. Damit besitzt die Musiktherapie eine hervorragende Möglichkeit, Ansichten, Meinungen etc., die dem Patienten selbst nicht bewußt beziehungsweise gegenwärtig sind, zu hören und in das reale Bewußtsein zu holen. Musiktherapeuten benutzen dabei sowohl ihre Erfahrungen als auch bekannte theoretische Erkenntnisse über die Melodiebildung generell: Bestimmend ist seit jeher der menschliche Atem, der entsprechende Abschnitte, ihre Muster und Strukturen, gestaltet. Dabei sind in der Therapie die Kontraste bei der Melodiegestaltung, also etwa Auf- oder Abwärtsbewegungen, weiter oder enger Verlauf, laut und leise, schnell oder langsam, lange oder kurze Töne, sehr bedeutsam. Aber auch die Überraschungen: Wiederholungen, Tonraumwechsel oder Taktwechsel sind Umkehrungen von Melodienteilen. Damit liegt also die Bedeutung einer Melodie sowohl in ihrer Gesamtwirkung als auch in der Beschaffenheit ihrer einzelnen Teile. Wiederholungen zum Beispiel stellen besondere Appelle an den Zuhörer dar, aber auch eine Form der Bewußtheit, des Rituals, sie verweisen auf ein Bedürfnis nach Strukturierung; Taktwechsel verdeutlichen dagegen einen Stimmungsumschwung etc. Eine enge Melodieführung im Wechsel mit einer weiten Melodiegestaltung kann den Widerspruch von Konzentration und Zerstreuung, außen und innen, Vorsicht und Risiko etc. symbolisieren.

Hier ist nicht der Platz, ausführlich auf die melodischen Belange der Musiktherapie einzugehen. Klar ist jedenfalls, daß gerade die Melodiefindung, das Fällen der inneren Entscheidung für einen bestimmten Melodieverlauf, in der Therapie eine besondere Relevanz besitzt. Man kann fragen: Was könnte meine Melodie bedeuten? Was kommt da aus mir heraus? Wieso ist gerade diese Melodie im Augenblick »meine« Melodie? Wo ist das Verwandte in meinem Inneren? Welche Teile dieser intuitiven, d. h. ohne Reflexion entwickelten Melodie sind die für mich besonders wichtigen? Eine Melodie gefunden zu haben, die hier und jetzt stimmig ist, mit mir übereinstimmt, macht ruhig und sicher, d. h. man hat eine Melodie und ist selbst auch eine – im bildhaften Sinn! Dabei ist gerade die Wiederholung von etwas als wertvoll Betrachtetem eine zentrale Eigenschaft des Melodischen – die Erkenntnis des Wertes einer Tonfolge zugleich Ausdruck unseres Willens, dieses Wertvolle zu bewahren und zu schützen.

Musikhören zwischen Selbsterfahrung und Therapie –
Ute Wagener

Töne hören, singen und auf Instrumenten spielen – das sind die Grunderfahrungen in der Musiktherapie. Daß beim Spielen und Singen auch das Hören immer wieder eine zentrale Rolle spielt, liegt auf der Hand und wurde bereits erwähnt. Darüber hinaus aber hat auch das intensive Hören längerer und komplexerer Musikstücke in vorrangig »rezeptiver« Form nach wie vor in der musiktherapeutischen Praxis eine große Bedeutung. So traf ich etwa einen Arzt des Inneren, der seinen streßgeplagten Patienten jeweils eine halbe Stunde Barockmusik auf der Couch verordnete – mit sehr gutem Erfolg, wie er selber sagte.

Der rezeptive Einsatz von komplexer Kunstmusik des Barock, der Klassik und Romantik, des 19. und 20. Jahrhunderts ist immer wieder auch in vielen anderen Praxisfeldern der Musiktherapie anzutreffen. Schließlich ist bei manchen Patienten die Bereitschaft, selbst auf Instrumenten zu spielen, kaum oder nur sporadisch vorhanden. Hier bietet das Musikhören eine besondere Chance, die Gefühle, Emotionen, auch die Konflikte und Probleme des Patienten anzusprechen. Ich möchte im folgenden über die musikpädagogisch und zugleich musiktherapeutisch motivierte Arbeit einer jungen Frau aus Much im Bergischen Land bei Köln berichten, deren Seminare – in denen vorrangig Musik gehört und besprochen wird – sich seit Jahren einer wachsenden Beliebtheit im gesamten Bundesgebiet erfreuen. Ihr Name ist Ute Wagener. Ich selbst wurde auf sie aufmerksam gemacht von einer Freundin, die gerade an einem solchen Seminar teilgenommen und die Musik völlig neu erfahren hatte: »Das ist eine Welt, die ich bislang nicht kannte!«, sagte sie. Diese Welt der Musik bekannt zu machen, ist ein ganz wesentliches Anliegen Ute Wageners, die ihre Kurse als »Musikmeditationen« anbietet, in denen sie versucht, einen »neuen Zugang zum Verständnis von Musik und Mensch« zu vermitteln. Dabei, so schreibt sie selbst, soll Musik als nichtsprachliche Kommunikation auf verschiedenen Wegen, etwa durch Hören oder durch Gebärdensprache, kennengelernt und erlebt werden. Ihr Medium ist die klassische Musik, deren musikalische Themen und Zusammenhänge offengelegt werden. Dabei kann der Hörer entdecken, daß es sich bei diesen Themen um seine eigenen Fragen und Probleme handelt, die in musikalischer Sprache ausgedrückt werden.

Praktisch bedeutet dies, daß der Inhalt der Musik zunächst im Mittelpunkt der Betrachtung steht, zugleich aber auch die Reaktionen des Hörers beim bewußten, wiederholten Hören, beim Erkennen und Mitverfolgen musikalischer Formen und Elemente von Interesse sind. Hinzu kommt die Umsetzung der musikalischen Formen in einfache körperliche Gebärden, die Ute Wagener nach ausführlichen Analysen der jeweiligen Musikstücke ihren Seminarteilnehmern anbietet. Sie sollen die körperlich-kreative Auseinandersetzung mit der Musik und ihren Wirkungen unterstützen und intensivieren. Diese Auseinandersetzung mit dem Musikhören wird außerhalb bestimmter klinisch-therapeutischer Zusammenhänge angeboten und öffnet sich damit für ein breites Publikum; für jeden, der – so Ute Wagener – Musik liebt und die Bereitschaft zur Begegnung mit sich selbst und anderen besitzt. Sie, liebe Leserinnen und Leser, sind daher aufgerufen, den folgenden Bericht über die Musikpädagogin und Musiktherapeutin Ute Wagener auch unter dem Aspekt einer möglichen Selbsterfahrung zu verfolgen.

Als Mitarbeiterin einer medizinischen Praxis gewann sie die Überzeugung, daß eine vollständige Gesundung und Heilung erst möglich ist, wenn der Patient die Verantwortung im geistigen und seelischen Sinn für seine Gesundheit übernimmt, wenn er seine innere Haltung zu sich, seinem Körper, seiner Gesundheit und Krankheit verändert. Heilung, so sagt sie, ist Wachstum – seelisches, geistiges und körperliches Wachstum. Doch immer wieder lernte sie Patienten kennen, die nicht bereit waren, nach innen zu schauen. Sie liefen von einem Arzt zum nächsten, Wochen und Monate, ließen sich immer wieder Bestrahlungen und Tabletten verschreiben. Auf die Frage des Arztes: »Was fehlt Ihnen?« konnten sie nur oberflächlich antworten. Ihre wirklichen Probleme kamen nicht zur Sprache, etwa: »Ich bin so einsam, mir fehlt Wärme, Liebe, Kontakt, Verständnis, Anerkennung.«

Nach dieser Erfahrung mit der praktischen Medizin entschloß sich Ute Wagener, eine Massageausbildung zu absolvieren. Hier arbeitete sie unter anderem auch in einer Klinik für Naturheilverfahren und Atemkunde. Die Patienten hier, so Ute Wagener, waren in der Regel eher bereit, selbst mitzuhelfen, zum Beispiel im Bereich der Atem- und Körpertherapie – Zusatzqualifikationen, die sich Ute Wagener aneignete. Vor allem der Umgang mit Asthmapatienten bestätigte sie in ihrer grunsätzlichen Auffassung von einem unmittelbaren Zusammenhang seelischer und körperlicher Phänomene. Diese Patienten, so sagt sie, haben oft das Gefühl, sie bekommen nicht genügend Luft. Tatsächlich aber können sie nicht genügend loslassen, d. h. sie atmen zu wenig aus. Psychisch sind sie ständig mit dem Problem des »Haben-Wollens« beschäftigt, haben Angst vor dem Loslassen, und darum halten sie ihren Atem an. Warum haben sie diese Angst?

Jeder, der Angst hat, hält automatisch den Atem an. Wenn dies jedoch mit Schockerlebnissen oder tiefen traumatischen Erlebnissen verbunden ist, kann sich diese Angst im Körper festsetzen. Ziel der Atemtherapie ist es daher, den Atem bei den betroffenen Patienten »zu lösen«, zum Beispiel durch körperliche Berührung. Ute Wagener beobachtete, daß sie als Therapeutin die besondere psychische Qualität einzelner Körperregionen bei Berührung wahrnehmen konnte. Einige Patienten konnten etwa keine Berührungen auf der Brust ertragen, daher begann die Therapeutin zunächst mit einer Rückenmassage. Hier fiel ihr zum Beispiel die Kälte in der Nierengegend auf – das Leben hatte sich, so Ute Wagener, aus irgendeinem Grund nach innen zurückgezogen. Wenn sie hier ihre Hände ruhen ließ, spürte sie, daß auch psychisch etwas in den Patienten in Bewegung kam: Sie begannen zum Beispiel plötzlich zu weinen, die Wärme der Hände erinnerte sie vielleicht an das, wonach sie sich schon lange sehnten. Das waren wichtige, praktische Erfahrungen im Umgang mit Patienten und ihrer Behandlung, die Ute Wagener in ihrer grundsätzlichen Auffassung von Gesundheit und Krankheit beziehungsweise Heilung bestärkten und nicht zuletzt auch zu einer therapeutisch motivierten Arbeit mit Musik führten – in einem langen, wechselhaften Prozeß immer neuer Erfahrungen mit der Musik, mit der Heilbehandlung und natürlich mit sich selbst. Ich habe mich mit Ute Wagener ausführlich über ihre Arbeit unterhalten. Lesen Sie also die folgenden Ausschnitte aus den Gesprächen.

Interview mit Ute Wagener

Ihre Erfahrungen als Arzthelferin, Masseurin, Atem-, Körper- und Musiktherapeutin formten Ihre grundsätzliche Auffassung von Gesundheit und Krankheit. Wie sieht diese heute aus?

Gesundheit ist für mich ein Gleichgewicht, das jeden Moment neu geschaffen werden muß. Wir Menschen müssen zur Erhaltung unserer Gesundheit dieses Gleichgewicht beachten, die Verantwortung dafür übernehmen. So wie eine Pflanze nach einem inneren, harmonischen Entwicklungsplan wächst, unterliegen auch wir Menschen körperlich und geistig den Gesetzen der Natur, und unsere Aufgabe ist es, die Natur in ihrem Wirken zu unterstützen – anstatt sie zu behindern, zu stören oder gar zu zerstören. Positiv ausgedrückt bedeutet das, daß wir ein Gespür dafür entwickeln müssen – jeder Mensch für sich –, was unser Gleichgewicht, unsere Harmonie fördert. Das heißt im Grunde nichts anderes, als zu schlafen, wenn ich müde bin, zu essen, wenn ich hungrig bin. Rauchen dagegen schadet zum Beispiel unserer Gesundheit; das spürt ein gesunder Nichtraucher, wenn er das erste Mal an einer Zigarette zieht. Raucher merken das oft nicht mehr, ebenso wie diejenigen, die häufig Alkohol oder Kaffee trinken. Sie verspüren deren Wirkungen weniger stark als andere, die nicht daran gewöhnt sind. Dies sind nur Beispiele für Verhaltensweisen, die möglicherweise unser gesundes Gleichgewicht bedrohen können. Musik und das bewußte Hören von Musik dagegen sind ein Medium, das unser Bewußtsein für das, was wir eigentlich benötigen, erheblich erweitern und vertiefen kann.

Welche persönlichen und beruflichen Erfahrungen veranlaßten Sie zu Ihrer Arbeit mit der Musik?

Es waren zunächst sehr wechselhafte Erfahrungen. Schon als Kind fühlte ich mich sehr zur Musik hingezogen. Ich erhielt Klavierunterricht. Ich glaube aber heute, daß ich einen schlechten Unterricht bekam, in dem das technische Können zu sehr im Mittelpunkt stand und die seelische Beziehung zur Musik zu kurz kam. Aus heutiger Sicht waren meine Lehrer nicht in der Lage, über das Technische hinaus die Musik in mir lebendig werden zu lassen, mich selbst hören und fühlen zu lassen. Hinzu kam ein übermäßiger Leistungsdruck, ein Übenmüssen – etwas Aufgesetztes, das jede kreative Lust tötete. Diese Erfahrung veranlaßte mich übrigens auch zu der Entscheidung, nicht Musik zu studieren, da ich fürchtete, daß mir dann endgültig alle Freude daran verlorengehen würde. Viele meiner heutigen Seminarteilnehmerinnen und Seminarteilnehmer haben übrigens ähnliche Erfahrungen gemacht; ihre aktive Musikausbildung brach etwa mit 17, 18 oder schon früher ab, hörte einfach auf.

Wie gelang es Ihnen, Ihr Gefühl für die Musik neu zu beleben?

Mit siebzehn habe ich das Klavier in die Ecke gestellt und zehn Jahre lang nicht angerührt. Trotzdem wußte ich: In der Musik ist mehr drin als das, was ich bislang kannte! Ich nahm dann wieder zwei Jahre Klavierunterricht und brach erneut ab. Schließlich lernte ich einen Musikprofessor kennen, der mich tief berührte – in seiner Art zu unterrichten, zu spielen. Bei einer Schülerin von ihm habe ich dann Unterricht genommen. Ich glaube, das Neue war, daß die Arbeit am Klavier gleichzeitig zu einer Arbeit an mir selber wurde. Ich erkannte und erfuhr die unmittelbare Wechselbeziehung zwischen musikalisch-technischem Können und seelisch-geistiger Bewußtheit, zwischen musikalischem Erleben und der Fähigkeit zur Interpretation einerseits und dem seelisch-geistigen Reifungs- und Erkenntnisprozeß andererseits. Vereinfacht ausgedrückt: Du kannst nur das hören und spielen, was du selber erkennst und verkörperst! In der Folgezeit hatte ich ein für mich sehr wichtiges Erlebnis während eines Seminars, an dem ich selbst teilnahm. Hier wurde ein Klavierkonzert von Mozart gehört und besprochen. An einem bestimmten Punkt der Auseinandersetzung habe ich gemerkt, daß da beim Hören dieser Musik »ein Tor aufging«, daß ich die große Kraft dieser Musik, ihre Helligkeit und ihr Licht in mir spüren konnte. Es war auch ein Moment des Glücks, der besonders intensiven Wahrnehmung – so ein Augenblick, der unsere Augen leuchten läßt. Diese Erfahrung hat mir den Weg zu einem Musikverständnis eröffnet, wonach die Musik weitaus mehr ist als eine zufällige Anordnung von Tönen. Und genau das versuche ich heute auch in meinen Seminaren zu vermitteln.

Wie sieht das praktisch aus?

Ich beschreibe ein Beispiel, ein Seminar aus der Osterzeit zum Thema »Tod und Auferstehung«. Dafür habe ich aus der 7. Sinfonie von Anton Bruckner (1824–1896) den 2. Satz, das Adagio, genommen. Ein ganzes Wochenende steht diese Musik im Mittelpunkt, wobei rund 20, manchmal auch mehr Teilnehmerinnen und Teilnehmer anwesend sind. Zunächst hören wir die Musik als Ganzes und sprechen dann über unsere ersten Eindrücke: Wie wirkt diese Musik auf mich? Was berührt mich daran? Finde ich sie schön, lustig, traurig, melancholisch? Zumeist stellen die

Hörerinnen und Hörer fest: Ja, irgend etwas an dieser Musik spricht mich an, sie scheint also mit mir zu tun zu haben. Im Verlaufe des Seminars dringen wir durch wiederholtes Hören immer tiefer in die Musik ein. Während die musikalischen Zusammenhänge immer klarer erkennbar werden, geschieht bei dieser intensiv hörenden Auseinandersetzung mit der Musik etwas, das dem Inhalt der Musik entspricht. Das heißt, die musikalischen Bewegungen, das Auf und Ab der Melodien, ihre Konfrontationen und Entwicklungen lösen in der Seele des Hörenden die dieser Bewegung entsprechenden inneren Bewegungen, also Emotionen, aus. Gefühle oder Emotionen sind für mich so etwas wie das »Tor zur Seele«. Die Seele ist das nicht Faßbare; aber wenn wir zum Beispiel weinen, äußert sich dahinter etwas Seelisches, nämlich Trauer. Gefühle vermitteln uns dabei den Zugang zu den tieferen Schichten unseres Bewußtseins, und über die Begegnung mit dem entsprechenden musikalischen Ausdruck können Eindrücke aus diesen tieferen Schichten – die wir ja meistens verdrängen – in unser Wachbewußtsein gelangen und integriert werden. Diese Erfahrung ist ein wesentlicher Bestandteil meiner Arbeit, und in diesem Punkt unterscheidet sie sich eben auch von einem rein »passiven« Hören, bei dem sowohl musikalische als auch seelische Vorgänge meist unbewußt bleiben.

Welche Rolle übernehmen Sie dabei als Musikpädagogin und Musiktherapeutin?

Ich versuche, das Hören für die Gestaltung der Musik zu öffnen, so daß die Teilnehmerinnen und Teilnehmer die musikalischen Formen und Zusammenhänge wahrnehmen und erkennen können. Um bei dem Beispiel des Adagios aus Bruckners 7. Sinfonie zu bleiben: Zuerst ist da eine allererste Bewegung, eine Regung, ein Ahnen, das noch nicht weiß, wohin. Unmittelbar danach drei Töne, wie Schläge fast – eine Qualität von Schlag, die, übrigens auch bei Mozart oder Beethoven, Notwendigkeit und Unausweichlichkeit repräsentiert. Diese drei Töne haben das Adagio berühmt gemacht. Die Melodie geht nach oben, und gleichzeitig führen die tiefen Streicher in die Tiefe. Es geht weiter hinunter;

man kann die schmerzliche Unausweichlichkeit fühlen. Das ganze Adagio erscheint als eine Meditation über diese drei Töne, eine Auseinandersetzung mit der Notwendigkeit, in die Tiefe zu gehen, mit all dem Schmerz, der damit verbunden ist, aber auch mit dem diesem Gang in die Tiefe folgenden Aufstieg und der Erringung eines Gipfels, der musikalisch aus genau denselben drei Tönen beschrieben wird, die zuvor in die Tiefe geführt haben. Allein die Erkenntnis dieser musikalischen Tatsache, daß dasselbe Thema, das immer wieder mit schmerzlicher Notwendigkeit in die Tiefe führt, gleichzeitig die aus der Tiefe heraus auf einen strahlenden Gipfel führende Kraft ist, ermöglicht eine umfassendere und unmittelbarere Erfahrung dessen, was »Tod und Auferstehung« für jeden Menschen ganz persönlich bedeuten könnte, als Worte oder theologisch-philosophische Auslegungen es vermitteln könnten! – An dieser Stelle ist vielleicht ein Blick auf die übrigen Bruckner-Sinfonien aufschlußreich: Die Sinfonien 1–5 erscheinen als ein kontinuierlicher Aufstieg zu einem Gipfel, etwa dem Erringen geistiger Höhen. In der 6. Sinfonie taucht dann im zweiten Satz ein Thema auf, das man als einen Trauermarsch bezeichnen könnte. Es ist so, als müsse alles Streben nach äußeren Gipfeln zu Grabe getragen werden, sich nach innen wenden, um durch die Erfahrung des Todes zu einer anderen Art »Gipfel« zu gelangen. Und in der Tat sind die Sinfonien 7, 8 und 9 dann eine konsequente Auseinandersetzung mit dem Thema »Tod«. In unserem Adagio wird das zum Beispiel deutlich, wenn musikalisch Fragen gestellt werden, etwa sechsmal hintereinander immer wieder die gleiche Phrase beziehungsweise Tonfolge auftaucht. Und dann die Pausen: Hier spürt man deutlich die Auseinandersetzung mit dem Thema, eine Art Selbstgespräch findet statt. Schließlich beginnt irgendwann der Zug aus der Tiefe, ein erster Aufstieg, der aber wieder abfällt. Dann gibt es einen sehr merkwürdigen Übergang, wo man nicht weiß, was los ist. Da hinein tritt das typische zweite Brucknersche Thema, die Kehrseite des ersten Themas. Plötzlich ist es hell, ein unendlich liebliches, weiches, tänzerisches Thema erscheint, und es sagt: Schaut her, das ist mein anderes Gesicht – wenn du dich dem Unausweichlichen stellst, wirst du immer auch seine andere Seite erleben, etwas, das dich tröstet, stützt, erhellt. Ja, ich würde sogar sagen, hier wird eine Art »Gnade« spür- beziehungsweise hörbar.

Ist das nicht eigentlich eine sehr »didaktische« Vorgehensweise, die im Grunde musikwissenschaftliches Wissen vermittelt?

Nun, der Ausgangspunkt ist nicht, daß ich eine Idee gestalte und in die Musik hineininterpretiere – die dann die Seminarteilnehmerinnen und -teilnehmer quasi »schlucken« müßten! Ausgangspunkt ist die Musik selbst, und die beschäftigt sich einfach mit diesem Thema. Voraussetzung für eine Begegnung mit der Musik auf dieser Ebene ist jedoch, daß man eine klare Vorstellung von der musikalischen Form und vom musikalischen Ablauf hat – nicht nur die ersten drei Töne, und der Rest ist Spekulation! Ich selbst zum Beispiel kenne jede Stelle ganz genau, kann sie singen. Wenn man an diesem Punkt angelangt ist – was sehr harte Arbeit ist –, dann stellt sich die thematische Frage nicht mehr, etwa, ob es um »Tod oder Auferstehung« geht. Wenn ich mit der Musik in die Tiefe gehe, dann ist das einfach eine Erfahrung, die ich machen kann. Man spürt, was da geschieht, egal, ob man es »Tod« oder anders nennt. Musik und Erfahrung werden eins – das ist das, was ich als »Musikmeditation« bezeichne. Indem ich mich durch bewußtes und wiederholtes Hören und dann auch durch die Gebärde immer tiefer mit der Musik verbinde, treten allmählich alle Gedanken – auch über die Musik – in den Hintergrund und machen der unmittelbaren Wahrnehmung Platz! Der Abstand zwischen mir und der Musik wird immer geringer. Irgendwann gibt es eine Art Verschmelzung, wo zwischen mir und der Wahrnehmung der Musik keine Trennung mehr besteht. Das ist für mich »Meditation«. Und in diesem Moment komme ich auch in Berührung mit dem Wesen des Musikalischen, mit der transzendenten Ebene der Musik, auf der auch die Töne nicht mehr existieren. Diesen Zustand könnte man als »reine Wahrnehmung« bezeichnen. In diesem Moment fallen musikalische Erkenntnis und Selbsterkenntnis – wenn man es so nennen möchte – zusammen, und ich verstehe jenseits von Worten und Tönen Zusammenhänge, die einem rein rationalen oder emotionalen Erleben verschlossen bleiben. Am wichtigsten dabei ist immer wieder, daß keine Gedanken meine Wahrnehmung beeinflussen oder einschränken. Um ein Beispiel zu nennen: Wenn ich jemanden anschaue, denke ich nicht mehr, die Augen sind blau, die Hose ist rot etc., sondern ich nehme den Eindruck ungestört wahr. In dem Sinne ist das, was ich Musikmeditation nenne, eine Art Übung – und wie jede Meditation in letzter Konsequenz eine Bewußtseinsübung. Diese Übung führt letztlich zur Selbsterkenntnis, d. h. mit Hilfe der Musik ist es möglich, ein immer vollständigeres Bild von mir selbst, aber auch von den Gesetzmäßigkeiten, denen mein Leben unterliegt, zu bekommen.

Diese Art des Hörens unterscheidet sich vollkommen von dem hastigen Musikkonsum, wie er für die heutige Zeit wohl typisch geworden ist. Zunächst spürst du hier die Liebe zu der Musik, fühlst irgendeine Beziehung. Dann bleibst du bei einem Stück stehen, hörst es noch einmal, prüfst deine ersten Gefühle, hörst genauer hin. Bis irgendwann nach langer und intensiver Beschäftigung mit dem Stück die Musik in dir zu leben beginnt. In dem Moment, wo ich mich mit der Musik verbinde, »weiß« ich dann nicht mehr: Da geht die Musik rauf und runter, sondern ich selbst gehe mit der Musik rauf und runter. Das ist ein unglaublich starker Bewußtseinsvorgang und eine seelische Bewegung, denn das, was uns eigentlich in der Musik berührt, ist ja das Seelische, das sie zum Ausdruck bringt. Und darin liegt auch die große Chance der Musik, daß sie nicht nur die Oberfläche der Gefühle berührt, sondern viel tiefer geht – ja, es wird sehr viel auf- oder auch durcheinandergewirbelt, ein ständiges Aufrühren und Reinigen! Ich meine, je tiefer ich in die Musik hineinhöre, desto tiefer gelange ich in die Schichten meines Bewußtseins und Unterbewußtseins.

Wie sehen Sie in diesem Zusammenhang die allgemeine Bedeutung des Mediums »Musik«?

Meines Erachtens spiegelt die Musik Bewußtseinsvorgänge, und in meiner Art zu hören wird dies deutlich. Musik hat ja immer eine Wirkung auf uns, ob es ein Volkslied ist, ob Popmusik, ob indische Musik, Klassik. Ich glaube aber, daß die Wirkung von der Qualität der Musik abhängt. Je zeitloser eine Musik ist, desto nachhaltiger und heilender wirkt sie auch. Im Grunde brauche ich die Musik nur nach ihrer Wirkung auf mich und mein Bewußtsein zu beurteilen. Wenn ich nüchtern und ehrlich damit umgehe, werde ich zum Beispiel merken, daß etwa ein Abend in einer Diskothek mit Popmusik bewirkt, daß ich entweder einen Hörschaden bekomme oder in eine fast magische Bewußtseinsebene hineinkomme, wo nur noch der monotone Rhythmus wirkt. Jede Musik spricht ja eine andere Ebene in uns an, und Popmusik, die ja meist mit monotonen, gleichbleibenden Rhythmen unterlegt ist, wirkt sehr stark auf die vitalen Zentren, während das Denken und die höheren Bewußtseinszentren gedämpft werden. In dem Moment, wo ich mir dessen bewußt werde, hat die Musik zwar immer noch ihre spezifische Wirkung, aber nicht mehr dieselbe, wie wenn ich es nicht merke. Sie wird mich jetzt weniger beeinflussen, und wenn ich wach genug bin, werde ich irgendwann abschalten, weil meine Sinne gedämpft, ja »benebelt« werden. Mitzubekommen, daß dies so ist, ist bereits der erste Schritt, davon befreit zu werden. Für den Hörer bedeutet das, daß er aktiver wird. Seine aktive Haltung beim Hören ist gerade in meiner Arbeit äußerst wichtig. Und dafür ist nicht die Musik selbst, sondern die Einstellung des Hörers verantwortlich; schließlich kann ich mich von klassischer Musik genauso berieseln lassen! Trotzdem ist die Beschaffenheit der Musik selbst für mich sehr wichtig. Wenn ich vorhabe, Musik wieder sprechend zu machen, so muß es meiner Ansicht nach eine Musik sein, in der auch viel drin steckt, die viel zu sagen hat, eine, die ich als Musikerin am Klavier zum Beispiel Ton für Ton – wie etwa die Musik von Mozart – analysieren kann, um dann immer wieder festzustellen: Da sind Gesetzmäßigkeiten, die Formen haben einen Sinn, die Akkorde etc. Ich entwickle dann oft eine eigene Zeichensprache, um die vom Bewußtsein nachzuvollziehenden Vorgänge in der Musik zu verdeutlichen.

Welche Funktion erfüllt die Gestaltung der Musik in Gebärden?

Die Gebärde ist zum einen der Versuch einer Annäherung an die über das Emotionale hinausgehenden archetypischen Inhalte der Musik, d. h. sie vereint Form und melodische Inhalte zu einer dem Sinn entsprechenden Bewegung. Zum anderen wirkt sie sehr tief in den feinstofflichen Körper hinein. Wir entwickeln ja heute in zunehmendem Maße wieder ein Bewußtsein dafür, daß der Körper und das, was wir Seele nennen, eine Einheit bilden und daß unsere Körperhaltung Ausdruck unserer seelischen Befindlichkeit ist. Wenn ich nun konzentrierte Gebärden von großer Kraft und gleichzeitiger Schlichtheit ausführe, so hat dies eine tief heilende und ausgleichende Wirkung auf den gesamten Körper und auf das Gleichgewicht unserer Seele. Auf die Musik bezogen, unterstützt die Gebärde den erkenntnismäßigen Bewußtseinsvorgang und stellt die Einheit her zwischen dem Gehörten – das ich notwendigerweise auch analysieren muß, damit es nicht nur emotionaler Eindruck bleibt –, also zwischen dem verstandesmäßig-sinnlich Erfaßten und dem inneren Erleben. In dem Moment, wo ich körperlich ausdrücke, was ich höre, denke, fühle, kann ich mich nicht mehr getrennt davon erleben, und das hat zugleich eine oft erschütternde wie auch tief heilende Wirkung. Vielleicht liegt das Heilende auch darin, daß diese Erfahrung über den Verstand hinausgeht und uns sehr ursprünglich berührt, etwa indem sie musikalisch zeigt: Schau, so ist es; du beginnst als Bittender mit einer offenen Handhaltung, du erhältst »Schläge« als Ausdruck einer Notwendigkeit zur Wandlung, du beugst dich dieser Notwendigkeit, gehst in die Knie, und du wirst herausgeführt aus der Tiefe und stehst am Ende der Entwicklung verwandelt da mit einer »strahlenden« Hand, fähig, nun selber zu geben, zu heilen, zu segnen. So etwa könnte der Verlauf zum Beispiel dieses Adagios von Bruckner in Gebärden aussehen.

Wie sehen die Reaktionen der Seminarteilnehmerinnen und Seminarteilnehmer aus?

Das ist sehr unterschiedlich. Musikliebhaber, die vor allem wegen der Musik kommen, sind oft fasziniert – ihnen gehen »die Ohren auf«. Sie können dann mit meinem Vortrag über die Strukturen in der Musik etwas anfangen, sie können so ihr Hören intensivieren. Ich muß aber sagen, daß dieses konzentrierte Hören sehr, sehr anstrengend ist, und nicht alle können sich den damit verbundenen intensiven Gefühlen stellen. Ich will ein Beispiel nennen. Eine Teilnehmerin sitzt vollkommen in Tränen aufgelöst in meinem Seminar, in dem wir bereits intensiv Musik gehört haben. Dazu hatten viele Teilnehmerinnen und Teilnehmer schon zu Beginn gesagt: »Diese Musik erinnert mich an einen Lebensweg – dieser Auf- und Abstieg, darin sehe ich Stationen meines Lebens.« Dies war ihr allererster Eindruck, der häufig noch »unverdorben« und kaum eingeschränkt ist durch Überlegungen oder Widerstände. Ich habe mich also zu der Frau gesetzt, eine Weile geschwiegen und sie dann gefragt: »Weißt du, was es ist?« – Dann hat sie gesagt: »Ja, ich kann es fast nicht aushalten, es ist so schön in der Musik, ich möchte immer da oben bleiben! Aber ich weiß, es geht wieder runter, und ich kann es nicht mehr aushalten, weil es in meinem Leben genau dasselbe ist. Ich sehe mich selbst darin! Ich sehe, daß ich immer in der Tiefe hänge, und ich will es nicht, aber ich muß.« Im Grunde ist das der Beginn einer Therapie, die so ein Wochenendseminar übersteigt, wo man nur punktuelle Anstöße geben kann – obwohl mir solche Einzelgespräche sehr, sehr wichtig sind. In verschiedenen Orten haben sich auch bereits Gruppen gebildet, die dann regelmäßig zu den Seminaren kommen: Menschen, die nicht »krank« im medizinischen Sinn sind, aber dennoch ein großes Bedürfnis nach Kontakt, Zuwendung und Gesprächen mitbringen, und denen die Musik helfen kann.

Wie äußern sich die Widerstände, die Sie erwähnten?

Die Widerstände fangen an, wenn ich tiefer in eine Musik hineingehe, da, wo ich im Inneren unmittelbar berührt werde. Die Musik kann dann Probleme ansprechen, vor denen eine große Angst besteht – etwa, wenn die Musik in die Tiefe zieht und es eigentlich um das Loslassen geht. Ganz bezeichnend finde ich hier die Gebärde des In-die-Knie-Gehens: Sie löst bei vielen Menschen große Ängste aus, weil es eigentlich eine sehr intime und tiefergehende Geste ist; da wird auch der Stolz berührt. Ich glaube, die Angst in so einem Moment ist die Angst vor einer Ohnmacht, wenn wir uns beugen, hingeben. Wer allerdings bewußt knien kann, der wird Demut und damit eine neue Kraft empfinden.

Um wieder auf die Musik zu kommen: Ich versuche, das, was in ihr zum Ausdruck kommt, so bewußt zu machen, daß die Teilnehmerinnen und Teilnehmer sich selbst darin erkennen können, daß sie zum Beispiel ihre eigene Angst im Spiegel der Musik erkennen können. Ich konfrontiere sie so lange mit der Musik, bis sie der Musik in ihrem Inneren wirklich begegnen können. Ich glaube übrigens, daß es allein sehr schwer ist, denn Hören ist hier kein bloßer physischer oder physiologischer Vorgang, sondern ein psychischer. Es ist, als ob wir Kanäle freischaufeln müßten zwischen dem, was wir sinnlich wahrnehmen und dem, was übersinnlich beziehungsweise nicht sicht- oder hörbar vor sich geht. Diese Kanäle sind oft zugeschüttet, d. h. ich kann etwas sehen und sehe es trotzdem nicht. Wie wenn ich einen Rasen sehe, grün, mit Gänseblümchen. Ich kann das beschreiben, analysieren, aber wenn ich kein Empfinden für diese Qualität des sprießenden Lebens entwickle, kann ich mir auch einen Kunstrasen hinstellen! Und vor allen Dingen muß ich auch meine Widerstände gegen einen wirklichen Kontakt mit den Regungen in mir überwinden.

Ich will noch ein Beispiel nennen. In meinem Seminar waren zwei Frauen, denen ich ihren Widerstand gegen das Musikhören schon an ihrer Stirn ablesen konnte. Sie sagten: »Wir hören die Musik, aber wir hören sie nicht wirklich! Was soll das also?« Das ist genau die Erfahrung, die viele Menschen machen, und die ich versuchte zu beschreiben. Wir haben dann darüber gesprochen, und das Wunderbare war, daß eine Frau anfing, darzulegen, was sie gehört hatte, und sie hatte tatsächlich unglaublich viel gehört; nur es war ihr nicht bewußt – sie war es auch nicht gewohnt, solche Musik zu hören! Sie war eine Lehrerin, ein hochsensibler Mensch, und hörte vorrangig Popmusik, war aber damit nicht mehr glücklich. Sie merkte, daß sie sich irgendwie »zuschüttete« damit, kam aber davon nicht los. Der Grund war, daß sie in ihrem Beruf sehr stark litt, sie mußte hart kämpfen, und sie mußte ihre Emotionen dämpfen, um weitermachen zu können – so glaubte sie. Nun kommt da also plötzlich eine Musik daher, und irgend etwas in ihrem Inneren ist davon ergriffen, der Kopf kann es aber überhaupt nicht begreifen. Sie hatte aber gerade ihre Intellektualität als Maske, um sich zu schützen, und das funktionierte nicht mehr so recht. Ich habe sie dann gefragt, wovor sie Angst hat – aber darauf konnte sie zu dem Zeitpunkt noch nicht antworten. Ich habe versucht, ihr Mut zu machen, daß sie im Seminar bleibt und einfach der Musik zuhört, die sowieso wirkt, ob ich es nun im Kopf begreife oder nicht. Ich meine das grundsätzlich: Wenn jemand die Kraft hat, dem zu begegnen, wonach er sich sehnt und wovor er sich auf der anderen Seite fürchtet, dann wird sich etwas wandeln. Genau das steht auch im Zentrum meiner Arbeit mit Musik: die Begegnung mit dem, was Angst macht und wonach man sich gleichzeitig sehnt.

Wie kommt es, daß Musik Angst machen kann?

Weil die Musik Tiefen in uns anrührt, die uns mit dem Verstand allein nicht zugänglich sind und die wir nur allzuoft auch aus unserem alltäglichen Leben verdrängen. Die Musik, speziell die westeuropäische Musik, spiegelt meines Erachtens – auch in ihrer gesamten geschichtlichen Entwicklung von der Gregorianik bis hin zur Moderne – die Bewußtseinsentwicklung des Menschen wider: den Weg des Menschen aus einem noch im Göttlichen Geborgensein, wie es zum Beispiel in der Gregorianik zum Ausdruck kommt, über einen stufenweisen »Abstieg« und eine innere Loslösung aus dem großen kosmischen Zusammenhang, wie er noch bei Bach zu finden ist, zu einer zunehmenden Gegenüberstellung – und einer damit einhergehenden Trennung von Gott und Mensch. In der Klassik, bei Mozart zum Beispiel, finden wir bereits die Form des »Dialogs«, das heißt in der klassischen Sonatensatzform und in der Folge im Solokonzert gibt es zum einen zwei Themen, die sich gegenüberstehen, und im Konzert kommt dann noch die Trennung zwischen Soloinstrument und Orchester hinzu, die miteinander in Dialog treten.

Doch während bei Mozart zum Beispiel diese Gegenüberstellung noch innerhalb eines Eingebundenseins in eine göttliche Ordnung stattfindet, vollzieht sich bei Beethoven eben die Trennung, die dann in der Romantik, zum Beispiel bei Brahms, ihren vielleicht dichtesten Ausdruck findet. Hier wird das Bewußtsein des Menschen beschrieben – oder vielleicht sollte man bei Brahms besser von Seelenzustand sprechen –, der um der persönlichen Freiheit willen (Beethoven) gewissermaßen »in die Materie hinabgestiegen ist«, sie bis an die Grenze ihrer Möglichkeiten erkundet, aber dabei die »religio«, die Rückverbindung zum Göttlichen, verloren hat. Das sagt jetzt nichts über den Menschen oder Komponisten Brahms aus, der sich sehr wohl der Quelle seiner Inspiration bewußt war. Aber seine Musik spiegelt sehr deutlich das Seelendrama des sich einsam und von Gott verlassen wähnenden Menschen – wie es ja in der gesamten Romantik zum Ausdruck kommt: der Mensch, der die helle Stimme, die immer noch in der Musik anwesend ist, nicht mehr vernimmt, sich aber dennoch verzweifelt nach ihr sehnt! – Mit Wagner beginnt dann die Wende vom Sinnlichen zum Übersinnlichen. Er löst die bis dahin gültigen Formen und Harmoniebegriffe auf. Thematisch leuchtet im »Liebestod« als Überschreitung der Grenze der sinnlichen Erfahrung das Übersinnliche wieder auf. Parsifal weist dann gewissermaßen den Weg des einsamen Suchers zurück zum Gral, zum Gefäß des Göttlichen, dessen Hüter er ist. Bruckner setzt diesen Weg konsequent fort in seinen neun Sinfonien, die man als eine Art geistigen »Einweihungsweg« beschreiben könnte. Das ist der Weg desjenigen, der – nachdem er durch den tiefsten Dschungel menschlicher Erfahrungen und der damit verbundenen Leiden gegangen ist – beginnt, sich wieder nach dem Geistigen zu sehnen und sich auf die Suche danach begibt, d. h. auf die Suche nach dem göttlichen Ursprung. Bruckner ist aber auch derjenige, der musikalisch vielleicht am deutlichsten ausdrückt, daß die Bereitschaft, den Tod anzunehmen, die Bedingung für diese geistige Erkenntnis ist. Was übrigens in allen alten Traditionen Bestandteil des »Einweihungsritus« war, daß nämlich der Initiand eine Bewußtseinserfahrung zu durchlaufen hatte, die dem Erlebnis des physischen Todes gleichkam, um darin zu erkennen, daß das, was wir als »Tod« verstehen, nur ein Durchgang ist zu einer anderen Bewußtseinsstufe, auf der das Leben fortbesteht, auch wenn das Dasein aufhört.

Gustav Mahlers Musik kann hier zum Verständnis eine wesentliche Hilfe leisten, da sie quasi da beginnt, wo Bruckners 9. Sinfonie endet, nämlich an dieser Schwelle zwischen Leben und Tod. Seine Musik steht immer mit einem Bein im Jenseits. Sie öffnet die Wahrnehmung für den feinstofflichen Bereich dessen, was wir als »Tod« oder »Jenseits« bezeichnen, und zeigt gleichzeitig auf, daß diese Bereiche nicht voneinander zu trennen sind, daß »Leben« und »Tod« nur Begriffe sind für unterschiedliche Bewußtseinszustände, wie sie in dieser Musik auf vielfältigste Art und Weise angesprochen werden. Ein Beispiel hierfür ist das Adagio aus der 10. Sinfonie, in dem mit ähnlichen Akkorden wie im 1. Satz der 9. Sinfonie von Bruckner die letzte Endgültigkeit beschrieben wird – eine Art alles »zermalmender Klang«, etwas, das durch Mark und Bein in jede Zelle dringt und alles auslöscht, was nicht bestehen kann, während ein einziger Trompetenton bleibt – so lange, bis der Übergang in eine andere Welt musikalisch vollzogen ist.

Um auf die Frage zurückzukommen, warum Musik Angst auslösen kann: Meine Erfahrung ist immer wieder, daß wirklich große Musik sich nicht im sentimental-oberflächlichen Bereich bewegt, sondern allgemein-menschliche Erfahrungen spiegelt. So kann sie uns mit unseren tiefsten Empfindungen in Berührung bringen, auch mit denen, die wir eher vermeiden möchten. Und diese Berührung kann zunächst durchaus Angst beziehungsweise eben Widerstände auslösen. In letzter Konsequenz aber ist es, so glaube ich, unsere Angst vor dem Tod und vor der Notwendigkeit, nach und nach alles, was uns vermeintlich Sicherheit gibt, loslassen zu müssen, zum Beispiel auch Meinungen, Überzeugungen, Vorstellungen etc. Nur so können wir zur Erkenntnis unseres göttlichen Ursprungs zurückkehren und damit wieder harmonisch, gesund, heil werden. Diese Angst und die schmerzliche Konfrontation damit ist übrigens ein besonderes Phänomen der westlichen Welt und gerade auch der europäischen Musik. Bei den Naturvölkern etwa ist die Musik ganz anders geartet, da gehören Tod und Leben eng zusammen, da werden sogar Totentänze zu freudigen Ritualen.

Könnte das Hören klassischer Musik auch Menschen helfen, die ernsthaft krank sind?

Ich habe die Erfahrung bislang nicht gemacht, wie es mit Kranken ist, die zum Beispiel schwere physische Schäden haben. Wenn jemand sehr stark leidet, dann ist meiner Erfahrung nach die Bereitschaft zu lernen größer. Möglicherweise ist es leichter, mit diesen Menschen zu arbeiten als mit »Gesunden«. Wenn jemand eigentlich mit seinem Leben noch ganz gut zurechtkommt, dann sieht er ja häufig keine Notwendigkeit, sich zu verändern, sein Leben anders zu gestalten. Er wird so lange sein Leid erfahren, bis er begreift, daß er sich dieser inneren Dimension stellen muß. Das aber geht nur mit Demut. Ein hochmütiger, stolzer Mensch wird sehr viel mehr leiden müssen, und wir werden ja meistens nicht von selber demütig, sondern wir werden gedemütigt. Dabei dürfen wir allerdings nicht unsere Lebensumstände, unsere familiären, sozialen, politischen Verhältnisse verantwortlich machen. Ich persönlich glaube, daß wir selbst diese Bedingungen schaffen: Nicht die Bedingungen um uns herum demütigen uns oder engen uns ein, sondern wir selbst, die Menschen. Und darum können sie auch von uns Menschen verändert werden. Aber der erste Schritt dazu ist, daß wir uns selbst als die Verursacher unserer Freuden und Leiden erkennen und uns entsprechend dieser Erkenntnis ändern. Ich glaube, daß die Musik uns dabei eine wertvolle Hilfe sein kann.

Die Traditionen der Musiktherapie

Die magisch-mythische Form der Musikheilung

Encheduanna hieß die Tochter des Königs Sargon von Akkad, und sie war Priesterin des Mondgottes in Ur. Das war vor rund 4200 Jahren in der sumerisch-akkadischen Zeit. Encheduanna dichtete und komponierte 42 Tempelhymnen: Beschwörungsgesänge, die zur Heilung von kranken Menschen dienten. Als eine der ersten Komponistinnen und Dichterinnen in der menschlichen Kulturgeschichte beschrieb sie auch, wie ihr das gelang: »Das Erfinden der Hymnen geschah nachts, unter freiem Himmel, unter Schmerzen.« Ihre Inspiration – überirdisch, dämonisch und unbewußt – mochte Encheduanna nur mit der schöpferischen Arbeit und Bedrängnis bei den Geburtswehen vergleichen.

Berichte wie diese verdanken wir der Keilschrift, die um ca. 3000 vor unserer Zeitrechnung entwickelt wurde, und den Tontafeln, auf denen die wichtigsten Nachrichten für die Nachwelt festgehalten wurden. Daß hier auch über Musik und ihre Heilkraft geschrieben wird, zeugt von ihrer damaligen besonderen Rolle im Vorderen Orient. Es gab dort riesige Reiche mit einem regen Kulturaustausch, zum Beispiel mit der Kultur der Ägypter und der Hethiter, später dann auch mit den jüngeren Völkern der Griechen und Römer. In allen diesen Ländern war die Heilkunst relativ hoch entwickelt. Man operierte etwa Verletzungen am Schädel, um zur Entlastung von Blutergüssen beizutragen; dies war übrigens auch bei den Azteken und Inkas üblich. Manche Quellen berichten auch darüber, daß Kranke zu einem Heilschlaf in die Tempel gingen. Hier – so glaubten die Menschen damals – war die Gunst der Götter am ehesten zu gewinnen.

Von allen heutigen Therapien, die für eine körperliche und seelische Behandlung von kranken Menschen geeignet sind, hat damit die Musik ohne Zweifel die ältesten Traditionen. Sind diese frühen Berichte über ihre positiven Heilerfolge noch heute von Bedeutung oder haben sie mit der modernen Musiktherapie nichts mehr zu tun? – Ja und nein. Nein, weil die Anwendung der Musik heute Bestandteil eines allgemeinen Behandlungskonzeptes ist, in dem modernes therapeutisches und medizinisches Wissen angewandt wird. Diese Kenntnisse sind in keinster Weise mit den Ahnungen und dem Glauben der frühen Schamanen, Zauberpriester und Medizinmänner vergleichbar. Andererseits könnte man jedoch – aus praktischer Perspektive – fragen: Bedeuteten vor 2000 Jahren die Töne zum Beispiel einer Leier für einen unter körperlichen und seelischen Schmerzen leidenden Menschen etwas völlig anderes als heute? Dies ist kaum anzunehmen, und wir dürfen heute davon ausgehen, daß einige der grundsätzlichen Wirkungs- und Einsatzweisen von Musik damals wie heute zu finden sind.

Betrachten wir zunächst die magisch-mythische Wirkungsweise der Musik als älteste Form der Musikheilung. Hier bot die Musik dem Kranken ein besonders intensives, ja rauschhaftes Erlebnis an, mit dem die außerhalb des Menschen wohnenden Götter und Dämonen beschwichtigt werden sollten: Sie sollten Krankheit in Gesundheit verwandeln. Aufgrund der überaus großen Emotionen entfernte sich dabei der Patient psychisch von seiner Gegenwart, was – aus heutiger Sicht – im negativen Sinn auch als eine Art »Flucht« bezeichnet werden kann. So spricht Prof. Maria Elisabeth Brockhoff in ihrem Beitrag ›Musik und Medizin in Geschichte und Gegenwart‹ etwa von »einer großen Gefahr«, die auch in der modernen Therapie noch beachtet werden müsse. Walkman hörende Jugendliche, die versunken durch belebte Straßen gehen, zeigen ihrer Ansicht nach, wie Musik heute den Menschen von seiner Umwelt »entbindet«, »entrücken« kann. Diese Funktion bezeichnet sie als eine Art »Verwandtschaft der Musik mit dem Tod«, die zu Entfremdung, Todessehnsucht und Suizid führen könne.

Doch wie sieht die Kehrseite aus: Könnten die überlieferten und bei den Naturvölkern noch praktizierten Heilrituale nicht auch heute noch eine positive Wirkung ausüben? – Nicht wenige Musiktherapeutinnen und Musiktherapeuten gehen davon aus.

Rückgriffe auf frühe Heiltraditionen scheinen sinnvoll, da sich hier archetypische Verhaltensweisen und Vorstellungen manifestieren können. Dazu gehört auch die »apotropäische«, d. h. abschreckende Wirkung der Musik: Menschen produzieren seit frühesten Zeiten Lärm, um böse Geister und krankmachende Dämonen zu vertreiben. Ursprünglich zählten dazu zum Beispiel auch Kirchenglocken. Wir kennen diese Art der Abschreckung nicht nur in der Akustik, sondern auch etwa in der plastischen Gestaltung. Tiermasken, gräßliche Fratzen in den Wappen der Könige und Fabelwesen, im westlichen Kulturkreis etwa auch Drachen – sie alle besaßen eine apotropäische Wirkung. Solche Elemente sanken später entweder in die Kultur des Kinderspiels ab, in das Volkslied, die Gewohnheit des Amulett-Tragens oder das Lärmmachen beim Feuerwerk.

Das Musizieren soll die bösen Geister vertreiben – dies war also eine wesentliche Aufgabe der frühen Heilrituale mit Musik. Dabei spielte auch die passive Form des Musikhörens eine Rolle. Eine uralte Erfahrung machten hier die Mütter, die ihre Kinder in den Schlaf sangen, wenn diese unruhig, ängstlich und krank waren. Aber wir wissen auch – dank der Bibel – von König Saul, dem das Hören von Musik half, Melancholie und Depressionen zu überwinden. Und ein reicher Sultan im frühen Mittelalter ließ Irren Musik vorsingen, um ihren Seelen Gutes zu tun. Diese Tradition zieht sich dann durch viele Hospitäler des frühen Mittelalters und der Neuzeit, etwa in Italien oder in Frankreich. Doch schauen wir uns die frühen magisch-mythischen Heilzeremonien mit Musik etwas näher an.

In der außereuropäischen Heilmusik ist noch bei manchen naturverbundenen Völkern zu beobachten, was hier im einzelnen geschieht. So berichtet etwa Habib Hassan Touma über die Riten der Navahos, einem nordamerikanischen Indianerstamm. Die Musik ist hier innerhalb der Zeremonie nur eine von vielen anderen Kommunikationsformen – auditiven, visuellen, taktilen, gustatorischen und auch psychischen. Je nach Anlaß liegen dabei die Akzente auf dem Visuellen in Form von Gestik, Mimik, Tanz des Magiers oder auf dem Auditiven in Form von Geräuschen, Trommeln, Geschrei, Musik. Die Zeremonie findet statt, wenn ein Mitglied der Gemeinschaft erkrankt ist. Daran nehmen der Medizinmann, der Patient, die Angehörigen und Bekannten teil. In diesem Ritual kommuniziert nun der Medizinmann mit den Geistern und mit dem Patienten, und der wiederum mit den Angehörigen oder auch mit den Geistern. Verständlich werden diese Beziehungen erst vor dem kulturellen Hintergrund der indianischen Kultur.

Die Magie als Kultur- und Kommunikationsform betont besonders die psychische Kommunikationsebene. Im Ritual gestaltet der Mensch selbst die Form dieser geistig-seelischen Kraft, etwa durch verbale oder nonverbale Stimmelemente. Zentriert ist diese Fähigkeit des Menschen in der Gestalt des Magiers oder Schamanen; er ist Mittler zwischen Mensch und Gott. Zum Vergleich: Die moderne Wissenschaft basiert auf täglichen Erfahrungen, Beobachtungen, Erkenntnissen; sie ist durch Vernunft geprägt. Bei der Magie dagegen wird die Wahrheit nicht durch Vernunft, sondern durch emotionelle Zustände, durch »Gefühlsspiele« entdeckt. Dabei glaubt die Magie nicht an Beobachtungen und Tatsachen, sondern an Hoffnungen und Wünsche, die nicht enttäuscht werden dürfen.

Die Auffassung der Navahos über die Entstehung von Krankheit ist hier ein Beispiel. Krank wird ein Mensch, so glauben sie, wenn das Gleichgewicht zwischen ihm, seiner natürlichen und gesellschaftlichen Umgebung und den Göttern gestört ist. Die Navahos kennen 17 verschiedene Zeremonien zur Heilung Kranker. Gebete, Gesänge, Sandmalerei sowie eine medizinische Behandlung mit Kräutern sind ihre wesentlichen Bestandteile. Dabei muß der Medizinmann das Bösartige unter Kontrolle bringen und austreiben. Durch den Appell des Medizinmannes an die Emotionen und durch eine Identifizierung mit dem Kranken fühlt sich der Patient der Gottheit genähert. Er wird dabei von seiner Familie und seinen Freunden unterstützt. Die Musik, die dabei gespielt wird, ist nur ein Element, dessen heilpraktischer Gebrauch aus den kulturellen Traditionen verständlich wird: Musik ist bei den Navahos immer mit Tätigkeiten verbunden – es gibt Kriegslieder, Kinderlieder, Gesellschaftstänze, kultische Musik und eben auch Heilmusik. Jeder Navaho kennt viele dieser Lieder, die Medizinmänner allerdings noch mehr. Sie thematisieren zum Beispiel die übernatürlichen Ursachen der Krankheiten – Zauberei, Tabu-Verletzungen, das Eindringen von bösen Geistern und den Verlust der eigenen Seele. – Wie aber »funktionieren« diese Heilverfahren, deren Erfolge zweifelsfrei nachgewiesen wurden? Ist es die Musik, die dem Patienten hilft? Oder die psychische Schulung des Schamanen als Mittler zwischen Mensch und Gott? Warum wird überhaupt die Musik benutzt? Offensichtlich deshalb, weil die Musik selbst einen magischen Charakter besitzt, der in den Ritualen im Zusammenspiel mit anderen kommunikativen Ebenen zum Ausdruck kommt. Betrachten wir ein Beispiel der magisch-mythischen Form der Musikheilung.

Thomas Maler hat in seinem lesenswerten Beitrag ›Musik und Ekstase. Medizinmann-Praxis in Ostafrika‹ die Rolle der Musik bei der Heilung Kranker näher untersucht. Er geht davon aus, daß die ritualgebundene Krankenheilung in sämtlichen präindustriellen Gesellschaften von der Polarität von Spannung und Entspannung lebt. Treffen sie zusammen, wird der aktuelle Zustand, zum Beispiel eine hormonelle Drüsensekretion, die Pulsfrequenz oder die psychische Verfassung, verändert. In der ostafrikanischen Medizinmann-Praxis werden so speziellen chronischen und psychosomatischen Erkrankungen spezielle Krankheitsgeister zugeordnet. Geister, Symptome und besondere musikalische Rhythmen gehören hier zusammen. Der Medizinmann muß die Krankheitsgeister im Ritual abbilden, d. h. zu den Menschen in Kontakt bringen. So auch in dem Fall einer ca. 30jährigen Digo-Frau, die nach neunjähriger Ehe noch immer kein Kind bekommen hat, was in den ländlichen Gegenden Ostafrikas noch immer eine Diskriminierung ist und ein nur schwer erträgliches Los für die Betroffenen bedeutet.

Der musikalische Ablauf während der Geisteranrufung besteht aus neun »Sätzen«. Dabei werden abgestufte dynamische Steigerungen hörbar. Sie sind auf den Spannungshöhepunkt der Patientin ausgerichtet, eine Art in Hypnose erlebter »Geistpräsenz«. Temposteigerung und immer komplexere Musik sind dabei typisch. Es beginnt mit einem vom Medizinmann gesungenen Thema. Eine Aktivgruppe oder ein Chor singt es nach. Rasseln und Eisenschellen erklingen dazu, allerdings ohne metrische Struktur. Das Zeitmaß liegt bei 72 Schlägen. Im zweiten Satz gestalten die Rasseln eine scharf akzentuierte Rhythmik, die bestehen bleibt. Die Melodik paßt sich ihr an. Das Tempo liegt jetzt bei 88 Schlägen. Patientin und Chor übernehmen den Rhythmus mit deutlichen Armbewegungen.

Im dritten Satz wird der thematische Aufbau komplexer. Es gibt nun drei verschiedene Motivketten in der Folge A-B-C-C-B, wobei der Eindruck einer Tempostelgerung entsteht, obwohl das Tempo tatsächlich bei 88 stehen bleibt. Der vierte Satz hat den Rhythmus des zweiten Satzes, allerdings im sehr beschleunigten Tempo von 124 Schlägen – eine Steigerung von 41 Prozent! Patientin und Chormitglieder bewegen den gesamten Oberkörper. Im fünften Satz wird aus dem binären Rhythmus (»Zweier«) ein tertiärer Rhythmus (»Dreier«). Auffällig für das rhythmisch-melodische Verhältnis ist hier die bimetrische Überlagerung von Melodie und Percussion in synchronen Zweier- und Dreierrhythmen. Sie wirkt als eine starke hypnotische Stimulanz. Das Tempo zieht an auf 132. Nun werden auch Beine und Füße bewegt. Der Geist wird angeschrien.

Im sechsten Satz steigt das Tempo auf 138. Die Patientin kämpft mit dem Gleichgewicht. Sie wird gestützt. Ihr Bewußtsein weicht einer Art »Geistbesessenheit«. Im siebenten Satz zeigt die Patientin durch einen Schrei, daß der Geist sie besetzt hat. Das Tempo ist jetzt bei 144 – die genaue Doppelung des ursprünglichen Tempos. Die Patientin fällt zu Boden, der Chor bewegt sich weiter zu den Rhythmen. Im achten Satz wird die Dynamik mit einem beckenähnlichen Metallteller gesteigert. Die Patientin stöhnt und schreit – der Geist ist in ihr.

Nun wird die Dynamik plötzlich reduziert, der Chor bewegt sich deutlich langsamer. Der Medizinmann monologisiert ruhiger. Das Tempo bleibt hoch. Im neunten Satz schließlich wird das Tempo schlagartig auf 72 reduziert. Am Ende dieser Ritualphase der Geistanrufung steht ein kurzes Thema vom Chor. Damit hört das musikalische Geschehen erst einmal auf, nun kämpft der Medizinmann via Patientin mit dem anwesenden

Geist. Die Patientin, so berichtet Thomas Maler, befindet sich in einem Zustand einer »automatisch gesteuerten Hyperventilation«, verbunden mit Hecheln, Röcheln, Stöhnen. Sie verharrt in kataleptischer Starre mit weitaufgerissenen Augen und Schaum vor den Lippen. Der Medizinmann fragt den Geist nach dessen Wünschen – Honig, Mais, ein Hühneropfer. Nach einer halben Stunde verschwindet der Geist und nimmt die Krankheit mit. Der Medizinmann beruhigt die Frau und holt sie aus der Hypnose zurück. Nun beginnt die Geistaustreibung, und hier spielt die Musik wieder eine große Rolle: Das gesamte Orchester inklusive einer neu hinzugekommenen improvisierenden Oboe begleitet den Geist in den Busch zurück. Die Bewegungen der Beteiligten wirken gelöst, unkontrolliert, übermütig. Die psychische Verfassung der Patientin scheint völlig verändert.

Das Ritual endet mit einer praktischen Arbeit: Die Patientin bearbeitet mit einer Feldhacke den Boden. Dorfgemeinschaft und Medizinmann schauen zu, loben oder tadeln. Damit wird deutlich: Die eben noch Kranke ist wieder ein vollwertiges Mitglied der Gemeinschaft! Die Krankheit als quasi temporäre Normunterbrechung infolge eines Übergriffes übermenschlicher Kräfte ist beseitigt. Im Ritual selbst wurde diese krankmachende Begegnung zwischen Geist und Patient bewußt, anschaulich und erfahrbar. Am Ende steht die symbolische Re-Integration des zuvor isolierten Patienten in die Gemeinschaft. Die Bindung des Patienten an seine Familie und das Interesse der Gruppe an seiner Gesundheit sind in den Heilungsritualen wohl aller archaischen Völker – so Thomas Mahler – eine notwendige Voraussetzung für eine erfolgreiche Rehabilitation des Kranken.

Bleibt nachzutragen: Die kinderlose Frau wurde bereits wenige Wochen nach dem Ritual schwanger! Organische Sterilitätsgründe können dabei ausgeschlossen werden. Moderne Experten wie etwa Bräutigam-Christian, Roemer, Deutsch etc. vermuten seelische Veränderungen, die durch diese Form der ritualisierten »Gruppentherapie« ausgelöst wurden. Bemerkenswert ist hier auch die Stabilisierung des Ichs im Verlauf des Rituals, besonders während des Dialoges von Medizinmann und Geist. Dieser antwortet aus dem Mund der Kranken – die Patientin hat also ihre Probleme »ausgelagert«, objektiviert. Es sind ihre Worte, mit denen der Geist jede Forderung an die Gemeinschaft stellen darf, und sie ist damit absoluter Mittelpunkt des Geschehens und erfährt eine öffentliche Aufwertung trotz ihrer Krankheit. Auch andere symbolische Handlungen sollen das Selbstbewußtsein der Frau steigern, zum Beispiel ein naher Kontakt mit einer kinderreichen Frau. Für Thomas Mahler stellt damit das Ritual eine zugleich analoge und digitale Form der Kommunikation dar. Zum einen wird der Frau – quasi digital – ihre Gesundung mit Worten übermittelt. Zum anderen wird das Ritualziel »Empfängnis« in repetitive, stilisierte, non-verbale Informationen aufgelöst.

Wo die Heileffizienz der Ritualmusik anzusiedeln ist, ist bis heute nicht eindeutig bekannt; interdisziplinäre Feldforschungen könnten hier möglicherweise näheren Aufschluß geben. Tatsache ist jedoch, daß Rituale wie diese erstens die Emotionen des Patienten und aller Beteiligten stark intensivieren und zweitens die Musik im Patienten eine Spannung aufbaut, die auf ihrem Höhepunkt zu einer hypnotischen Entrückung führt. Die Musik mit ihren festgelegten Grundrhythmen wirkt dabei zunächst als eine »objektive« Behandlungsform, die kaum Platz für subjektive Gestaltung zuläßt – im Gegensatz zur abschließenden Phase der Entspannung, in der auf die Besonderheiten des Patienten und der Beteiligten eingegangen wird. Dementsprechend sind zwei spezifische rhythmische Grundprinzipien zu unterscheiden: Beim »Grading« in der ersten Phase sind alle rhythmischen Gruppen nach gemeinsamen Schwerpunkten organisiert – so werden drei Halbe zum Beispiel in 12 Achtel unterteilt. Dies erzeugt einen starken motorisch-pulsierenden Grundschlag. In der zweiten Phase dagegen verbinden sich die Teilrhythmen beim »Spacing« miteinander, verhaken und lösen sich etc., was – mit europäischem Begriff – als »Synkope« empfunden wird. »Grading« und »Spacing« als zwei bewußt eingesetzte Prinzipien, so Thomas Maler, sind wichtige somato-rhythmische Faktoren, zumal der Rhythmus zumeist als die wichtigste Komponente dieser Art Heilmusik angesehen wird. Das Therapieziel besteht also vorrangig darin, über eine Bewegungstherapie eine

Form der Hypnose des Patienten zu erreichen. Mittel dazu sind vor allem Temposteigerung, Percussionrhythmik, rhythmische Vielfalt (binär, tertiär), Steigerung der Tonhöhe der Gesänge und ostinate Gesangsformeln. Versuche mit Tonimpulsen an der Universität von Cape Town in Südafrika ergaben inzwischen – so Thomas Mahler – einen ersten Hinweis auf die Wirkungsweise der Heilmusik bei unfruchtbaren Frauen: Nach bereits dreitägiger Ton-Stimulation stieg hier die Produktion des »luteinisierenden Hormons« stark an: Dieses ist notwendig für die Entwicklung des Gelbkörpers im Eierstock. Auf diese Weise konnte der weibliche Monatszyklus normalisiert beziehungsweise eine Menstruation ausgelöst werden. Der magisch-mythische Wirkungsmechanismus der beschriebenen Audio-Stimulation mit Musik ist damit allerdings – nach modernen Kriterien – keinesfalls befriedigend erklärt.

Rational-wissenschaftliche Methoden der Musikheilung in Antike und Mittelalter

Die magisch-mythische Form der Heilung mit Musik zielt in erster Linie auf eine ekstatische Bewußtseinseinengung. Diese eröffnet dem Naturmenschen den Zugang zur magisch-mythischen Welt eines unbegrenzten Seins. In ihr sind Ich und Außenwelt, Vorstellung und Wahrnehmung, Phantasie und Wirklichkeit untrennbar miteinander verbunden. Noch in der Frühantike dominierte das magisch-mythische Denken. Bei Homer etwa werden im 19. Kapitel der Odyssee gesungene Beschwörungsformeln erwähnt: »Sie verbanden den edlen und göttergleichen Odysseus und stillten das schwarze Blut mit Beschwörung.« Aber auch die schon erwähnte Heilung Sauls ist noch der magisch-mythischen Musikheilung zuzurechnen: Davids Lautenspiel vertrieb den »bösen Geist«, der über den König gekommen war.

Erst in der klassischen Antike löst eine rational-wissenschaftlich orientierte Denkweise die magisch-mythischen Anschauungen ab. Für Pythagoras und seine Anhänger (um 500 v. Chr.) ist die Zahl das alles durchdringende metaphysische Grundelement. Er entdeckt die quantitativen Beziehungen zwischen den Intervallen und findet heraus, daß diese den Proportionen im Kosmos entsprechen. Die Musik ist damit ein umfassendes therapeutisches Prinzip zur Wiederherstellung geistig-seelischer Harmonie und zur Schaffung entsprechender psychophysischer Proportionen. Sie wirkt nach dieser Auffassung »allopathisch«, indem sie seelische Unordnung durch ihre eigene Harmonie in den Zustand natürlicher Ordnung verwandelt. Später kommt die Vorstellung hinzu, daß bestimmte Tonskalen spezifische Wirkungen haben. Die phrygische Tonleiter kann demnach aufmuntern, motivieren, die dorische beruhigen. Die erzieherische Macht der Musik – bis Aristoteles galt sie als die musische Teilkomponente der Sprache, die Sprache der Poetai – liegt nach antiker Auffassung im Rhythmus und in der Harmonia. Nur die Musik kann – so die Griechen – in das Innere der Seele dringen und sie beeinflussen! So steht etwa bei Platon (427–347 v. Chr.) neben der Harmonie und der Zahl die Ethoslehre im Vordergrund. Nun wird stärker zwischen Leib und Seele getrennt, und wie die Gymnastik den Leib, so soll die Musik die Seele erziehen. Neben dem moralisch-pädagogischen Effekt denkt Platon dabei auch an die heilenden Kräfte der Musik, etwa in der Ekstase musikalisch begleiteter Tänze.

Aristoteles (384–322 v. Chr.) verlagert den Schwerpunkt vom Metaphysisch-Ideellen hin zum Sinnlich-Empirischen. Nicht die Berechnungen von Zahlenproportionen, sondern beobachtete Tatsachen stehen nun im Mittelpunkt. Die Musik ist jetzt zugleich ein Mittel der Erziehung, der geistvollen Muße und der »Katharsis«. Diese reinigende Wirkung der Musik soll in der Abreaktion belastender Affektstauungen durch Übersteigerung und damit Erschöpfung des entsprechenden Affekts liegen. Dies ist damit ein »isopathisches« Verfahren, wobei die Musik eine Art »Katalysator« darstellt. Im Corpus Hippocratium, einer Sammlung von Schriften des Hippokrates und der Ärzteschule von Kos, gibt es spezifische Hinweise auf die Musik in der Heilbehandlung. So gilt sie hier als ein Mittel gegen Epilepsie und Schlaflosigkeit. Andere Philosophen und Ärzte berichten über die Wirksamkeit von Musik bei Depressionen, aber auch beim phrenetischen Wahn. Orchestermusik, Zimbeln und andere Lärmmittel sollen den Patienten von seinen traurigen Gedanken und Grübeleien befreien.

Auch Galen (um 200), der wohl bekannteste Arzt der Spätantike, nimmt an, daß die Musik Körper und Geist »bestens herrichte«. Er empfiehlt sie besonders als ein Mittel zur Behandlung Wahnsinniger. Für Aristeides Quintiliamus (um 250) ist die Musik ein Arzneimittel, das je nach therapeutischer Wirkung mal schnell, mal langsamer wirkt. Zu jedem krankhaften psychischen Zustand passe ein musikalisches Heilverfahren, eine Musik, die dieselben harmonischen Verhältnisse besitze wie der jeweilige seelische Zustand. So erkenne die Seele die ihr verwandte Musik und werde wieder gesund. – Der Philosoph Boethius im frühen Mittelalter (um 500) betrachtet die Musik wieder in erster Linie als Zahlenproportion. Nach ihm erklingt die »Musica mundana« in der Sphärenbewegung. Die »Musica humana« stellt den menschlichen Mikrokosmos dar, und die »Musica instrumentalis«, ein Abbild der beiden ersten Sphären, kann den Menschen mit ihren Tönen und Klängen zur Harmonie führen. Damit bleibt im Frühmittelalter antikes Gedankengut lebendig. Die Scholastik als christlich-philosophische Dogmenlehre bemüht sich, aristotelisches Denken in christliches umzuwandeln. Die Bibel sowie bedeutende Kirchenschriften stehen nun gleichberechtigt neben den Schriften von Hippokrates und Galen. Krankheit wird dabei grundsätzlich als eine Strafe Gottes angesehen, und die Gesundheit ist nach damaligem Denken von dem Gleichgewicht der Säfte im menschlichen Körper – Blut, Schleim, schwarze und gelbe Galle – abhängig, eine Anschauung, die ebenfalls aus der Antike herrührt und als Humoralpathologie bezeichnet wird.

Vergessen wir bei unserer kleinen Reise durch die lange Geschichte der Musikheilung auch den Kirchenlehrer Augustinus nicht, der oft als »geistiger Vater des Abendlandes« bezeichnet wird. Er schreibt: »Alle Affekte unserer Seele haben ihrer Verschiedenheit entsprechend eigene Weisen in Stimme und Gesang, durch deren geheimnisvolle Verwandtschaft sie hervorgerufen werden.« Für ihn ist Musik ein Mittel zum Gottesdienst. Sie soll den Menschen vor allem zur ewigen göttlichen Harmonie führen. Aus pythagoräischer Sphärenmusik wird Engelsmusik, und von hier ist auch der Weg zu einer Trennung zwischen guter, christlicher Musik und unzüchtiger und maßloser, weltlicher Musik nicht mehr weit. Nur die gesungenen Psalmen vermögen demnach die Seele kathartisch zu reinigen. Für Thomas von Aquin etwa war nur die kirchliche Musik in der Lage, zum Beispiel geistesgestörten Menschen zu helfen. Die Harmonisierung der Seele erfolge allein über religiöse Gefühle, und körperliches und seelisches Heil seien untrennbar miteinander verbunden.

Doch welche Rolle spielte die Musik in der Behandlung von kranken Menschen im Mittelalter (ca. 500–1500) tatsächlich? Forscher setzen hier unterschiedliche Akzente. Die einen glauben, daß man die antiken Theorien von der Musikheilung theoretisch wie praktisch – im Vergleich zu späteren Entwicklungen – eher wenig beachtete. Dafür geben die Wissenschaftler vor allem zwei Gründe an: Zum einen galt jede Krankheit, wie erwähnt, als Strafe Gottes für sündhaftes Verhalten; zum zweiten reagierten die Kirchenoberen zum Teil mit Skepsis und Ablehnung auf die immanente Sinnlichkeit der Musik. Andere Fachleute aber sind anderer Meinung. So Werner Friedrich Kümmel in seinem sehr empfehlenswerten Standardwerk ›Musik und Medizin: ihre Wechselwirkungen von 800 bis 1800‹ aus dem Jahre 1977. Er geht davon aus, daß die Musik bereits im Mittelalter, ähnlich wie später im Barock, einen festen Platz in der Medizin einnahm. Demnach übernahm das Mittelalter von der Antike die Lehre vom Ethos der Musik und die Humoralmedizin, zu deren Diätetik, also der Lehre von der gesunden Ernährungs- und Lebensweise, die Regulierung von Affekten gehörte. Dafür spricht besonders, daß die Musik in der arabisch-islamischen Welt ab dem 9. Jahrhundert eine große Rolle spielte Arabische Quellen wiederum wurden häufig ins Lateinische übersetzt und gehörten daher im Mittelalter, so Kümmel, zu den Grundlagen des Studiums. So ist zum Beispiel überliefert, daß in der arabisch-islamischen Musik bis ca. 1000 n. Chr. die Vokalmusik im Mittelpunkt stand. Siebenstufige Tonleitern mit der Quarte als dem wichtigsten Intervall, diatonische und chromatische Melodiebildung und vor allem die Improvisation waren wesentliche Merkmale der Musizierpraxis. Hinzu kam ein oft asymmetrischer Rhythmus, und gespielt wurde vor allem mit der Laute, dem Hackbrett beziehungsweise Psalterium und der Flöte. Auch im Islam dominierte die antike Lehre vom Ethos, und zudem glaubte man an spezifische Wirkungen verschiedener Melodietypen. Musik wurde als »Nahrung für die Seele« betrachtet und konnte, so die Überlieferung, Körper und Seele, die irdische und kosmische Welt miteinander verbinden. In der Medizin erhoffte man sich daher von ihr eine Heilung des Körpers über eine Heilung der Seele, indem Affektzustände ausgeglichen werden sollten. In der Praxis sorgte die Musik im Hospital für eine gute seelische Verfassung der Kranken. Zudem wurde sie zur Schmerzlinderung, zur Beruhigung und Heilung von Geisteskranken und Wahnsinnigen, als Einschlafhilfe und als bloßer Zeitvertreib verwendet.

Im Mittelpunkt der mittelalterlichen Musiktheorie stand lange Zeit eine Beschäftigung mit dem menschlichen Puls. Bereits 300 Jahre v. Chr. wurde er gefühlt und gemessen, zum Beispiel mit Hilfe einer Wasseruhr. Man unterschied den Puls von Gesunden und Kranken und begriff beide wesentlich als das Verhältnis von quantitativen Proportionen, d. h. von Zahlen. Die Idee musikalisch-metrischer Rhythmen des Pulses wurde von der mittelalterlichen Musiktheorie übernommen. So gehörte sie etwa zu den sieben obligatorischen Fächern des Medizinstudiums im Rahmen der Idee der »Musica humana«, wonach Seele und Körper von derselben harmonischen, zahlenmäßigen Ordnung bestimmt waren wie die Töne der Musik und der Umlauf der Gestirne. Sprachbilder wie die »Singende Flöte in der Kehle«, die »Harfe in der Brust« oder das »Auf und Ab des Pulses« verdeutlichten den Zusammenhang von Körper und Musik. Avicenna (980–1037), dessen Schriften vom 12. bis zum 16. Jahrhundert die Grundlage für das Medizinstudium darstellten, beschrieb die musikalische Natur des Pulses, seine Zeitabschnitte und Proportionen als »musikalisch-metrische Perioden«. Die konkrete Intensität, Stärke oder Schwäche des Pulses empfand er als »musikalische Komposition«. Eine zu starke Entfernung des Pulses vom Metrum deutete, so Avicenna, auf eine Erkrankung des Patienten hin.

Im 14. Jahrhundert wird der innere Rhythmus des Pulses zu den Intervallen in Beziehung gesetzt, und die Proportionen der Oktave, der Quinte oder Quarte etwa gelten dabei als »normal«. Im 15. Jahrhundert wird man den Puls als eine Abfolge längerer Pulsationen begreifen, und Leonardo da Vinci (1452–1519) wird der erste sein, der Pulsschläge in einem absoluten Zeitraum mißt. Noch im 16. Jahrhundert steht die musikalische Notenschrift ganz im Dienst der Pulslehre, die den Puls in den großen harmonikalen Zusammenhang des Makro- und Mikrokosmos einordnet. Im 18. Jahrhundert schließlich überwiegen (vergleiche unten) empirisch-praktische Untersuchungsmethoden, und ein Takt eines Menuetts wird mit dem Tempo eines gesunden Pulsschlages gleichgesetzt. Noch bei Werkmeister, Quantz, Beethoven und anderen werden die Tempoangaben häufig in Beziehung zum Pulsschlag festgelegt, etwa 80 Schläge pro Minute oder ähnliches. Doch bald erscheint der Puls nur noch als ein direktes Zeitmaß.

Der enge Zusammenhang von Musik und Medizin im Mittelalter kann auch an den Ausbildungsinhalten der Mediziner abgelesen werden. Karl der Große (742–814) hatte die »Artes liberales« als Fächerkanon mit sieben Fächern von der Spätantike übernommen. Dazu gehörte bis circa 1550 auch die Musik, vorrangig mit der Lehre von den Zahlenproportionen, aber auch mit praktischen Fragestellungen. Seit dem 10. Jahrhundert waren die »Artes liberales« eine Voraussetzung für das Studium der Medizin, die inzwischen ein Spezialfach geworden war. Die oben erläuterten Beziehungen zwischen dem Puls und der Musik bildeten dabei das Hauptargument für die musikalische Ausbildung eines Arztes. Im 16. Jahrhundert allerdings distanzierten sich die Ärzte immer mehr von den lateinisch-scholastischen Quellen und wandten sich der Antike zu. Unter dem Einfluß des Humanismus, der Naturwissenschaften und der Reformation löste sich der tradierte Ausbildungskanon auf; neue Fachdisziplinen entstanden, so etwa die Chemie und Biologie. Das rational-mechanische Denken erklärte nun die Wirkung der Musik analog zu den physikalischen Schwingungsvorgängen und Resonanzerscheinungen. Erst ab etwa 1750 sollte man erkennen, daß die Wirkung der Musik ein weitaus komplizierterer Vorgang ist – die spezifische Erkrankung sowie die Individualität des Patienten wurden nun auch als bedeutsam bei der Musikheilung erkannt.

Doch welche Vorstellungen hatte man im Mittelalter und in der frühen Neuzeit von »Gesundheit« und »Krankheit«? »Ein gesunder Leib ist wie ein musikalisches Instrument – so die Saiten verletzt sind, hat man dann lange zu stimmen, bis sie zur Harmonie kommen«. Krankheit wurde damit als die Zerrüttung der natürlichen Ordnung des Leibes und seiner Harmonie begriffen. So rückte als zentrale Kategorie die Ausgewogenheit zwischen den jeweiligen Elementen – vier Körpersäfte, vier Lebensphasen, vier Hauptorgane – in den Mittelpunkt. Die Musik konnte, so glaubte man, die Balance aller Elemente unterstützen oder wiederherstellen, weil sie wesensverwandt mit Körper und Seele der Menschen war. Boethius (um 500 n. Chr.) zum Beispiel begriff so die musikalische Heilwirkung als ein Zusammenfügen von Körper und Seele. Als ein Beispiel nannte er die einschläfernde Wirkung der Musik bei Säuglingen. – Festzuhalten bleibt damit: Im mittelalterlichen Denken sollte die Medizin unter der Idee der »Musica humana« in erster Linie die göttliche, maßvolle Ordnung von Leib und Seele erhalten beziehungsweise wiederherstellen. Viele Ärzte waren davon noch im 16. und 17. Jahrhundert überzeugt, wobei allerdings das Streben nach konkreter individueller Erfahrung und Beschreibung immer stärker wurde. Dennoch wurden neben dem Puls auch andere körperliche Phänomene, etwa der Krankheitsverlauf, die Entstehung des Kindes im Mutterleib, die Gewichtsproportionen der Körpersäfte, Fieber etc. der Grundidee der »Musica humana« zugeordnet. Agrippa von Nettesheim im 15. Jahrhundert zeigt zum Beispiel die vollkommene Harmonie des Menschen an Zahlen, Maßen und Gewichten, aber auch an der richtigen Mischung der Körpersäfte: acht Teile Blut, vier Teile Schleim, zwei Teile gelbe Galle, ein Teil schwarze Galle. Die neue Medizin der Renaissance sollte die Musica-humana-Idee als Ausgangspunkt benutzen: Der Glaube an die zahlenmäßige Ordnung stand fest, nur wollte man sie nun auch empirisch, messend, wiegend etc. nachweisen.

Doch wie wurde das Verhältnis von Leib und Seele gesehen? – In der Antike war der Arzt für Leib und Seele zugleich zuständig, denn beide galten als untrennbar. Materielle Veränderungen im Körper konnten dementsprechend auch geistige Krankheiten auslösen. So glaubte man, ein feuchtes Gehirn etwa führe zur Raserei, und psychische Erkrankungen könnten zudem durch Veränderungen des Blutes entstehen. Im Lauf der Geschichte änderten sich die Auffassungen. Hippokrates hatte die Wechselwirkung von Körper und Seele hervorgehoben, Demokrit und die Stoiker allerdings erhoben die Seele über den Körper, wodurch der Körper tendenziell als minderwertig erschien. Dieser Dualismus war zunächst dem christlichen Denken verwandt, das eine quasi gleichberechtigte Verbindung von Körper und Seele ablehnte. Galen schließlich ging davon aus, daß die Frage nach einer eigenen Substanz der Seele überflüssig sei, denn bei allen seelischen Regungen komme es auf die Mischung von Körpersäften und elementaren Qualitäten an, wie heiß, warm, kalt, feucht. Durch die Diätetik könnten daher Körper und Seele zugleich beeinflußt werden. Körperlich-materielle Faktoren wie etwa Essen oder Bewegung beeinflussen, so Galen, die Seele, wie auch seelische Affekte den Körper beeinflussen und zum Beispiel Fieber oder Schlaflosigkeit hervorrufen können. Dieses Denken setzte sich auch in der Kirche schrittweise durch, und der Körper erschien bald als eine Gabe Gottes beziehungsweise als das »Kleid der Seele«. Später, im 16. und 17. Jahrhundert, sollten die Humanisten und Physiologen wie etwa René Descartes (1596–1650) versuchen, die Seele körperlich ausfindig zu machen und mechanisch zu erklären, etwa als eine Drüse im Hirn. Hier wurden wiederum Körper und Seele strikt getrennt, um die Chance auf eine streng rationale medizinische Therapie zu erarbeiten. Ab ca. 1700 erhielt die Psyche erneut eine größere Bedeutung gegenüber dem Körperlichen, als die Affektbildung in das Zentrum der Musiktheorie gerückt war. Die meisten Ärzte, so schreibt etwa Kümmel, mögen dennoch damals wohl von Wechselwirkungen zwischen Seele und Körper ausgegangen sein. Dabei stand im Prinzip seit der Antike fest, welche Affekte heilsam, welche schädlich waren: Zorn etwa sollte das Blut erhitzen und zu Fieber führen; Freude die Körperwärme zu den äußeren Gliedern treiben und die Körpersäfte ausdehnen; Furcht die Wärme ins Innere treiben und ebenfalls Fieber hervorrufen.

Eines der interessantesten Kapitel der mittelalterlichen Medizin ist zweifellos die Diätetik der Humoralmedizin. Sie galt in der Antike als die »Lehre von der Lebenskunst« und besaß vorrangig zwei Aufgaben: Sie sollte 1. die Gesundheit erhalten und 2. eine therapeutische Behandlung ermöglichen. Dabei spielten Galens berühmte sechs Mittel der Diätetik eine zentrale Rolle, und zwar bis in das 19. Jahrhundert hinein: 1. Licht und Luft; 2. Speise und Trank; 3. Arbeit und Ruhe des Körpers; 4. Schlafen und Wachen; 5. Leerung und Füllung des Körpers; 6. Bewegung des Gemüts. Diese Grundregeln der Diätetik rangierten im medizinischen Gesamtkonzept noch vor der Arznei und der Operation. Besonders im arabisch-islamischen Kulturkreis waren sie zu einer detaillierten Gesundheitslehre ausgearbeitet und dann ab dem 13. Jahrhundert vom Westen assimiliert worden. Hier behielten sie bis ca. 1850 eine große Bedeutung. Für die darauffolgenden 100 und mehr Jahre allerdings sollte der Gedanke der Gesundheitsprophylaxe im diätetischen Sinn so gut wie keine Rolle mehr in der Medizin spielen – wie bereits in der Einführung angesprochen, zum Teil bis heute.

Man halte sich das Konzept der Diätetik vor Augen: Das erste Gebot der Humoralmedizin war das rechte Maß, die Mitte zwischen den Extremen. Dies galt im Materiellen, etwa für das Essen, die Arbeit etc. genauso wie im affektiven Bereich. So sollte jeder Zorn vermieden werden, abgesehen davon, daß er bei übergewichtigen Frauen als Therapie galt. Heiterkeit, Reden, Musik dagegen rangierten ganz oben in einem vielfältigen Arsenal sinnlich-ästhetischer Mittel zur Erbauung der Seele. Dabei wurde die Musik nicht kathartisch, steigernd beziehungsweise homöopathisch, sondern ausgleichend, allopathisch benutzt.

Schauen wir uns die Regeln der Diätetik abschließend näher

an, die zum Teil – etwa im Bereich der Kuren und des Bades – erst im 16., 17. oder 18. Jahrhundert an praktischer Bedeutung gewannen. Dennoch scheint hier eine schematische Chronologie fehl am Platze, denn das Wissen um die Diätetik war durchaus älteren Ursprungs. Bereits arabische Gesundheitsbücher des 11. Jahrhunderts gaben Ratschläge zur richtigen Lebensweise, etwa zur Erhaltung der Körperwärme, zur Stärkung des Körpers und zum Schutz der Gesundheit: Bäder in süßem Wasser, Pflanzendüfte, süße, warme Milch. Noch besser erschienen den Ärzten Spiel, Freude, Gesang, Musizieren und Schmuck. In den ältesten deutschen Versionen solcher Gesundheitsratgeber im 14. Jahrhundert stand die Musik sogar häufig an erster Stelle, auch in volkstümlichen Ausgaben. Dabei gab es immer wieder die Aufforderung, Maß zu halten und übermäßige Affekte zu vermeiden. Vor allem Menschen mit »trockenem« und »warmem« Temperament wurde als Prophylaxe empfohlen, Arbeit und Sorgen zu mäßigen. Zusätzlich entstand im 15. Jahrhundert eine humanistisch geprägte Gesundheitsliteratur. Auch hier wurde die Musik empfohlen, vor allem der maßvolle Gesang. Dabei wurde die Tendenz deutlich, den Geist gegenüber dem Körper stärker zu betonen. So wurden etwa fünf Dinge zur Erbauung genannt: »1. Gottes Wort; 2. ein gutes Gewissen; 3. die Musik; 4. der Wein; 5. ein vernünftiges Weib«. In einem Medizinlexikon des Jahres 1682 heißt es: »Die Musik ist nützlich zur Heilung von Krankheiten.« Daraus ist zu schließen, daß diese Ratschläge auch in der Praxis angenommen wurden, wenn auch konkrete Quellen über Heilbehandlungen nur selten auftauchen. In einem Tagebuch eines Augsburger Arztes etwa findet sich der Bericht über eine Musik gegen die »Austrocknung des Hirns von Gelehrten«.

Besondere Tradition besaßen Vorschriften für die richtige Lebensweise von Schwangeren: eine körperlich »maßvolle Bewegung« und »ausgewogene Affekte«, dazu Gesänge, Scherze und langes Schlafen. Vermieden werden sollten Einsamkeit, Zorn, Weinen, weil dies die natürliche Feuchtigkeit im Körper austrocknen könne. Auch vor Furcht und Erschrecken sollten sich schwangere Frauen in Acht nehmen, um Mißbildungen und Fehlgeburten zu vermeiden.

Auch bei Kleinkindern sollte die Musik eine besondere Rolle spielen, und zwar schon bei der Geburt und auch im Wochenbett. Sie sollte Furcht und Angst vertreiben beziehungsweise die »Melancholie« oder »schwarze Galle«. Gut geeignet erschienen Lieder, die die Amme nach dem Stillen singen sollte. Ebenfalls wurden Schlaflieder empfohlen, eine leichte Bewegung zur Musik, Späße beim Wiegen und bunte Farben auf den Tüchern. Diese Vorschriften wurden im 15. und 16. Jahrhundert immer detaillierter: So sollte vor allem bei stillen, trägen Kindern nach dem Stillen gesungen werden, auch zur Appetitanregung. Insbesondere sanfte Töne von der Leier, der Laute, dem Spinett, der Geige und der Gitarre erschienen den Gesundheitsratgebern dafür geeignet. Zur Steigerung der Verdauung wurden bis in das 18. Jahrhundert hinein Singstunden häufig nach dem Mittagessen angesetzt.

Auch zur Verlängerung des Lebens sollte die Musik beitragen: Die Alltagsprobleme erhielten so weniger Gewicht, und die Freude beziehungsweise ein maßvolles Vergnügen wurden gestärkt. Vorgeschlagen wurden Diäten und geistige Vergnügungen, und man empfahl alten Menschen, wieder selbst zu musizieren, da dies besonders gegen eine Austrocknung des Körpers helfe. Auch zur richtigen Verdauung gab es Ratschläge: So sollte Musik beim Essen die Verdauung fördern, wofür die »Tafelmusiken« geeignet erschienen. Daneben galt der Gesang als eine wichtige diätetische Vorschrift: Es hieß, daß gerade Mönche aufgrund ihres Singens lange lebten, weil Gesang die Nerven, Glieder und Adern stärke. Singen sollte unter anderem bei Asthma, Gicht, Stottern und Schwindsucht helfen.

Musik sollte auch Schmerzen lindern und sonstige medizinische Therapien unterstützen. Dabei war in der Praxis die diätetische Anwendung aus heutiger Sicht nur schwer von einer magisch-mythischen Heilmusik zu unterscheiden, die – oft ergänzt durch Amulette oder Zaubersprüche – durchaus bis ins 15., 16. Jahrhundert verbreitet war. So wird etwa von typischen Doppelbehandlungen von Fieber oder Pfeilverwundungen berichtet, bei denen Arzt und Zauberer quasi gleichberechtigt auftraten. Schließlich setzte sich aber dann die christliche Denkweise und damit auch die rational-diätetische Behandlung durch, die über die Seele den Körper zu heilen versuchte. Musik am Krankenbett war dabei ein alter Brauch. Bereits im 10. Jahrhundert etwa finden sich im islamischen Reich detaillierte Beschreibungen für spezielle Weisen, Anlässe, Affektwirkungen etc. Wie oben bereits erwähnt, wurde vor allem der Gesang angewendet, zum Beispiel morgens in Krankenhäusern. Die Musik sollte dabei 1. allgemein Freude erregen, 2. den Schlaf fördern, 3. Appetit und Verdauung fördern und 4. Wahnsinnige beruhigen. Auch im lateinischen Mittelalter finden sich Belege, die eine Musiktherapie am Krankenbett seit dem 12. Jahrhundert nachweisen, wenngleich ihre Rolle im Westen kleiner war als im Islam. So ist nur ein Beispiel aus dem Jahre 1198 überliefert: In einem römischen Hospital wurden den Patienten liturgische Gesänge in der Kirche und im Krankensaal vorgespielt. 1550 wurden zum Teil Orgeln in die Krankensäle gestellt, um vor allem zur Essenszeit den Kranken Musik vorspielen zu können.

Auch beim Baden spielte die Musik eine bedeutende Rolle. Für die Kuren in warmem und kaltem Wasser, aber auch für Trinkkuren forderte man generell eine heitere Gemütsverfassung – alle Sorgen sollten vergessen werden. Dazu sollten gute Gespräche, Spiele, Gesang und Musik dienen – letztere, so hieß es, »ermuntert Leib und Seele, weckt Wärme, macht die Säfte dünn!« So wird aus dem Jahre 1480 in Nürnberg über eine Badebehandlung berichtet, bei der 3–4 Stunden lang am Tag Musik gehört, gesungen oder getanzt wurde. Dabei badeten übrigens Männer und Frauen zusammen, und auch die Erotik soll die Gemüter der Kranken positiv beeinflußt haben. Die Heilmusik mag dazu beigetragen haben, daß gerade die Kurorte generell im 18. und 19. Jahrhundert im Musikleben einen hohen Rang besaßen – wozu auch Musiker wie Johann Sebastian Bach oder Franz Liszt beitrugen. Telemann komponierte sogar im Jahre 1734 »Scherzi melodici« für die Kurgäste in Bad Pyrmont; mit einem langsamen Einleitungssatz und sechs kurzen Sätzen in wechselnden Tempi und Charakteren, die jeweils für einen Wochentag gedacht waren. Im 18. Jahrhundert schließlich verlor die Musik beim Baden ihren Platz, vermutlich aus Kostengründen. Nach der Kur allerdings, beim Bade- oder Kurkonzert, hat sie bis heute einen hohen Stellenwert behalten. Im großstädtischen Badeleben des 19. Jahrhunderts allerdings waren die medizinischen Motive kaum noch erkennbar.

Bei der Behandlung von Geisteskranken galt die Musik seit alters her als unentbehrlich – zur Vertreibung der bösen Geister in der Frühzeit und zur Harmonisierung der Seele in der Antike und im Mittelalter. Im 17. Jahrhundert wurden die Affektwirkungen der Musik immer differenzierter betrachtet; auch die Schockmethode, etwa mit der Orgel oder der Pauke, wurde angewendet. Bei der Melancholie wurde zudem Wein und Frohsinn empfohlen, aber auch der Aderlaß oder spezifische Medikamente galten als Therapie. Die Melancholie beziehungsweise Manie als krankhafte Erregung wurde im Mittelalter, aber auch späterhin sehr häufig diskutiert. Als Ursache der Melancholie galt ein Rückzug des Blutes und der Wärme ins Körperinnere und eine allgemeine Austrocknung und Abkühlung des Körpers.

Auch zur Steigerung der Erotik und der sexuellen Potenz wurde die Musik verwendet. Sie sollte dabei die »natürliche Wärme« steigern, den Geist anregen und zugleich den Körper wecken. Noch im 18. Jahrhundert wurde Musik als sexuell anregend betrachtet und – durchaus ambivalent – zugleich als Mittel gegen Impotenz und Liebestollheit beziehungsweise Liebeswahn verwendet. Als Ursache von Fieber wurde allgemein eine Fäulnis des Blutes betrachtet beziehungsweise eine Schädigung der Lebensgeister. Musik sollte daher die Ausscheidung anregen und die Seele durch freudige Erregung stärken. Noch im 18. Jahrhundert wurde hier die Musik ohne den Bezug auf die Diätetik als selbständige Therapie angewendet. Aber auch bei Pest, Syphilis, Ohnmacht, Schlaganfall, Gliederstarre, Schmerzen, Schlaflosigkeit, Hörstörungen, epileptischen Anfällen etc. wurde Musik als Therapie eingesetzt. Dabei gab es exakte Vorschriften, wie die Musik – die ja damals nur live gespielt werden konnte – jeweils beschaffen sein sollte. Wurde generell die Musik als »kunstvoll und süß« bezeichnet, so sollte die Heilmusik nur »süß« sein – Kunstmusik schien also weniger geeignet. Dafür rangierten jahrhundertelang Gesang und Instrumentalmusik nebeneinander, wobei die leisen Instrumente wie Flöte, Laute oder Fiedel bevorzugt wurden. Leise Musik schien auch besonders angemessen bei Schlaflosigkeit und apathischen Krankheiten, wobei zum Teil absteigende Melodien oder eintöniger Gesang gefordert wurden. Dabei sollten die »natürlichen Vorlieben« der einzelnen Temperamente von den Ärzten beachtet werden. So werde ein Melancholiker per se durch traurige Musik, Sanguiniker und Choleriker dagegen durch Tanzmusik und ein Phlegmatiker durch hohe Frauenstimmen besonders angesprochen. Darüber hinaus gab es Angaben zu Tempo, Intervallen, Notenwerten, Harmonik und Besetzung der Musik, so daß verallgemeinernd von einer »Heilmusik« in Mittelalter und Neuzeit durchaus gesprochen werden kann. Von wenigen Ausnahmen abgesehen, wurde allerdings keine spezielle Heilmusik komponiert, sondern vorhandene Musik ausgewählt.

Musik und Medizin vom 15.–19. Jahrhundert

Wir haben bislang vorrangig die Zeit der Antike und des Mittelalters betrachtet, auch wenn viele der angesprochenen Heilpraktiken – wie jeweils deutlich gemacht – schon weitaus länger existieren. Gleichwohl folgt nach dem Mittelalter eine Zeit der Erneuerung, auch im Denken der Musiker und Mediziner. Dies soll daher im folgenden näher beschrieben werden.

In der Renaissance, also im 15. und 16. Jahrhundert, nahm das Interesse an der Musikheilung stark zu. Sie stand im Mittelpunkt vieler abstrakt-spekulativer Arbeiten im Bereich der Medizin und anderer Wissenschaften. So veröffentlichte etwa der Arzt und Philosoph Hieronymos Cardanus (1501–1571) Untersuchungen über die Beziehungen zwischen Musik und menschlichen Affekten. Der Florentiner Marsilius Ficinus (1433–1499) hatte zuvor bereits Philosophie, Astrologie, Medizin und Musikheilung zu verbinden versucht. Er ging davon aus, daß der geistig tätige Mensch generell von einer »melancholischen Dyskrasie« bedroht sei, eine Folge des Verlustes der »spiritus«, der »Lebensgeister«. Kosmische Einflüsse, aber auch die harmonischen Kräfte der Musik könnten, so Ficinus, diese Lebensgeister neu beleben. In seiner Schrift »contra alla peste« empfiehlt er Musik deshalb auch als Mittel gegen die Pest und andere epidemische Krankheiten.

Auch Cornelius Agrippa von Nettesheim (1486–1535), ebenfalls Arzt und Philosoph, versuchte die Heilwirkung der Musik, vor allem des Gesangs, zu erklären. Dieser könne den Geist und die Einbildungskraft des Singenden harmonisch ausdrücken und damit auch den Geist des Hörenden leicht durchdringen und die Gefühle und Leidenschaften des Singenden weitergeben. Agrippa von Nettesheim schrieb: »So bewegt er (der Gesang) durch dieses Gefühl das Gefühl des Hörenden, affiziert dessen Phantasie durch das Gemüt, ergreift das Herz und dringt bis ins Innerste der Seele, indem er den Sinn des anderen nach seinem eigenen stimmt, wie er auch die Glieder und das Blut desselben in Bewegung setzt und ebenso wieder anhält.«

Im Mittelpunkt von Theoriebildung und spekulativer Beschreibung der Neuzeit stand immer wieder der Tarentismus. Damit ist eine Art Tanzwut beziehungsweise Massenhysterie gemeint, die zunächst in Apulien auftrat und sich dann auch in anderen Gebieten Italiens und Europas verbreitete. 1492 wurde der Tarentismus das erste Mal von dem venezianischen Arzt Sante Ardoini beschrieben. Als Ursache nahm er den Biß der Tarantel, einer Wolfsspinnenart, an, deren Folgen der Anatomieprofessor Georgio Baglivi aus Rom so erklärte: Das Tarantelgift lasse das Blut koagulieren und mache dadurch den gesamten Organismus krank. Der Patient breche zusammen, liege leblos am Boden. Ihm würde nun eine schnelle, mitreißende Musik – ähnlich der heute bekannten Tarantella – vorgespielt, und nun geschehe folgendes: Die durch die Musik bewegte Luft übertrage ihre Schwingungen auf die Haut, die Lebensgeister und das Blut des Leblosen. Auf diese Weise werde das verdickte Blut wieder dünner, und die Säfte seien bald wieder normal flüssig. Dank der musikalischen Vibrationen könnten die Opfer des Tarentismus schon bald wieder ihre Glieder bewegen, aufstehen, herumspringen und tanzen, bis der Schweiß ausbreche und das Gift der Tarantel endgültig ausgeschwemmt werde.

Warum beschäftigen sich Baglivi und viele andere Wissenschaftler der Neuzeit immer wieder, jahrzehnte- und jahrhundertelang, mit dem Tarentismus? – Nun, die beschriebene Heilprozedur als eine häufig volksfestartige Kombination von Musik und Tanz demonstrierte wie kaum ein anderes Phänomen der Medizin die Heilkraft der Musik, und das zudem öffentlich und vor Hunderten von Zeugen! – Was letztlich aus heutiger Sicht hinter diesem Phänomen steckte, ist bislang nicht eindeutig geklärt. Als Ursache des Tarentismus wird in neueren Forschungsbeiträgen eine religiöse Volksbewegung von umbrischen Geißlern angesehen, deren kulturelle Entstehung später vergessen wurde. Als später Scharen von tanzwütigen Menschen durch Europa zogen – zum Beispiel im Raum Paderborn/Münsterland zwischen 1656 und 1660 –, hielt man sie gemeinhin für vom Teufel Besessene. Einige moderne Wissenschaftler gehen auch davon aus, daß eine Ergotaminvergiftung durch schlechtes, ausgewachsenes Korn den Massenwahn ausgelöst hat.

Im Zeitalter des Barock (1580–1750) beeinflußten zwei bedeutende Ereignisse die Anschauungen über die Musikheilung. Zum einen war dies Descartes' Trennung von Leib und Seele und die Entdeckung des Blutkreislaufs durch William Harvey. Die »Jatromusik« (»Arztmusik«) benutzte nun physikalische und chemische Erkenntnisse, um die Wirkung von Musik auf Kranke zu erklären. Gesundheit erschien jetzt als ein ungestörter Ablauf vor allem von mechanischen Vorgängen im Körper. Geisteskrankheiten dagegen beruhten, so glaubte man, auf quantitativen und qualitativen Veränderungen des »spiritus animalis«. Aderlaß, Purgation und die Musik waren die wichtigsten therapeutischen Maßnahmen. Leibniz (1646–1716) zum Beispiel beschrieb in seinem Traktat »Musik als Arzney«, daß gerade die Schläge der Trommel, der Takt, die Kadenz etc. dank ihrer Regeln und Ordnungen zunächst die Luft und dann die Lebensgeister des Patienten positiv beeinflussen könnten. Antike Vorstellungen, anatomische und physiologische Erkenntnisse der Renaissance sowie christliche Vorstellungen über die Beziehung von Leib und Seele wurden in der Jatromusik des Barock eng miteinander verknüpft. Die Jesuitenpater A. Kircher und E. Nicolai waren ihre bedeutendsten Vertreter. Schauen wir uns ihre Konzepte etwas näher an, denn: Trotz aller Spekulationen und trotz allen Irrglaubens steht in ihrem Mittelpunkt die intensive, wissenschaftlich reflektierte Suche nach den Ursachen der beobachteten heilsamen Effekte der Musik!

Erinnern wir uns daran, daß die Wissenschaftler des Barock auf den Humanismus aufbauen konnten: Der Mensch ist frei! Naturwissenschaftler wie Kepler, Kopernikus und Newton hatten entscheidende Grundlagen für eine objektive, allein auf Gesetze und deren Wirkung ausgerichtete Weltanschauung entwickelt. Gerade mit der Entdeckung des Blutkreislaufs 1616 wurde die Wissenschaft der Physiologie, die Lehre von den Vorgängen statt den Zuständen, begründet. Sie verband sich nun mit den barocken Anschauungen über die Musik. Sie spielte in der Gesellschaft der absolutistischen Herrscher eine besonders wichtige Rolle, nicht zuletzt deshalb, weil sie das barocke Grundprinzip der Bewegung besser als jede andere Kunstform ausdrücken konnte. Nach Palestrina und di Lasso, den musikalischen Großmeistern der Renaissance, verlor die polyphone, d. h. vielstimmige Musik an Bedeutung. Die Monophonie wurde entwickelt – eine Stimme konnte dominieren. Die »Affektenlehre« beschrieb, wie sich menschliche Affekte wie Trauer, Freude, Furcht musikalisch nachahmen ließen – eine »typisierende«, keine individuelle Nachahmung. Mit dem Madrigal, der Monophonie, der Oper und bald auch mit der Instrumentalmusik erlebte das barocke Ausdrucksstreben einen Höhepunkt. Kein Wunder, daß vor diesem kulturellen Hintergrund Theorien über die Wirksamkeit der Musik auf den menschlichen Organismus auf breiteste Resonanz in der Welt der Fachleute und Interessierten stieß.

Vor allem die Gedanken des Jatromusikers Athanasius Kircher (1602–1680) aus Fulda wurden berühmt. Seine »Hörtheorie« besagte, daß eine »eingepflanzte Innenluft« aus der eingeatmeten Außenluft entsteht, indem sich Atemluft und Blutdunst im Hirn zu den »spiritus animales« (»Seelengeister«) vermischen. Sie ermöglichen das Hören überhaupt und müssen täglich erneuert werden. Die »spiritus«, ein Begriff von Pythagoras und Hippokrates, die zwischen den »spiritus naturales« (»Außenluft«), den »spiritus vitales« (»Lebensgeistern«) und den »spiritus animales« (»Seelengeistern«) unterschieden hatten, galten quasi als »Vehikel der Seele«, die über Nerven und Arterien im Körper verteilt wurden. Gesteuert wurde das physiologische Geschehen, so Kircher, durch die spiritus. – Wie konnte nun die Musik auf die Harmonie der Seele einwirken? Da der Körper des Menschen porös sei, gerate die Innenluft in Vibrationen, und die spiritus setzten sich in Bewegung. Die Seele nehme dies wahr, »zähle« quasi die Proportionen, und dann ändere sich der Affekt, indem über die Phantasie die Körpersäfte, also Blut, Schleim, gelbe und schwarze Galle, verändert würden. Und deshalb könnten alle Krankheiten, die von der gelben und schwarzen Galle abhingen, leicht mit Musik geheilt werden. Vor diesem Hintergrund empfahl auch Kircher gegen die Tanzwut des Tarentismus den Einsatz der Musik: Durch sie werde das Gift zunächst im ganzen Körper verteilt, setze sich dadurch auch in den Muskeln fest und zwinge so zum Tanzen. Dadurch, so Kircher, gerieten die spiritus in Bewegung, erhitzten und öffneten die Poren, so daß das Gift ausgeschwitzt werden könne.

Ab 1650 wurde die Solidarpathologie bekannt. Waren bislang ausschließlich die vier Säfte als Grundlage der Körperphysiologie betrachtet worden, rückten jetzt die Fasern als Muskel-, Nerven- und Arterienfasern in das Blickfeld, und es kam ein neuer Saft hinzu: der Nervensaft oder Fluidum nerveum. Er, so glaubte man, flösse in den Nervenfasern und transportiere die »spiritus animales«. In diesem Zusammenhang fragte sich zum Beispiel Theodor Craanen (1620–1689): Warum heulen Hunde bei Musik? Seine Antwort: Die Luftschwingungen der Musik stehen zu den Poren der Hörnerven des Hundes in einem unpassenden Verhältnis, und sie quälen ihn daher. Eine andere diskutierte Frage war: Warum verursachen Feilgeräusche Schmerzen an den Zähnen? Auch hier wurde angenommen, daß die Poren der Zahnwurzelnerven nicht zu den Schwingungen der Geräusche passen. Andere Beispiele: das Haaresträuben und die Schauer, die über den Rücken laufen. Entsprechend dieser neuen

Theorie der Solidarpathologen sollte also die Musik nun nicht vorrangig über Säfte, sondern über feste Körperbestandteile wie Fasern, Poren, Haut wirken.

Adam Brendel (gestorben 1719) war ebenfalls ein Anhänger der »Faserlehre«: Musik, so spekulierte er, lasse die Säfte und die Körperfasern vibrieren, vor allem die Fasern der Gehörnerven. Diese führten zum Gehirn und riefen dort Affekte und Gedanken, Vorstellungen etc. hervor. Schmerz, der nach Brendel aus einer ungewollten Vibration sensibler Nervenfasern entsteht, kann durch eine harmonische Musik beseitigt werden. Der Geist passe sich dann diesem Vorgang an. Damit verschwinde der Schmerz insgesamt aus dem Gemüt. Alle Affekte würden also durch »die Bewegungen der Sinnesorgane beziehungsweise Nerven verursacht beziehungsweise angetrieben. Demnach sollten Depressive durch Musik neue Poren mit neuem Durchmesser für den Nervensaft bekommen! – Schließlich kam zur Faserlehre noch die Tonuslehre hinzu, wonach jede Faser von Natur aus unter einer mittleren Spannung steht. Sie kann zum Krampf gesteigert oder zur Atonie verringert werden, wodurch Krankheiten entstehen. Zum Teil wurde auch jeder Faser ein spezieller Tonus zugeordnet, der durch einen besonderen Ton angeregt werden kann.

Es würde an dieser Stelle zu weit führen, diese und ähnliche Theorien des Barock näher darzustellen. Es wurde deutlich, mit welcher Sorgfalt, mit welchem Ernst, ja welcher Hingabe diese Jatromusiker des Barock die beobachtete Wirkung der Musik grundsätzlich, aber auch bezogen auf einzelne Krankheiten wie etwa Fieber, Geisteskrankheiten etc. darzustellen versuchten. Dabei beriefen sich Medizin und Musiktheorie gemeinsam auf antike Wurzeln: die »Lebensgeister« und die »Affekte«. Obwohl der Jatromusik praktische Erfolge in der Heilmusik weitgehend versagt blieben, darf sie dennoch nicht nur als ein Irrweg der Geschichte abgetan werden. Bedeutsam scheinen heute noch die einheitliche, rational orientierte Weltanschauung und die schöpferische Kraft und Phantasie, die dort aushelfen mußte, wo – aus heutiger Sicht – exaktes Wissen fehlte. Als jedoch die standardisierte Affekten-Theorie im Laufe des 18. und 19. Jahrhunderts zunehmend überholt war und zudem die Naturwissenschaften der Medizin zu immer neuen Fortschritten verhalfen, mußte die Jatromusik von der Bühne der Wissenschaftlichkeit abtreten. Was kam danach?

Nun, erwähnenswert ist in diesem Zusammenhang noch die Zeit der romantischen Medizin am Ende des 18. und zu Beginn des 19. Jahrhunderts. Die rein mechanistische Anschauung der Aufklärung hatte nun ausgedient. Krankheit wurde jetzt unter anderem als eine Abweichung von einem mittleren Grad der Erregbarkeit angesehen. Eine heilende Wirkung der Musik entstand demzufolge durch ihre erregenden oder beruhigenden Potenzen. Dabei erhielten sowohl die psychischen als auch die sensorischen Reize eine Bedeutung. In diesem Zusammenhang sei auch Franz Anton Mesmer erwähnt mit seiner Theorie des »Magnetismus«. Mesmer nahm unter Bezug auf Kircher ein Fluidum an, das die Nerven umfließt. Dessen Kraft nannte er willkürlich »Magnetismus«: Der Magnet ist ein Abbild der Natur und kann auf das Fluidum einwirken. Im Grunde wurde damit die Wechselwirkung zwischen Natur und Körper beschrieben. Krankheit entsteht, so Mesmer, wenn die Empfänglichkeit des Körpers für diese Kraft gestört ist. Mesmer benutzte praktisch in seiner Therapie zunächst einen Magneten, dann das Handauflegen. Er besaß selbst die Fähigkeit zu magnetisieren, was sich beim Patienten in einer Art Hypnose auswirkte. Dies ist heute vor allem durch die Suggestionskraft des Therapeuten erklärbar. Damit erhielt der Mesmerismus neben der mechanistischen auch eine psychologische Komponente. Ende des 19. Jahrhunderts wurde er als Hypnoseform in die Therapie der Hysterie integriert und zumindest für die französische Psychiatrie rehabilitiert. Wer sich im übrigen für diese, zum Teil zum Okkulten tendierende Therapie interessiert, der sei auf den interessanten Aufsatz von Stefan Evers: ›Musik und Magnetismus. Zur Geschichte der Mystik in der Musiktherapie‹, erschienen in der ›Musiktherapeutischen Umschau‹ Heft 1 im Jahr 1991, verwiesen.

Festzustellen bleibt hier: Die praktische Anwendung der Musik in der Medizin wird im 19. Jahrhundert immer mehr auf psychische und psychogene Leiden eingeengt. Körperliche Krankheiten werden allenfalls als indirekte Folge der psychischen Erkrankung mit Musik behandelt. Allgemein nimmt jedoch auch in den psychiatrischen Anstalten die Skepsis der Ärzte zu: Die Musik könne zwar hin und wieder Kranke beruhigen, so glaubt man, aber kaum heilen. Andere Psychiater gestehen der Musik durchaus eine Heilwirkung zu, betrachten sie aber in erster Linie als ein Mittel zur angenehmen Unterhaltung oder Beschäftigung ihrer Patienten. Im Verlauf des 19. Jahrhunderts findet man daher Musiktherapie, wenn überhaupt, nur noch in Psychiatrien, sowohl in Deutschland als auch im anglo-amerikanischen Raum. Erst mit dem Positivismus am Ende des 19. Jahrhunderts wird die Wirkung der Musik unter dem Einfluß einer neuen, naturwissenschaftlich orientierten Psychologie und Medizin überprüft. So werden physiologische Veränderungen des Pulses, der Schweißsekretion, des Sauerstoffverbrauchs etc. gemessen. Eine Renaissance pythagoreischer Gedanken bewirkt schließlich der Musiktherapeut Pontvik in den 50er und 60er Jahren in Schweden, der in der Musik eine Spiegelung weltgesetzlicher Proportionsverhältnisse sieht. Vor allem mit der Musik Bachs will er die kosmische Harmonie auf die Psyche der Patienten übertragen.

In der modernen Musiktherapie spielen alle diese historischen Ansätze so gut wie keine Rolle mehr. Andererseits finden sich immer wieder einzelne Ansatzpunkte und Fragestellungen, die – durchaus auch kritisch – an moderne Musiktherapien zu stellen sind: Welche Rolle spielt eigentlich die Musik selbst? Welche der Therapeut? Welche Rolle spielt die Beziehung zwischen ihnen? Wie können positive Beispiele erklärt werden? – Versuchen wir im folgenden Kapitel, die moderne Musiktherapie in ihren praktischen, medizinisch-therapeutischen Zusammenhängen verstehen zu lernen. Sie werden sehen, liebe Leserinnen und Leser: Dies bedeutet zugleich Nähe und Distanz zu ihren historischen Ursprüngen!

Musiktherapie in der Praxis

Musiktherapie in der Psychotherapie

Die meisten Musiktherapeuten in der Bundesrepublik und im europäischen und anglo-amerikanischen Ausland verstehen ihre Arbeit derzeit – wie bereits in der Einführung angesprochen – als eine Form der Psychotherapie. Schauen wir uns zunächst an, was darunter nach dem allgemeinen Sprachgebrauch zu verstehen ist. Häufig wird Franz Anton Mesmer (1734–1815), der Erfinder der Lehre vom Magnetismus, als der Ahnherr der Psychotherapie angesehen. Tatsächlich wurde das Wort »Psychotherapie« erst später im 19. Jahrhundert benutzt, und zwar von dem Engländer Daniel Huck Tuke im Jahre 1872. »Psychen therapeuein« stammt aus dem Griechischen und bedeutet so viel wie »der Seele dienen«. Die Formulierung ist ursprünglich den Texten Platons entnommen und bezeichnet dort eine spezifische Aufgabe von Philosophen, so Hans Kind, Direktor der psychiatrischen Polyklinik Zürich, in seinem Buch ›Psychotherapie und Psychotherapeuten. Methoden und Praxis‹.

In ihren Ursprüngen wurde Psychotherapie als eine Form der Hypnose oder der Suggestion angesehen. Vorläufer sind daneben auch die ausführlich geschilderten magisch-mythischen Praktiken der Medizinmänner und Priesterärzte sowie die Methoden der Antike, des Mittelalters und der Neuzeit, wobei die Behandlung der Seele mittels Katharsis, harmonikaler Ordnung oder mechanischer Schwingungen erfolgen sollte. Der Pariser Neurologe Jean-Martin Charcot (1825–1893) beschäftigte sich als Naturwissenschaftler ernsthaft mit dem Hypnotismus, der Trance und ähnlichen Phänomenen, und es gelang ihm so, Lähmungen hervorzurufen und wieder zu heilen. Auch Sigmund Freud (1856–1939) arbeitete zunächst mit der Hypnose. Die Kranken konnten in diesem Zustand besser über belastende und traumatische Erlebnisse reden und sie zum Teil auch abreagieren. Die Rolle pathogener Vorstellungen für die Entstehung hysterischer Symptome war damit erkannt, indirekt auch die Existenz des Unbewußten. Freud gab jedoch bald die Hypnose auf, weil sie die Patienten zu stark vom Arzt abhängig machte. Statt dessen benutzte er die Methode der freien Assoziation. Die Psychoanalyse als erste große Revolution in der Psychotherapie schuf damit eine dynamische Psychiatrie und Psychotherapie. Vor allem Neurosen wurden nun erfolgreich behandelt, indem Unbewußtes ins Bewußtsein gehoben und – bezogen auf eine umfassende Theorie menschlicher Triebentwicklung – analytisch einsichtig gemacht wurde. »Wo Es war, soll Ich werden«, schrieb Freud 1932.

Dies war auch die Absicht der tiefenpsychologisch orientierten Schüler und Nachfolger Freuds, zum Beispiel Alfred Adlers (1870–1937), der mit seiner »Individualpsychologie« ebenso wie Carl Gustav Jung (1875–1961) mit seiner »Analytischen Therapie« oder Karen Horney (1885–1952) mit ihrer sozial und kulturell ausgeweiteten Neurosentheorie die Grundlage geschaffen hat für die modernen tiefenspychologischen und psychoanalytischen Methoden. Ebenfalls aus den Erfahrungen der Hypnose abgeleitet wurden die autosuggestiven, übenden Verfahren. Johannes Heinrich Schultz (1884–1970) veröffentlichte 1932 das »Autogene Training«, die bis heute wohl bekannteste Entspannungsmethode. Ebenfalls abseits der vorherrschenden Psychoanalyse entwickelte Carl Rogers (geb. 1902) in den USA in der Mitte dieses Jahrhunderts die Methode des »non-direktiven« beziehungsweise »klientenzentrierten« Gesprächs. Eine weitaus größere theoretische und praktische Bedeutung sollte aber in den 50er und 60er Jahren die Verhaltenstherapie bekommen. Sie basierte auf den Lerntheorien und ging zunächst vom Konzept der Konditionierung und Löschung bedingter Reflexe aus. Neurotische Symptome erschienen so als falsche, schädliche Gewohnheiten und sollten daher durch Techniken der Verhaltensmodifikation beseitigt werden. Das Unbewußte, die Biographie des Patienten oder seine persönliche Entwicklung interessierten hier nicht. Die Verhaltenstherapie von Skinner, Wolpe, Eysenck, Rachman und anderen erwies sich seit ihrer Etablierung als eine

Domäne der Psychologen, während die Psychoanalyse vorrangig von Medizinern ausgeübt wurde.

Hinzu kam dann in den 50er Jahren die Gruppenpsychotherapie mit einer Vielzahl von Methoden, zum Beispiel »analytische Gruppentherapie«, »direktive« oder »themenzentrierte Gruppentherapie«. Zudem entwickelten sich seither vor allem in den USA die »humanistischen Psychotherapiemethoden« als eine heterogene Gruppe neuer Verfahren; die Bezeichnung »humanistisch« erscheint hier als Gegenpol zu angeblich »mechanistischen« Konzepten der älteren Methoden. Im Mittelpunkt stehen dabei stärker Verfahren der Abreaktion, der Zulassung von Emotionen im Hier und Jetzt, aber auch Körperarbeit. Therapeutische Erfolge sollen darüber hinaus durch Einsicht und Lernen, Suggestion und Einübung erzielt werden. Zu diesen Verfahren gehören zum Beispiel die Gestalttherapie, die Transaktionsanalyse, die Bioenergetik, die Primärtherapie, die Encountergruppen. Ihnen allen gemeinsam sind zwei Tendenzen: Sie gelten nicht nur als Behandlungsmethode für seelisch Kranke, sondern auch für Menschen, die Selbsterkenntnis oder Selbstverwirklichung, Freiheit von Hemmungen, Ängsten, überkommenen Gewohnheiten oder anerzogenem Verhalten anstreben. Auffallend ist darüber hinaus, daß alle diese Verfahren ebenfalls in erster Linie nicht von Medizinern, sondern von nichtärztlichen Psychotherapeuten angewandt werden. Davon zu unterscheiden ist eine vierte Gruppe von Verfahren, die für die einen noch Psychotherapie, für andere dagegen bloße Hilfsmittel der Psychotherapie sind: Hierzu zählen unter anderem die Spiel-, Atem- und Bewegungstherapien sowie die Kunsttherapien, sei es bildnerisches Schaffen, Tanz oder Rhythmik – oder eben die Musiktherapie!

Musik mobilisiert die Gefühle des Menschen. Ist deshalb Musiktherapie immer Psychotherapie? Oder ist nur eine bestimmte Form der Musiktherapie Psychotherapie? Wenn ja, welche Voraussetzungen sind dann zu machen? Und welche Vorteile hätte diese »Musikpsychotherapie« gegenüber der verbalen Psychotherapie? Oder ist Musiktherapie immer nur eine mediale Zugabe zu herkömmlichen Psychotherapieformen? – Schauen wir uns einmal ein Beispiel aus der Praxis an.

Der Musiktherapeut Oliver T. R. Rock, Facharzt für Neurologie und Psychiatrie in Berlin, berichtet von einem depressiven Patienten, der als akuter Notfall mit Selbstmordgedanken und starken Aggressionen gegenüber seinen Kindern, der Ehefrau, Kollegen und Nachbarn in die Praxis kommt. Eine Anamnese ergibt: Der Mann hat häufig Schlafmittel genommen und sozial eher unstet gelebt. Sinngebend ist für ihn, so gibt er an, die Arbeit in einer Bürgerinitiative gegen den drohenden Atomkrieg. Sofort nach einer entsprechenden politischen Aktion überfällt ihn jedoch eine Art Lähmung, auch Angst, Verzweiflung und Aggression. Als der Patient nun von dem Therapeuten eine Diskussion über sein aufopferungsvolles Engagement verlangt, lehnt dieser ab und spielt ihm statt dessen verschiedene Musikstücke vor. Sie helfen, eine intensive verbale psychodynamische Therapie einzuleiten: Der Patient, so Oliver T. R. Rock, hört aufmerksam zu, verzichtet aber auf eine Verbalisierung beziehungsweise Intellektualisierung des Erlebten. Später bekommt er das Bedürfnis, zu der Musik zu tanzen, ein deutliches Zeichen subjektiv empfundener emotioneller Resonanz. Der Patient kann damit – anders als in seinem üblichen hektischen, intellektuell geprägten Verhalten – mittels des Musikerlebnisses im Unterbewußtsein seine eigenen Empfindungen wieder annehmen, ja sich überhaupt selbst wieder begegnen. Dieses Wiedererkennen, so der Musiktherapeut, geschieht in Andeutungen, schattenhaft. Daran beteiligt sind phylogenetisch uralte Schichten der Psyche mit ihren unbewußten, dynamisch verbundenen Symbolen, Gefühlen, Instinkten und Träumen. Schließlich kann der Patient nach längerer Therapie auch verbal sein bisheriges Verhalten grundsätzlich in Frage stellen. Er beginnt, Alternativen zu entwickeln, die eine vollständige Heilung einleiten.

An diesem Behandlungsbeispiel werden einige Voraussetzungen deutlich, die diese Form der Musiktherapie als Psychotherapie kennzeichnen. Nicht die Musik als Medium oder Kunstform steht im Mittelpunkt, sondern die Psyche des Patienten beziehungsweise dessen grundsätzliche Probleme. Sie sollen nach tiefenpsychologischen Konzepten bewußtgemacht werden. Musik wird hier allerdings lediglich in rezeptiver Form verwendet, zudem vorrangig nur in der Einleitungsphase der Therapie. Spezielle ureigene musiktherapeutische Methoden oder Verfahren – neben der Verhaltensbeobachtung und der psychodynamischen verbalen Therapie – werden nicht deutlich. Damit ist zwar zweifelsfrei der psychotherapeutische Charakter der Therapie erwiesen. Andererseits ist aber zu fragen: Ist dies überhaupt noch eine eigenständige Form der Musiktherapie, oder ist es eher eine traditionelle Psychotherapie mit einem »adjuvanten«, zusätzlichen Hilfsmittel?

Die Frage nach dem Stellenwert der Musik sowie nach den angewendeten psycho- und musiktherapeutischen Konzepten trennt auch die zahlreichen musiktherapeutischen Ansätze in der Bundesrepublik. Dabei sind drei wissenschaftlich-methodische Linien zu unterscheiden:

1. Da gibt es zum einen Konzeptionen, die jeweils unterschiedliche psychoanalytische, künstlerische beziehungsweise kunst- oder sozialpädagogische und magisch-mythische Elemente einbeziehen. Dazu gehören Mary Priestley, Paul Nordoff/Clive Robbins, Christoph Schwabe, Juliette Alvin, Gertrud Orff und andere. Während bei Priestley etwa die Musik einen eher begrenzten Stellenwert im psychoanalytischen Konzept hat, steht sie bei Nordoff/Robbins als künstlerische Kommunikation im Mittelpunkt, wobei erstere mit Erwachsenen, Nordoff/Robbins aber vorrangig mit behinderten Kindern arbeiteten. Alle diese Konzepte wurden von den »Pionieren« der Musiktherapie aus der Praxis musiktherapeutischer Erfahrung heraus entwickelt.
2. Davon zu unterscheiden sind naturwissenschaftlich-medizinische Ansätze, wie sie unter anderem Gerhart Harrer und Harm Willms in den 70er und 80er Jahren vertraten. Musiktherapie wird hier als »Heil-Hilfs-Beruf« im Rahmen traditioneller Psychotherapie betrachtet. Ihre Indikation erfolgt auf ärztliche Diagnose.
3. Schließlich strebt die »Anthroposophische Musiktherapie«

eine enge Verbindung von Theorie und Kunst an. Letztere wird dabei als ein Mittel der Erkenntnisgewinnung angesehen.

Über diese Einteilung der musiktherapeutischen Konzepte hinaus erscheint aber auch eine andere Akzentsetzung sinnvoll – vor allem mit Blick auf die gegenwärtige Praxis. Hier sind ebenfalls drei wissenschaftlich-methodische Linien zu unterscheiden:

1. die psychoanalytisch orientierte Musiktherapie, die über das Medium Musik einen Zugang zum Unbewußten sucht;
2. die anthroposophische Musiktherapie;
3. die Integrative Musiktherapie: Sie gehört zu den tiefenpsychologisch orientierten »ganzheitlichen« Modellen, die sich auf die neueren, oben bereits erwähnten humanistischen Psychotherapiekonzepte beziehen. Therapeutische Bezüge sind dabei vor allem die Gestalttherapie nach Fritz Perls und das Psychodrama. Hier werden nonverbale, ein- und ausdrucksfördernde Maßnahmen mit verbaler Erarbeitung kombiniert. Ziel ist der Selbstausdruck und eine Entwicklung der kreativen Persönlichkeit sowie eine Verarbeitung von unbewußtem Material.

Daraus folgt: Die Musiktherapie mit psychotherapeutischer Zielsetzung kann sehr unterschiedliche Methoden und Verfahren anwenden. Dies gilt grundsätzlich auch für andere Praxisfelder, in denen etwa heilpädagogische, sozial- oder sonderpädagogische Zielsetzungen gegeben sind (s. u.). Dennoch ist die oben gestellte Frage – Wann ist Musiktherapie eine Psychotherapie? – in der aktuellen Fachdiskussion von besonderer Brisanz. Und dies vor allem deshalb, weil die Musiktherapie innerhalb der offiziellen Psychotherapieszene noch immer um ihre allgemeine Anerkennung ringen muß. Unter den Psychotherapeuten selbst, aber auch bei den Patienten mit traditionellen Wertvorstellungen gilt die Musiktherapie als ein Hilfsberuf mit relativ geringer Wertschätzung. Anders sieht es dagegen bei vielen Patienten, vor allem aus alternativen oder esoterischen Kreisen, aus. Daraus folgt, daß manche Kliniken eine Musiktherapeutin oder einen Musiktherapeuten anstellen, obwohl die Klinik selbst und die leitenden Ärzte und Psychologen dieser Disziplin eher skeptisch gegenüberstehen. Daraus resultiert oft in der Musiktherapie eine relativ isolierte Arbeitssituation. Welche Gründe für die mangelnde Anerkennung der Musiktherapie in Frage kommen, schildert der Psychoanalytiker, Musiktherapeut und Autor Wolfgang Strobel 1990 in dem vieldiskutierten Aufsatz: »Von der Musiktherapie zur Musikpsychotherapie – Kann aus der Musiktherapie eine anerkannte Form der Psychotherapie werden?« Auf diese Arbeit wird in den folgenden Gedankengängen Bezug genommen.

Woraus resultiert die mangelnde Anerkennung der Musiktherapie innerhalb der Psychotherapie? Zum einen scheinen hier gravierende Ausbildungsunterschiede eine Rolle zu spielen. Die drei- bis vierjährigen musiktherapeutischen Ausbildungsgänge an den Fach- oder Musikhochschulen besitzen nicht den Status eines vollakademischen Studiums. Im Gegensatz dazu absolvieren andere Psychotherapeutinnen zunächst ein Grundstudium der Medizin, der Psychologie, der Theologie oder der Sonderpädagogik, ehe sie zu einer psychotherapeutischen Zusatzausbildung zugelassen werden. Oft müssen sie auch mindestens 28 Jahre alt sein. Hinzu kommen andere Probleme in der Praxis. In der stationären Psychotherapie zum Beispiel sind die Vorgesetzten der Musiktherapeuten oft Ärzte, die kaum über eine psychotherapeutische Ausbildung oder Praxis verfügen. Ein weiteres Handikap der gegenwärtigen Musiktherapie scheint in der Überbetonung der musikalischen Ausbildungsanteile gegenüber den psychotherapeutischen Inhalten zu liegen, was an manchen Aufnahmeprüfungen deutlich wird. Denn hervorragende musikalische Fähigkeiten müssen – aus psychotherapeutischer Sicht – nicht automatisch gute therapeutische Fähigkeiten nach sich ziehen. Hier ist generell ein spezifisches Verständnis des Begriffs »Musik« notwendig: Es geht – psychotherapeutisch argumentiert – nicht in erster Linie darum, Kunst beziehungsweise einen künstlerischen Ausdruck zu produzieren, sondern darum, eine nonverbale Äußerung – mit Hilfe von Instrumenten, Stimme etc.

– als persönlichen Ausdruck und Kommunikation zu hinterfragen, auch dann, wenn künstlerisch wertloses oder unspezifisches akustisches Material verwendet wird. Demzufolge muß der Therapeut nicht in erster Linie selbst Musik produzieren oder reproduzieren, sondern vor allem verstehen, wie sich ein anderer Mensch in diesem Medium ausdrückt, welche Botschaften, Gefühle, Einstellungen etc. hinter der Musik des Patienten stecken. Darum sind therapeutisch kreative und intuitive Fähigkeiten genauso wichtig wie Erfahrungen mit den emotionalen und energetischen Qualitäten von Klängen, Tönen etc.

Ein weiterer Grund für aktuelle Vorbehalte gegenüber der Musiktherapie als Psychotherapie mögen in der Geschichte und in der aktuellen Forschungssituation liegen. Zwar ist sie – wie ausführlich im vorigen Kapitel gezeigt – wohl als die älteste Form der Psychotherapie überhaupt anzusehen, dennoch beherrschten bis in die jüngste Vergangenheit magisch-mythische, spekulative oder esoterische Argumente die Diskussion. Überzeugende moderne wissenschaftliche Untersuchungen dagegen sind bis heute – abgesehen von den oben dargestellten Grundlagenbereichen der Physiologie und Musikpsychologie – kaum vorhanden, was im übrigen aber auch für die Effektivität der modernen Psychotherapie überhaupt gelten kann. So erörtert beispielsweise der Autor Hans Kind (vergleiche oben) die besondere Problematik der Effektivitätsstudien: Welche Kriterien und Methoden sollen angewendet werden? Etwa das Urteil des Therapeuten, die Selbstbeurteilung des Patienten, das Fremdurteil seiner Familie? Diese »weichen«, weil stark subjektiven Kriterien erwiesen sich, so Kind, als nicht ausreichend aussagekräftig. Man hat deshalb als »harten« Faktor die Kostenreduzierung im Krankenhaus durch Psychotherapie gemessen. Dabei stellte sich nach Kontrollgruppenvergleichen in den 60er und 70er Jahren heraus, daß medizinische Kosten sich nach einer Psychotherapie von 0 bis 24% verringern lassen – immerhin ein recht kräftiges Argument für die Psychotherapie! Dagegen steht aber auch die Behauptung, daß sich psychische Erkrankungen nach einigen Jahren spontan verbessern, wobei allerdings die Abgrenzung »spontan« problematisch erscheint. Ist ein privates Gespräch mit

Freunden noch »spontan« oder bereits so etwas wie »Psychotherapie«?

Wie auch immer: Man kann davon ausgehen, daß Psychotherapie heute grundsätzlich wirksam ist, wobei allerdings auch negative Entwicklungen auftreten können. So treten manchmal Krankheitssymptome nach einer Therapie stärker oder gehäuft auf, oder alltägliches Handeln wird durch die Therapie blockiert. Bisweilen wurden auch eine zu große Abhängigkeit vom und unrealistische Erwartungen an den Therapeuten festgestellt, wobei eine erfolglose Therapie zu Vertrauensverlusten mit negativen Auswirkungen auf die Lebensgestaltung führen kann. Generell aber steht fest: Ob eine Therapie erfolgreich ist oder nicht, entscheiden, so Hans Kind, wenigstens drei Kriterien:

1. das subjektive Wohlbefinden des Patienten selbst;
2. seine Umwelt und die Auswirkungen der Behandlung auf die Bezugspersonen und seine soziale Integration;
3. die objektiven psychopathologischen Befunde und deren Beurteilung im Rahmen einer wissenschaftlich qualifizierten Persönlichkeitstheorie.

Die Wirksamkeit jeder Therapie hängt dabei, das ergaben Untersuchungen, grundsätzlich von fünf Faktoren ab. Zum einen vom »Placeboeffekt«, also dem Glauben des Patienten, daß die jeweilige Therapiemethode helfen kann. Zum zweiten sind dies die Eigenschaften des Patienten, zum Beispiel eine große Ich-Stärke, aber (drittens) auch des Therapeuten. Hier wurden emotionale Wärme, Aufmerksamkeit, Interesse, Empathie, also Einfühlungsvermögen, und Echtheit im Verhalten als wichtige Erfolgskriterien festgestellt. Hinzu kommt viertens die therapeutische Technik sowie fünftens die Interaktion zwischen Therapeut und Patient, also die Qualität ihrer Beziehung oder das »Arbeitsbündnis«.

Gerade aufgrund ihrer magisch-mythischen Wurzeln ist die Musiktherapie als Kind des »Wassermann-Zeitalters« mit seiner Abkehr von einseitig beziehungsweise ausschließlich kritisch-rationalen Denkweisen zusätzlich beeinträchtigt, da sie bislang nicht über einen klaren, eindeutigen Bezugspunkt verfügt – einen Begründer etwa (wie Freud für die Psychoanalyse), eine dominierende Methode oder Forschungsrichtung.

Im Gegenteil: Wie andere unkonventionelle Heilmethoden, etwa Akupunktur, Naturheilkunde oder Homöopathie, steht sie weitaus stärker unter dem Druck, ihre Effektivität beweisen zu müssen als etablierte Therapieformen. Hinzu kommt die Machtpolitik: Ärzte und Psychoanalytiker setzen in unserem Gesundheitswesen die Maßstäbe. Ihre Leistungen werden von den Krankenkassen honoriert; neue Methoden – auch die Musiktherapie – erhalten wegen »mangelnder wissenschaftlich qualifizierter Erfolgsnachweise« kaum offizielle Chancen. Und das, obwohl bisherige Zuordnungen eindeutig überholt sind! So wird etwa die Wirksamkeit der Psychoanalyse stark angezweifelt, da der »klassische Neurose-Patient« immer mehr verschwindet. Statt dessen treten immer mehr schwere Charakterneurosen, Borderline-Störungen (das sind schwere frühkindliche Störungen), narzißtische Neurosen, Psychosen und psychotische Reaktionen, aber auch Suchtproblematiken in Zusammenhang mit zerrütteten sozialen Verhältnissen auf. Die Folge: In den USA werden 70% aller Psychotherapiepatienten nicht mehr mit psychoanalytischen Verfahren behandelt. Aufgrund der bisherigen Politik der Krankenkassen dürfte die Zahl der Psychoanalysen in der Bundesrepublik höher liegen.

Unter diesen skizzierten sozialen, gesundheitspolitischen und wissenschaftlichen Vorzeichen fordern Musiktherapeuten einerseits eine Intensivierung der empirisch-analytischen Forschung, um die therapeutische Wirksamkeit der Musik generell nachzuweisen. Hinzu kommen muß aber, so sagen sie, ein »hermeneutischer«, also interpretierender Ansatz, der einfühlsam die musikalischen Äußerungen des Patienten im psychischen Zusammenhang erklärt. Dieser ist dabei als ein Komplex hierarchisch gewachsener Strukturen zu verstehen, wie sie etwa auch der Psychoanalyse zugrunde liegen. Dies, so Wolfgang Strobel, ist besonders wichtig, da die Musiktherapie sehr häufig die prä- und transpersonalen, d. h. die magischen und spirituellen Erfahrungen des Patienten anspricht. Anders ausgedrückt: Die Musiktherapeutin beziehungsweise der Musiktherapeut muß unbedingt in der Lage sein, diese Art des Ausdrucks positiv in die Therapie einzubeziehen. Denn magische oder spirituelle Erfahrungen sind nicht »primitiv« oder gar »pathologisch«, nur weil sie unserer rationalen Sichtweise nicht entsprechen!

Und damit ist bereits einer von neun Punkten angesprochen, die die Musiktherapie gegenüber allen anderen Psychotherapieverfahren auszeichnen. Fassen wir sie hier zusammen, bevor wir im folgenden anhand eines Therapiebeispiels und einer speziellen musiktherapeutischen Methode Technik, Hermeneutik und Psychologie der Musiktherapie exemplarisch vorstellen:

1. Musiktherapie ermöglicht nonverbale Kommunikation

Dies ist das eigentliche Spezifikum der Musiktherapie: Wer musiziert, kann – neben der auditiven Wahrnehmung – den eigenen und fremden Körper in seiner Mimik, Gestik, Gebärde beobachten. Musiktherapie ist also immer auch Körpertherapie, nicht zuletzt aufgrund der oben geschilderten entwicklungsgeschichtlichen Vernetzung von akustischer und motorischer Impulsverarbeitung. Damit ermöglicht sie eine Kommunikation wie in »vorsprachlicher« Zeit, zum Beispiel eine Erlebnisregression in die präverbale Zeit der ersten Lebensmonate, in denen präverbale, »primärprozeßhafte« oder »zönästhetische« Gefühlswelten vorherrschten (»Zönästhesie« ist ein Begriff aus der Psychiatrie und bezeichnet Veränderungen des Allgemeinbefindens beziehungsweise der »vitalen Leibempfindungen«). Von dem »nonverbalen« Ausdruck wird der »transverbale« unterschieden: Neben das »Noch-nicht-Aussprechbare« tritt das prinzipiell Unsagbare, Unaussprechliche; Musik als Sprache der Gefühle schlechthin und als Mittel gegen einen reduktionistischen Umgang mit Gefühlen. Zu diesem Bereich zählen unter anderem transzendente, religiöse und spirituelle Dimensionen.

2. Musiktherapie transformiert »böse« in »gute« Erfahrungen

Abgesehen davon, daß Musik überhaupt den Zugang zu tieferen seelischen und spirituellen Bereichen öffnet, können Musiktherapeuten negative traumatische Erlebnisse des Patienten gezielt mit Klängen, Melodien und Rhythmen wiederbeleben und quasi auf musikalisch-symbolischer Ebene korrigieren oder neu erfahrbar machen. Wie dies im einzelnen geschieht, werden wir weiter unten sehen.

3. Musiktherapie ermöglicht spontane Handlungen in der Improvisation

In der Psychoanalyse wurde beziehungsweise wird das Expressiv-Motorische als Störfaktor angesehen, da die Gespräche im Mittelpunkt stehen. Eine freie Improvisation in der Musiktherapie dagegen ermöglicht spontanes Agieren, Verhalten und Erleben, ohne dieses zugleich reflektieren zu müssen. Dadurch können alte Erfahrungen wiederbelebt, aber auch neue Verhaltensweisen probiert werden. Musiktherapie, so Wolfgang Strobel, wird so zu einer »Bühne für ein spontanes Inszenieren von präverbalem Erleben über regressive Prozesse und für phasengerechte Neuerfahrungen«.

4. Musiktherapie ermöglicht ein Durcharbeiten ganz ohne Worte

Musik kann – auch in der Therapie – als eine eigenständige Äußerung betrachtet werden, die nicht verbal interpretiert oder ausgewertet werden muß. Dies ist besonders wichtig bei Patienten, die nicht sprechen können, so zum Beispiel bei Autisten, Aphasikern oder geistig und körperlich Behinderten (vergleiche Seite 202). Die übliche Form der Reflexion in Worten wird so durch eine tiefere symbolische Auseinandersetzung ersetzt, wobei aber das »Sprechen« über die Musik weiterhin angestrebt bleibt. Hier rangiert zunächst eine möglichst realistische Beschreibung der Musik vor einer Interpretation, die die relative Eigenständigkeit des musikalischen Ausdrucks immer beachten sollte.

5. Musiktherapie ermöglicht Symbolbildung

Gefühle, Geschichten, Erfahrungen, Personen, Situationen etc. können mit Hilfe musikalischer Symbole dargestellt werden – direkt, spontan und eindringlich. Zugleich geschieht dies aber auch in flüchtiger, vergänglicher Form. Letzteres spricht Patienten an, die sich vor einer endgültigen Festlegung, zum Beispiel beim Sprechen oder Malen, scheuen. Darüber hinaus aber sind schwere psychische Probleme oft mit einer mangelnden Fähigkeit zur Symbolbildung überhaupt verbunden, was auch für den Erwerb von Wortsymbolen gelten kann. Gerade bei angstbesetzten Themen, zum Beispiel Nähe und Distanz, kann musikalische Symbolbildung positive Erfahrungen vermitteln.

6. Musiktherapie ermöglicht Erfahrungen von Trennung und Verschmelzung

»Symbiose« nennt man die völlige psychische Verschmelzung einer Person mit einer anderen unter Aufgabe des eigenen Ichs. Für eine gesunde Autonomieentwicklung aber sind Symbioseerfahrungen nötig, die die Pole der Trennung und der Verschmelzung ausreichend berücksichtigen. Hier bieten Rhythmus und Klang hervorragende Möglichkeiten, da Töne, Rhythmen etc. tatsächlich miteinander verschmelzen. Diese Qualität der Musik ist vor allem bei Menschen bedeutsam, die große Angst vor körperlicher Nähe haben, aber auch bei schizophrenen Patienten in der Psychiatrie.

7. Musiktherapie ermöglicht ganzheitliche Erfahrungen

Bei einer musikalischen Gruppenimprovisation können alle Teilnehmer gleichzeitig spielen. So wird die Gruppe als Ganzes hörbar, was weder verbal noch bei der körperlichen Therapie in dieser Form möglich scheint. Auch bei einem gespielten Dialog zwischen Therapeut und Patient wird die Qualität des Spiels insgesamt hörbar. So können unbewußte Beziehungsprobleme, Phantasien, Akzente etc. deutlich werden.

8. Musiktherapie ermöglicht Abreaktion von Gefühlen

Gerade in der freien, ungelenkten Improvisation spielt, so Wolfgang Strobel, die Katharsis als Abreaktion von starken Gefühlen eine sehr große Rolle. Archaische Affekte, zum Beispiel Wut oder Haß, Liebe oder Sehnsucht, können so musikalisch ausgedrückt werden, was leichter ist, als darüber zu reden. Zugleich ist damit aber bereits eine Symbolbildung erfolgt, die dann auch in reiferen Ausdrucks- und Kommunikationsformen fortgesetzt werden kann. So kann die Katharsis die Entwicklung von Ich-Struktur und Sprache unterstützen.

9. Musiktherapie ist eine reale Begegnung von Personen

In der musikalischen Improvisation kann der Musiktherapeut seine eigenen Handlungen, Spielweisen, Reaktionen etc. nicht bewußt, geplant vollziehen; dafür ist keine Zeit! Das bedeutet, es wird unmittelbar, spontan mitagiert. Erst im nachhinein kann dies dann – zum Beispiel anhand einer Tonbandaufnahme – interpretiert werden: Ist ein deutliches Muster entstanden, zum Beispiel eine Wiederholung? Was bedeutet sie? Hat die Therapeutin beziehungsweise der Therapeut aus persönlichen Gründen oder gar aus neurotischen Anteilen so und nicht anders gespielt? – Eine Klärung dieser Fragen ist möglich, wenn die Musiktherapeuten gelernt haben, ihre eigenen Gefühle gut wahrzunehmen, und bereit sind, diese offenzulegen – ein entscheidendes Kriterium für die Gestaltung von Musiktherapie als Psychotherapie. Auch bei Patienten mit frühen Störungen wird das authentische, spontane und »reale« Verhalten des Therapeuten als Person X für immer wichtiger gehalten, auch wenn dies immer im Rahmen seiner Haltung als Therapeut zu geschehen hat. Der Patient kann so die Realität des Therapeuten eher begreifen und sich selbst darin erkennen. Bei der Psychoanalyse dagegen ist der Therapeut eine »weiße Wand«. Was bedeuten diese angeführten Qualitäten der Musikpsychotherapie für ihre Indikation? – Nun, sie bietet sich immer da an, wo sprachliche Kommunikation nicht möglich oder erschwert ist und wo Störungen auf sehr frühe präverbale Ursachen zurückgehen. Ziel der Behandlung ist dann nicht nur ein analytisches Erkennen, sondern auch eine Nachreifung durch Korrigieren tatsächlicher Erfahrungen und Entwicklung neuer Möglichkeiten. Dabei sind die Erlebnis- und Interventionsmöglichkeiten im Gegensatz zur reinen Verbaltherapie stark ausgeweitet. Für einige Krankheitsbilder, etwa den Autismus, ist die Musiktherapie daher bereits als eine besonders notwendige Therapieform anerkannt. Grundsätzlich kann die Musiktherapie aber auch eine andere Form der Psychotherapie leicht ergänzen, wenn die Therapeuten zusammenarbeiten können, was wiederum Respekt, Wertschätzung, Toleranz und Kooperationsfähigkeit nötig macht. Sollte die Musiktherapie aber eigenständig als eine Form der Psychotherapie auftreten, so muß vor allem das »Hauptinstrument der Therapie«, nämlich die disziplinierte Persönlichkeit des Therapeuten, so umfassend ausgebildet sein, daß sie einzig im Interesse des Patienten agieren kann. Mit anderen Worten: Hier sind eine (musik-)therapeutische Eigenanalyse und eine entsprechende Selbsterfahrung in das Zentrum der Ausbildung überhaupt zu rücken. Nötig sind zugleich aber auch umfassende Kenntnisse beziehungsweise eine allgemein akzeptierte Ausbildung in wenigstens einer der grundlegenden Therapieformen, sei es in der Psychoanalyse, der Verhaltenstherapie oder in der humanistischen Therapie – wobei es, so Wolfgang Strobel, in den vergangenen Jahren deutliche Kennzeichen für eine Vermischung der diversen Methoden in der Praxis zu geben scheint. Sind also alle diese Voraussetzungen gegeben, so ist ein Musiktherapeut ein Psychotherapeut, der neben der Sprache und seinem körperlichen Ausdruck auch und vor allem die Musik verwendet. Interessant ist aber auch: Immer mehr traditionelle Psychotherapeuten benutzen hier und da musikalische Mittel. Die Erfolge des Mediums Musik in der Psychotherapie haben sich offensichtlich herumgesprochen!

Musiktherapie als Psychotherapie –
Bericht aus der Praxis

Sie, liebe Leserinnen und Leser, haben in dem vorherigen Abschnitt einen Überblick über die grundsätzlichen Aspekte der Musiktherapie als Psychotherapie erhalten. Damit dürften aber zugleich zahlreiche Fragen verbunden sein. Wie sieht denn nun so eine musiktherapeutische Behandlung in der Praxis aus? Wie verhält sich der Therapeut? Was macht die Patientin beziehungsweise der Patient? Vor allem: Wie kann die Musiktherapeutin beziehungsweise der Musiktherapeut überhaupt eine Behandlung konzipieren, d. h. wie erkennt sie beziehungsweise er, welche Methoden und Verfahren im jeweiligen Fall sinnvoll erscheinen und ob die Behandlung erfolgreich ist? Gibt es besondere Methoden und Verfahren der Diagnose, der Behandlungskonzeption, der Auswertung und Supervision, woran zum Beispiel auch Berufskollegen beteiligt sind?

Wir wollen hier ein konkretes Beispiel aus der Praxis einer Musiktherapie vorstellen, die sich als Psychotherapie versteht und über ein relativ fortgeschrittenes wissenschaftlich-methodisches Theoriesystem verfügt, zugleich aber in der Praxis seit Jahren erprobt wurde. Gemeint ist hier die Arbeit der Musiktherapeutin Dr. Rosemarie Tüpker, die gegenwärtig auch den Aufbaustudiengang »Musiktherapie« an der Westfälischen Wilhelms-Universität Münster leitet. Eine enge Verbindung von Theorie und Praxis gibt ihr die Möglichkeit, Therapieausschnitte in angemessener, anonymer Form zu veröffentlichen beziehungsweise zu analysieren. Ich konnte mit Rosemarie Tüpker mehrmals ausführlich über unterschiedliche Aspekte ihrer Arbeit sprechen. Ich habe mich entschlossen, einen Teil der Gespräche in Interviewform zu belassen, zumal bisweilen in den authentischen Formulierungen die jeweiligen Standpunkte am deutlichsten sichtbar werden dürften. Zuvor möchte ich jedoch die Person der Therapeutin näher vorstellen; schließlich ist die Persönlichkeit der Therapeutin beziehungsweise des Therapeuten – wie bereits gesagt – der eigentliche Mittelpunkt der therapeutischen Arbeit.

Im Mittelpunkt dieses Abschnitts aber steht das methodische Konzept der »Morphologischen Musiktherapie«, wie es Rosemarie Tüpker in der »Forschungsgruppe zur Morphologie der Musiktherapie« unter anderem mit Frank Grootaers, Tilman Weber und Eckhard Weymann in den 80er Jahren erarbeitete. Das Konzept wird am Beispiel einer individuellen Behandlung erörtert. Wer sich über die »Morphologische Musiktherapie« ausführlich informieren möchte, sei unter anderem auf das Buch: ›Ich singe, was ich nicht sagen kann. Zu einer morphologischen Grundlegung der Musiktherapie‹ in der Reihe: ›Kölner Beiträge zur Musikforschung‹, Band 152, aus dem Jahre 1988 verwiesen. Autorin ist Rosemarie Tüpker. Die Therapeutin steht für diejenigen Musiktherapeutinnen beziehungsweise Musiktherapeuten, die die wissenschaftlich-methodische Eigenständigkeit der Musiktherapie als eine Form der Psychotherapie besonders hervorheben und durch grundlegende Konzepte, aber auch durch erfolgreiche praktische Behandlungen veranschaulichen konnten. Gerade dieser Aspekt der inhaltlich-methodischen Selbständigkeit der Musiktherapie aber dürfte für eine allgemeine Durchsetzung des Faches in unserem Gesundheitswesen eine zentrale Rolle spielen.

Bereits vor ihrem Abitur im Jahre 1970 beschloß Rosemarie Tüpker, »Musiktherapeutin« zu werden – ein damals weitaus weniger bekannter Beruf als heute. Ausgangspunkt für diesen Berufswunsch war die Erfahrung, daß sie als Jugendliche ihre Gefühle vor allem in der Musik wiederfinden konnte – etwas sehr »Irrationales«, ein »Gefühl der Resonanz«, wie sie heute sagt. So begann sie mit 14, Klavier »als etwas Eigenes« zu spielen, und sang in mehreren Chören. Inspiriert fühlte sie sich anfangs vor allem von Mozart und Beethoven, von Mahler, aber auch von Schönberg, dessen »5 kleine Klavierstücke« sie als sehr »expressiv« und »in hohem Maß geformt« in Erinnerung behalten hat. Später war insbesondere die Auseinandersetzung mit der Neuen Musik für sie wichtig, in der auch die freie Improvisation eine große Rolle spielte. In jedem Fall wollte sie ihre eigenen positiven Erfahrungen mit der Musik – »ein sozialer Tick« – an andere Menschen weitergeben, konnte sich aber zunächst nicht zwischen Musik und Psychologie entscheiden. Sie studierte dann an der Musikhochschule in Köln und wurde Musikschullehrerin. Hier konnte sie viel üben und sich nebenbei mit ihrer Idee »Musiktherapie« beschäftigen. Fasziniert war sie von der Idee eines Berliner Psychoanalytikers, »schöpferische Impulse« in die Psychiatrie aufzunehmen. Sie besuchte ihn, doch er reagierte abweisend: »Musik und Psychotherapie, das sind zwei verschiedene Dinge!«

Rosemarie Tüpker studierte Musikwissenschaft, Psychologie und Philosophie in Köln und absolvierte dann den »Mentorenkurs Musiktherapie Herdecke«, der unter anderem von Johannes Eschen und Konrad Schily zusammen mit der Musikhochschule Hamburg und dem Gemeinschaftskrankenhaus Herdecke unter der Schirmherrschaft des Landes Nordrhein-Westfalen entwickelt worden war. Sie arbeitete stundenweise in der Psychiatrie, hatte später eine halbe Stelle als Musiktherapeutin in einem Jugendheim. Nach Abschluß des Studiums war sie dann sieben Jahre in einer psychotherapeutischen Klinik in Zwesten tätig. Ein besonderes Erlebnis aus der Zeit vor dem Beginn des Musiktherapiestudiums, so sagt sie heute, war ein Besuch bei den Musiktherapeuten Paul Nordoff und Clive Robbins in London.

Interview mit Dr. Rosemarie Tüpker

Erinnern Sie sich an das Treffen mit Paul Nordoff und Clive Robbins?

»Ja. Paul Nordoff saß am Klavier, sein Kollege Clive Robbins und andere Mitarbeiter kamen mit einem schwerbehinderten Kind herein. Paul Nordoff sang und spielte, und der Assistent gab dem Kind eine Trommel, ein Becken etc. Er versuchte so, Kontakt mit dem Kind aufzubauen. Aber alles blieb in der Musik. Man kommunizierte singend, spielend miteinander. Zum Beispiel gab es da so etwas wie ein »Konzert« für ein schwerbehindertes Kind, das im Rollstuhl saß: Sechs Menschen, die mit einem ungeheuren Aufwand eine Kommunikation in einem Bereich ermöglichten, wo es fast nicht mehr geht. – Ich merkte auch, welch guter Musiker Paul Nordoff war. Er kam musikalisch unter anderem aus der amerikanischen, jazzbeeinflußten Musik. Ich habe ihn später in Herdecke besucht, wo er noch vor Beginn des Mentorenkursus gestorben ist.

Welche methodischen Verfahren und Konzepte wurden damals in Herdecke gelehrt?

In dieser Ausbildung waren zum einen die Nordoff-Robbins-Methode und zudem – über Johannes Th. Eschen – die psychoanalytisch orientierte Musktherapie vertreten. Ich bin noch einmal zu einer Kollegin nach Schottland gefahren, um dort die Nordoff-Robbins-Methode bei erwachsenen Patienten in der Praxis zu erleben; dies war damals eine große Seltenheit! Ich gewann dabei allerdings den Eindruck, daß die Beziehung zwischen Therapeut und Patient nach diesem Konzept zu wenig beachtet wurde. Das Fehlen der Lehrtherapie, die in der Nordoff-Robbins-Methode nicht vorgesehen ist, wurde mir selbst als Problem deutlich. Ich erkannte, daß das Spiel und die Handlungen der Therapeutin, all das, was man zum Beispiel aus eigenen unverarbeiteten Dingen heraus tut, auch reflektiert werden müssen. Das bedeutete, daß eine Musiktherapie, die zum Beispiel mit Erwachsenen in der Psychosomatik oder Psychiatrie stattfinden sollte, auch die Sprache und das ganze komplette Wissen der Psychoanalyse benötigte – wir müssen ja nicht alle Fehler noch einmal machen!

Warum muß denn eigentlich die Sprache zur Musik dazukommen?

Nun, bei Kindern, die zum Beispiel aufgrund einer Behinderung selbst nicht sprechen können, stellt sich die Frage nicht – hier ist die Nordoff-Robbins-Methode meiner Meinung nach angemessen. Aber nehmen wir eine Frau, die mit Kopfschmerzen in meine Praxis kommt: Da reicht es nicht aus, Musik miteinander zu machen. Da brauche ich die Sprache schon, um überhaupt anzufangen: Wie sieht die Krankheitsgeschichte aus? Wie wurde bislang behandelt? Hat die Patientin selbst eine Idee, warum dieses körperliche Symptom auftaucht? Hat sie Probleme in der Familie etc.? – Die Frau selbst hat natürlich keine Erklärung für ihre Krankheit, und da kann die Musik helfen, sich an den körperlich sichtbaren Konflikt heranzuarbeiten – das wäre in diesem Fall zunächst die Aufgabe der Musik. Man kann zum Beispiel versuchen, die Kopfschmerzen musikalisch darzustellen, und bekommt so eine neue, gemeinsame Handlungsebene – wo doch so und so viele Ärzte vorher nur ratlos reagieren konnten.

Aber selbst, wenn manche Patienten über ihre Probleme reden können, ist es in vielen Therapiesituationen gut zu sagen: Jetzt machen wir etwas anderes – jetzt spielen wir erst einmal etwas! So bekommt man etwas, worüber man wieder sprechen kann, und oft kommt beim Spiel auch etwas in Fluß. Vielleicht fällt auf, daß die Patientin vom Klavier immer nur einige wenige Tasten benutzt, und sie sagt anschließend: Ja, ich trau' mich immer so wenig! Oder sie erzählt, völlig ohne Emotionen, wie ihr Mann sie verprügelt hat. Und man spielt das Ganze noch einmal musikalisch nach: Ob jetzt ihre unterdrückten Emotionen deutlich werden? Oder wenn man die Musik noch einmal gemeinsam vom Band hört? – So entsteht generell ein wechselseitiger Prozeß des Spielens und Redens, in dem sich das Seelische beziehungsweise – bezogen auf die Erkrankung – der hier relevante seelische Zusammenhang zeigt, besser »entrollt«, so als bekäme er allmählich, Stunde um Stunde, Woche um Woche, wieder Platz. Und als Therapeutin fange ich jetzt an zu verstehen, welche Lebensmethode sich die Patientin aufgebaut hat und vor allem, welche Möglichkeiten einer Veränderung diese zuläßt.

Wie kommen Sie zu der Behauptung, das Seelische »entrolle sich« in der Musiktherapie?

Das ist eine Erfahrung. Jeder ahnt, daß hinter einem Symptom, das jahrelang auftritt und keinerlei organische Ursachen zu haben scheint, eine ganze Lebensgeschichte mit dem Alltag und all seinen Problemen stehen muß – auch wenn man selbst darüber nicht sprechen kann, diese Dinge vielleicht noch gar nicht als

Problem empfindet. Gleichwohl befindet sich die Patientin in der Therapie, d. h. sie hofft auf Hilfe, und die Musik bietet ihr einen ganz neuen, ungewohnten Ausdrucksbereich an. Das Seelische braucht aber Ausdrucksmöglichkeiten, oder noch einfacher gesagt: Das Seelische lebt eigentlich nur, indem es sich ausdrückt, egal, wie und wo, in der Sprache, in der Musik, im Kochen, im Autofahren, im Einrichten von Wohnungen. Nun gibt es aber Ausdrucksbereiche, die sich eher als andere dafür eignen, Grundzüge unserer Lebensführung zu behandeln. Das Kochen etwa oder das Einrichten einer Wohnung wären da weniger geeignete Ausgangspunkte. In der Musik aber – wenn sie frei improvisiert wird – klingen tatsächlich wesentliche Eigenarten jener Art und Weise an, wie wir mit uns und der Welt umgehen. Im Gespräch können wir dann Verbindungen zu unserem Alltag, zu unserer Lebensgeschichte, zu unserer Kindheit auffinden. Man hat also zwei verschiedene Beine, auf denen man in der Therapie steht: Was nicht besprochen werden kann, kann womöglich symbolisch mit Tönen und Klängen ausgedrückt werden. Und was so dargestellt wird, kann vielleicht auch schon besprochen werden.

Die Musiktherapie wendet sich also vor allem an Patienten, die nicht über ihre Probleme sprechen können. Gibt es typische Ursachen?

So wäre das zu stark vereinfacht. Man muß zwei Gruppen unterscheiden: Manche Menschen können über einzelne Probleme nicht sprechen, zum Beispiel über ihren Ärger. Ärger oder Wut scheinen für sie etwas Verbotenes zu sein. In der Musiktherapie kann aber der Ärger zum Beispiel auf einer Trommel leichter stattfinden, denn da kann man sich gut damit entschuldigen, daß die nun einmal so laut ist. Irgendwann sagt die Patientin dann: »Auf der Trommel geht das ganz gut – ich müßte sie mal mit zu meinem Chef nehmen!« Und damit wird dieses Dilemma der persönlichen Einschränkung deutlich. – Bei anderen Patienten reicht die Sprache als Medium generell nicht aus; hier geht es nicht nur um einzelne Probleme. Von zentraler Bedeutung sind vielmehr die Erlebnisse der Patienten vor der Sprachentwicklung. In dem Moment, wo Erfahrungen, Erinnerungen, Beziehungen oder Lebenssituationen aus dieser Zeit in den Mittelpunkt der Therapie rücken, fehlt natürlich die sprachliche Bezeichnung, die begriffliche Ausdeutung dieser Gefühle – sie können also nicht oder nur sehr schwer in Sprache erinnert werden. Ähnliches gilt übrigens für andere, nicht in erster Linie kognitiv-begrifflich erfaßbare Erfahrungsdimensionen in späteren Jahren. In meinem Buch habe ich einen jungen Mann beschrieben, der in Heimen aufwuchs und als Säugling vermutlich niemals feste Bezugspersonen hatte – Essen, Unterbringung ja, aber niemals beständige persönliche Beziehungen. Zu jeder Schicht kamen andere Menschen mit neuen Gerüchen, Stimmen, Umgangsformen, Verhaltensweisen. Entwicklungspsychologisch ist aber eine feste Bezugsperson für ein Kind äußerst wichtig, um all die verwirrenden Eindrücke von außen auf diese eine, immer wiederkehrende Person zu beziehen, sie langsam zusammenwachsen zu lassen. Wie sollte dieser Mann über seine schlimmen Erfahrungen reden können? – Aber in der Musik, in der Art, wie er mit mir in der Improvisation zusammenspielte, war das zu erkennen; allerdings bedarf es bestimmter Methoden, um eine solche Musik psychologisch zu analysieren. Ich gehe dabei übrigens zunächst nur von der Musik beziehungsweise unserer musikalischen Beziehung aus, bevor ich Akten, Krankenberichte etc. hinzunehme.

Welche Bedeutung hat für Sie die Aufforderung zur Improvisation in der Musiktherapie?

Sie ist eigentlich bereits die erste therapeutische Intervention, noch keine spezielle, sondern eine, die zunächst nur vom Setting der Musiktherapie ausgeht. Der Patient merkt – was ja nicht selbstverständlich ist –, daß hier nicht in erster Linie auf seine Symptome eingegangen werden soll. Denn mit der Aufforderung zur Improvisation sagt der Therapeut indirekt: Ich verstehe Ihre Leiden als ein psychisches Problem – die Blickrichtung auf die Psychotherapie ist damit grundsätzlich gegeben. Die Patienten reagieren auf die Aufforderung zu einer spontanen Improvisation sehr unterschiedlich, ja eigentlich auf individuelle Art und Weise. Sie gehen auf verschiedene Art und Weise auf die Instrumente zu, wobei aber wechselseitig immer zwei Impulse spürbar werden: einmal die große Lust, auf einzelnen Instrumenten zu spielen, dann aber auch die Hemmungen, die damit verbunden sind, etwa: Ich kann ja gar nicht spielen! Oder: Das muß doch wie ein Chaos klingen! – Mit diesem Ausdrucksbedürfnis und dem Widerstand dagegen geht eigentlich die Therapie schon los. Wichtig ist dann unter anderem die Art, wie jemand seine Widerstände formuliert. In der Psychoanalyse nennt man das die Arbeit entlang der Widerstands- beziehungsweise Abwehrphänomene.

Und dann ist in der Musiktherapie besonders wichtig, daß die Patienten relativ schnell einen Bezug herstellen zwischen dem, was sie spielen, und ihrem Alltag. Neulich war zum Beispiel eine Frau in der Therapie, die sich eigentlich erst nicht an die Instrumente herantraute und dann begann, über ihre oft hohen Leistungsanforderungen zu sprechen, auch sich selbst gegenüber. In so einem Therapiekontext sage ich übrigens zur Musik der Patientin überhaupt nichts. Da geht es erst einmal um die reine Handlungsebene und darum, daß inneres Empfinden, Musik und Reden, in einen Zusammenhang gebracht werden. Die quasi künstliche, symbolische Realität der Musik zwingt einen, sich auf die eigenen Empfindungen zu konzentrieren und Bezüge zur Realität herzustellen. Praktisch sieht das so aus, daß ich, zum Beispiel in einer Gruppentherapie, die Patienten zunächst bitte, ihre Erwartungen zu äußern. Danach fordere ich sie auf, sich ein Instrument auszuwählen, das sie gern, und eins, das sie gar nicht mögen. In einer Gruppe zum Beispiel bevorzugten die Patienten alles Wohlklingende, Harmonische, Zarte; das Dunkle, Bedrohliche, Aggressive lehnten sie ab. Das sah man an den gewählten Instrumenten, und sie sprachen es auch so aus. Als dann eine längere – die erste – Improvisation erfolgte, klang die Musik aber gerade so: dunkel und bedrohlich – und dies, obwohl alle auf den bevorzugten »harmonischen« und »zarten« Instrumenten gespielt hatten. Da hatte sich das Unbewußte, das Verdrängte, durchgesetzt. Erst sehr viel später konnte dann darüber gesprochen werden.

Ist die Improvisation das wichtigste methodische Grundprinzip in Ihrer Musiktherapie?

Was den musikalischen Teil der Therapie betrifft, ja. Das ist aber nicht nur in der morphologischen Musiktherapie so, sondern zum Beispiel auch in den meisten psychoanalytisch orientierten und bei denen, die sich an den humanistischen Psychologien orientieren, zum Beispiel bei den Gestalttherapeuten. Man könnte sagen, überall dort, wo ein psychotherapeutisches beziehungsweise tiefenpsychologisches Konzept verfolgt wird. Vielleicht waren die frühen Erfahrungen der Psychoanalyse in der Arbeit mit Kindern eine wichtige Voraussetzung für die Musiktherapie. Da kam die Psychoanalyse mit ihrem Konzept des »freien Einfalls« zunächst nicht weiter. Erstens bleiben Kinder nicht auf einer Couch liegen, und zweitens reden sie nicht so viel. Man hat also gesehen, was die Kinder machen, nämlich spielen, und was dabei passiert. So ist es heute ganz selbstverständlich, daß man Kinder therapeutisch im Spielen behandelt. Dabei ist dann nur die Frage, ähnlich wie in der Musiktherapie, wieviel geredet und wieviel gedeutet wird. Man kann dementsprechend die Musiktherapie – aber auch andere Kunsttherapien – als eine Form der Spieltherapie für Erwachsene verstehen. Man kann eben 50jährige nicht in ein Spielzimmer setzen und mit Puppen spielen lassen; das würden die wenigsten mitmachen. Aber mit Hilfe der Musik läßt sich leicht nutzen, was sonst im Alltag verdrängt wird und wir allenfalls ein bißchen über die Kunst zurückholen können, nämlich das Bewegliche, das Neue, die Veränderung, das Spielerische, auch das Schöne und Lustvolle. In diesem allgemeinen Sinn greift der Gedanke der Improvisation auch die Idee des »freien Einfalls« auf. Es geht darum, von bisherigen psychischen Strukturen wegzukommen, um quer durch die verschiedenen seelischen Bereiche zu gehen. Genau das ist die Improvisation: Es werden keine Stücke gespielt, sondern das, was einem »in die Finger kommt«. In der Kunsttherapie gibt es etwas Ähnliches.

Da wird den Patienten ja auch kein Bild vorgehalten, sondern da malen sie selbst, um ihre Empfindungen auszudrücken zu lernen.

Warum ziehen Sie grundsätzlich die aktive Musiktherapie der rezeptiven vor?

In der *aktiven* Musiktherapie geschieht alles im Rahmen einer therapeutischen Beziehung, und das halte ich in allen psychischen Erkrankungszusammenhängen für wichtig, denn sie haben immer auch etwas mit problematischen Beziehungen zu tun. Nehmen wir ein Beispiel. Ich spiele mit einer Patientin in der Anfangssituation einer Therapie, und plötzlich sagt sie: »Dieser Ton da, den Sie eben gespielt haben, da habe ich mich verstanden gefühlt«. – So etwas hat mit der Beziehung zwischen Therapeutin und Patientin zu tun, und die Gestaltung dieser Beziehung steht eigentlich immer wieder im Mittelpunkt. Da hat die Musik andere Möglichkeiten als die Sprache. Für mich ist das der Grundgedanke aller Kunsttherapien: Um seelische Not zu mindern, sollte man alle zur Verfügung stehenden Mittel benutzen – aber als Kommunikation, nicht als Beschallungs- oder Unterhaltungsmittel. Die gemeinsame Frage aller Bereiche ist dann: Wie gestaltet man eine therapeutische Beziehung?

Dagegen stellt sich in der *rezeptiven* Therapie die Frage: Welche Stücke soll ich vorspielen? Da wird oft das Individuelle des Patienten zu wenig berücksichtigt. Man kann zwar nach dem Hören darüber sprechen; beim gemeinsamen Spiel aber erfährt man die Wirkung von dem, was geschieht, von Sekunde zu Sekunde. – Es kommt auch etwas allgemein Kulturelles hinzu: Platten oder CDs kann sich jeder selbst kaufen. Aber als Erwachsener noch einmal auf Instrumenten spielen zu können, sich ausdrücken zu können, ist ein Angebot, das auch kulturell neue Erfahrungen ermöglicht. Schauen wir unsere Klassik- und Popkultur doch an: Es geht immer mehr in die Passivität, in den Konsum. Da scheint es mir in der Therapie nicht besonders sinnvoll, Methoden zu nutzen, die das unterstützen. Darüber hinaus glaube ich, daß die rezeptive Musiktherapie zeitweise auch ein Lieblingsthema der Mediziner war, da sie hier die Hautwiderstände und ähnliches so gut messen konnten. Ich will ein weiteres Beispiel nennen: Manche Ärzte spielen ihren überarbeiteten Patienten Musik auf der Couch zur Entspannung und Beruhigung vor. Dadurch können sie vielleicht auf Tabletten verzichten. Ich würde in so einer Situation jedoch eine Therapie sinnvoller finden, die herausfindet, warum der Patient nicht in der Lage ist, sich selbst am Tag zehn Minuten Ruhe zu gönnen, in denen er diese Musik hört, spazierengeht oder dem Vogelgesang zuhört.

Das aktive Musizieren hat aber noch einen ganz grundlegenden Vorteil; das gilt auch für uns Musiktherapeuten. Ein inneres Ausdrucksbedürfnis oder eine innere Not kommen mit der praktischen Möglichkeit zusammen, ein Instrument spielen zu können. Auf diese Weise kann so etwas wie Eigenheit, Individualität entwickelt werden: Man setzt sich hin, und andere hören einem zu. Und man bekommt ein neues Verhältnis zu den anderen, vielleicht auch ein Lob, oder »man fühlt sich besser als jemand anderes«. Wenn dabei das Gefühl auftaucht, die Musik ist etwas Eigenes, Persönliches, dann kann das zu einem lebenslangen Pol, zu einer Ruhe und Kraft spendenden Quelle werden, zu der man immer wieder zurückkehren kann. Ich glaube übrigens, daß diese eigene Erfahrung für alle von größter Bedeutung ist, die den Beruf der Musiktherapeutin beziehungsweise des Musiktherapeuten ergreifen wollen. – Dabei ist ja auch zu bedenken, daß das Seelische einen erheblichen Widerstand gegen die Musik hervorbringt – eben weil sie Dinge in Bewegung setzt, Gefühle hervorruft. Zudem ist ja diese musikalische Tätigkeit des Übens und Spielens extrem langwierig, denn man muß bestimmte Dinge fünfhundertmal üben, bevor es klappt. Die Auseinandersetzung mit dem Widerständigen des Instruments, egal, ob man frei oder nach Noten spielt, bestimmt ja ganz wesentlich die musikalische Tätigkeit schlechthin. All diesem Widerständigen gegenüber muß sich das Bedürfnis nach Musik – zumindest, was uns Musiktherapeuten angeht – gleichwohl als stabil und dauerhaft erweisen; sonst könnte man auch Psychodrama, Kunsttherapie, Puppenspiel oder irgend etwas anderes machen!

Welche Voraussetzungen müssen die Patienten in musikalischer Hinsicht mitbringen?

Es sind überhaupt keine musikalischen Voraussetzungen nötig. Es gibt viele Instrumente, die jeder auf seine Art spielen kann, ohne es gelernt zu haben. Unsere Erfahrung ist, daß das Seelische sich quasi von selbst seinen Ausdruck über die Instrumente sucht. Zu berücksichtigen ist dabei natürlich, daß die Musik in der Musiktherapie nicht für Dritte, nicht für ein Publikum gemacht wird, sondern eine musikalische Gestaltung der Beziehung von Patient und Therapeutin ist.

Bei welchen Patientengruppen halten Sie die Indikation »Musiktherapie« für notwendig?

Ich arbeitete unter anderem in einer psychosomatisch-psychotherapeutischen Klinik. Auf einer Station hatten wir einen Psychologen, zwei Mediziner und mich als Musiktherapeutin. Die Zuordnung der Patienten ergab sich durch notwendige organisatorische Gesichtspunkte, zum Beispiel sollten die Gruppen in der Gruppentherapie für die Zeit des Aufenthaltes in der Klinik in der Zusammensetzung gleich bleiben. Eine speziellere Zuordnung zu einer bestimmten Therapieform war selten und orientierte sich eher an individuellen Besonderheiten als an der Krankheit. Also nicht: Alle Depressiven zur Musiktherapie! Denn es liegt natürlich nicht an der Krankheit, womit jemand am besten zurechtkommt. Wichtig sind hier vor allem die Beziehung zum Therapeuten beziehungsweise individuelle subjektive Eigenschaften, die viel subtiler sind als die groben Krankheitskategorien. Den Begriff der »Indikation« halte ich für den seelischen Bereich für eher unfruchtbar, weil es hier nicht – wie in der Medizin – darum geht, einen Stoff zu ersetzen oder wegzunehmen. Es ist mehr ein Experiment, in dem geklärt wird, ob der Patient einen Zugang zu der jeweiligen Therapieform findet. Andererseits kann man sich aus zeitlichen Gründen auch keine allzu langen Probephasen leisten. Ich träume daher im Idealfall von einer Praxisgemeinschaft mit einem Kunsttherapeuten, einem Musiktherapeuten und einem Bewegungstherapeuten, die aber alle als ausgebildete Psychotherapeuten auch die Sprache als Behandlungsmedium zur Verfügung haben. Jeder Patient macht dann eine Probestunde, und im Team und mit dem Patienten kann entschieden werden, was nun gemacht werden kann und soll.

Glauben Sie, daß die Musiktherapie als Psychotherapie irgend etwas von den geschichtlichen Traditionen der Musiktherapie übernehmen kann?

Nein! Zumindest glaube ich nicht, daß das, was zum Beispiel Mesmer im 18. Jahrhundert gemacht hat oder was ein Schamane tat, direkt auf unsere kulturellen und psychologischen Verhältnisse übertragbar ist. Ich denke, Psychotherapie hat etwas mit den Biographien der Menschen zu tun, insofern auch mit der jeweils aktuellen Gesellschaft. Für die heutige Auffassung, daß Musiktherapie im wesentlichen Kommunikation mit Musik ist, habe ich keine historischen Vorbilder gefunden. Übrigens glaube ich, daß unser heutiges Musiktherapie-Konzept, musikwissenschaftlich und aus europäischer Sicht betrachtet, ohne die Neue Musik und die Improvisationen im Jazz so nicht vorstellbar wäre. Aber die geschichtlichen Entwicklungen früherer Zeiten können interessant werden, wenn man beachtet, in welchem Weltbild, in welchem wissenschaftlichen und medizinischen System sie eingebettet waren. Nur darf man die Elemente nicht aus dem jeweiligen Gesamtmodell herausnehmen.

Wie beurteilen Sie die gegenwärtige gesundheitspolitische Situation der Musiktherapie?

Wir haben eine Zeitlang einen regelrechten Boom an Kunsttherapien erlebt, der immer noch anhält. Dahinter steckt ein tatsächlicher Bedarf: Mit den klassischen Therapien kommt man oft nicht weiter, zum Beispiel weil die zur Verfügung stehenden Behandlungszeiten eines stationären Aufenthaltes zu kurz sind. Aber auch bei frühen Störungen, bei Psychotikern, bei Psychosomatikern oder bei wenig sprachbegabten Patienten stoßen die klassischen Therapieformen an ihre Grenzen. Und so ist auch das Interesse der Kollegen und Kolleginnen an den Kunsttherapien – also Kunst- und Tanztherapie – meist sehr groß, auch im Sinne der Erweiterung des eigenen Behandlungsansatzes. Was aber diesem Bedarf und diesem Interesse entgegensteht, ist die offizielle Politik der Ärzte und Psychologen. Man kann das an dem derzeit geplanten Psychotherapeutengesetz sehen. Nach den vorliegenden Entwürfen werden als kassenrechtlich anerkannte Verfahren nur die Psychoanalyse und die Verhaltenstherapie übrigbleiben, wobei der Kreis der Psychoanalyse-Patienten sehr klein ist, und die Verhaltenstherapeuten sagen, daß sie kaum noch im klassischen Sinn verhaltenstherapeutisch arbeiten. Darüber hinaus wird versucht, nur von den Grundberufen »Arzt« und »Psychologe« aus eine psychotherapeutische Tätigkeit zu erlauben. Dagegen spricht meiner Ansicht nach, daß weder das Medizin- noch das Psychologiestudium in der Regel besondere Qualifikationen für die psychotherapeutische Praxis anbieten können. Es ist mir daher unbegreiflich, warum nicht auch andere Berufe, wie zum Beispiel Musik-, Kunst- oder Tanztherapeuten, Sozialpädagogen etc. auf der Basis ihrer Qualifikationen Zugang zu den psychotherapeutischen Zusatzstudiengängen und Weiterbildungsmöglichkeiten erhalten sollen. Denn es geht auch anders. In Österreich etwa gibt es ein Konzept, das offen ist für viele Grundberufe. Es legt Zusatzqualifikationen fest und sichert damit die Qualität der psychotherapeutischen Versorgung.

Wie erklären Sie sich den Widerspruch zwischen einem allgemeinen Interesse an der Musiktherapie und ihrer gesundheitspolitischen Stagnation?

Ich denke, es hat einmal etwas mit Standespolitik zu tun, aber auch mit einem Paradigmenwechsel. Die bisherige medizinisch-naturwissenschaftliche Sichtweise wird in Frage gestellt. Das entscheidende Problem ist dabei der Vorwurf, die Musiktherapie besäße keinen Wirksamkeitsnachweis im wissenschaftlichen

Sinn. Für künstlerische wie für psychotherapeutische Fragestellungen bedarf es anderer wissenschaftlicher Grundsätze als der, die derzeit etwa in der Pharmaforschung anerkannt sind. Außerdem brauchen wir Musiktherapeuten, die langfristig ambulant arbeiten dürfen, und zwar nicht nur bei Reichen, die das selbst bezahlen können. Ohne Praxis gibt es keine Forschung, aber diese Möglichkeiten sind nicht ausreichend vorhanden. Auch in den Kliniken ist die Musiktherapie oft lediglich ein adjuvantes Verfahren, weil die Strukturen der Klinik nur dies zulassen. Die Indikation stellen dann oft Ärzte, die sich selbst mit der Musiktherapie beziehungsweise auch der Psychotherapie kaum beschäftigt haben. Unter diesen Bedingungen ist eine geregelte sinnvolle Forschung zudem kaum möglich, von den fehlenden Geldern ganz zu schweigen. Nicht zuletzt sollte man den sozialen Aspekt und die Arbeitssituation der Musiktherapeuten nicht verschweigen: Sie erhalten zum Teil BAT IV, V oder gar VI. Hier sind mit Blick auf eine Weiterentwicklung der eigenen Disziplin, aber auch des Gesundheitswesens insgesamt, grundsätzliche Probleme zu klären. Trotz dieser Misere gibt es jedoch viele Musiktherapeuten, die hervorragende Arbeit leisten, einfach aufgrund ihres Engagements, ihrer Persönlichkeit, ihrer Interessen.

Musiktherapie bei Depressionen

In der Geschichte der Behandlung von Depressionen begegnen wir früh der Musik. Schon das Alte Testament berichtet – wie kurz angesprochen – vom Harfenspieler David: Er befreite den israelischen König Saul um 1020–1000 v. Chr. mit seiner Musik von »Schwermut«; eine Krankheit, die später – etwa im 17. Jahrhundert – als »Affekt«, »Melancholie«, »melancholische Wut« und »Unruhe« interpretiert wurde. Neben der Musik wurden im Laufe der Geschichte aber auch viele andere Mittel zur Behandlung von Depressionen angewendet, zum Beispiel Trost und Zuwendung, Diät, Drogen, Massagen, Riechmittel, Körperübungen und Theater. Heute gelten Depressionen als eine »Zeitkrankheit« mit schnell wachsender Bedeutung. Eine Reihe moderner Lebensumstände scheint sie zu fördern oder zu verursachen: Überlastung, Streß, Reizüberflutung, Lärmbelastungen, Informationsflut, Mangel an Erholung, Mißbrauch von Genußmitteln wie Rauschgift und Alkohol, auch Ängste vor Umweltbelastung und Krieg, Vereinsamung und Isolation. Aussagen von Gesundheitsberatern zufolge kämpfen derzeit in der Bundesrepublik rund fünfundzwanzig Prozent der Bevölkerung mit den unterschiedlichsten Formen depressiver Erkrankung. Rund zwei Drittel aller depressiven Patienten sind Frauen, was im Zusammenhang mit biologischen, psychologischen und sozialen Faktoren wie Klimakterium, Rollenverständnis, Erziehung, Lebenssituation etc. interpretiert wird.

Welche Behandlungskonzepte werden derzeit in der Musiktherapie mit depressiven Patienten diskutiert und angewendet? Relativ bekannt ist hier das Konzept der »Regulativen Musiktherapie«, vertreten vor allem durch Christoph Schwabe, der in der ehemaligen DDR zu den Protagonisten der Musiktherapie zählte. Die »Regulative Musiktherapie« wurde gerade in der Behandlung depressiver Psychiatriepatienten entwickelt und erprobt. Dabei zielen die Interventionen sowohl auf diverse Beschwerden der Patienten wie Schlafstörungen und Kopfschmerzen als auch auf Probleme im Umgang mit konflikthaftem Erleben: Die Patienten werden von negativen Emotionen überflutet, wobei ihre Wahrnehmungsfähigkeit hinsichtlich der eigenen Person und der Umwelt weitgehend getrübt ist. Dies erschwert wiederum ein konstruktives Umgehen mit belastenden Erlebnisweisen. Aus diesen Gründen wird eine »Wiedergewinnung, Erweiterung und Differenzierung der ästhetischen Erlebnis- und Genußfähigkeit« im Sinne des Trainingscharakters der Regulativen Musiktherapie angestrebt. Das Training richtet sich dabei vor allem auf das Erlernen des aktiven bewußten Geschehenlassens durch die aufmerksame Wahrnehmung von Musik, der vorhandenen Gedanken, Gefühle und Stimmungen und des eigenen Körpers ohne konzentrierte Willensanstrengung.

Das »Geschehenlassen« wird als Passivität beziehungsweise Verzicht auf Abwehr und zugleich als Aktivität des Sich-Öffnens und Aufmerksam-Seins mit dem Ziel einer »Verminderung von Spannung im Sinn von Regulierung« verstanden. Eine methodische Orientierung auf das Musikerleben erwies sich bei Depressiven – im Gegensatz zum Beispiel zur Neurosenbehandlung – aufgrund ihres negativ gefärbten Erlebens, ihrer Angst, Traurigkeit und ihres stark verminderten Mitschwingungsvermögens als wenig sinnvoll. Das aktuelle Befinden und Leistungsvermögen wird ständig retrospektiv bewertet, wodurch die Patienten sich immer wieder selbst »beweisen«, wie wenig leistungsfähig sie sind. Daher steht nicht das Erleben, sondern die Wahrnehmung im Bereich des Körpers, der Gedanken, Gefühle, Stimmungen und der Musik am Anfang der Musiktherapie mit Depressiven. Zunächst dominieren dabei individuelle Wahrnehmungen im Zusammenhang mit Musikstücken, Geräuschen und Bildassoziationen. Im zweiten Schritt richtet sich die Aufmerksamkeit auch auf emotionale Hindergründe und unangenehme Gefühle beziehungsweise Wahrnehmungen. Damit wird der Schwerpunkt der Musiktherapie vom Erleben zum Wahrnehmen, von einem Gefühl zu einer rationalen Begegnungsform mit sich und der Umwelt verschoben. Auf dieser Grundlage ist es dann möglich, so die Vertreter der »Regulativen Musiktherapie«, zu einer konstruktiven Auseinandersetzung mit konflikthaften Erlebnisweisen zu kommen. Zu erwähnen ist hier, daß die positiven Erfahrungen mit diesem inhaltlich-methodischen Vorgehen mit geschlossenen Gruppen von acht bis zwölf Patienten in rezeptiver Form gemacht wurden. Dabei wurde unter anderem Musik von Brahms, Bartók und Strawinsky eingesetzt. Traurige und dramatische Werke wurden vermieden. Diese ersten, relativ frühen Erfahrungen der Regulativen Musiktherapie mit Depressiven in rezeptiver Form wurden in den 70er und 80er Jahren wesentlich erweitert. So entwickelten zum Beispiel Reinhardt, Röhrborn und Schwabe als psychotherapeutische Methode auf der Basis eines symptomzentrierten Handlungsansatzes ein neues, handlungsorientiertes Therapiekonzept für depressive Erkrankungen. Dabei wird zwischen einem symptom- und einem persönlichkeitszentrierten Handlungsansatz unterschieden.

Bei der symptomzentrierten Psychotherapie ist es die Erscheinungsform der Krankheit, die Symptomatik, die für den therapeutischen Zugang ausgewählt wird, bei der persönlichkeitszentrierten Psychotherapie ist es die symptomproduzierende und -unterhaltende Persönlichkeit. Als Symptom gelten dabei körperliche und psychische Störungen im Sinne von Krankheitszeichen, subjektive Störungserlebnisse, Verhaltensbeeinträchtigungen, Konflikte. Das Prinzip der Wahrnehmung des emotionalen Umfeldes von Symptomen erhält eine zentrale Bedeutung. Ausschlaggebend ist die jeweils aktuelle symptomatologische Situation mit in der Regel folgenden charakteristischen Merkmalen:

Handlung:	Mangel an Antrieb, Interesse, Initiative;
Gefühl:	Fixiertheit im negativen Erleben, Angst vor Gefühlen;
Denken:	Gedankengewirr beziehungsweise Gedankenleere, Druck hinsichtlich vermeintlicher Pflichtvernachlässigung;
Kommunikation:	Kontaktunfähigkeit, aber Kontaktwunsch; Zuwendung kann nicht angenommen werden, Mißtrauen;
Körper:	negative Körpergefühle und zum Teil vielfältige Körpersymptome, zum Beispiel Appetitlosigkeit, Kopfschmerzen.

Der dreidimensionale Wahrnehmungsraum – Gedanken, Gefühle, Stimmungen (1. Wahrnehmungsraum), Körperwahrnehmungen (2. Wahrnehmungsraum) und Musik (3. Wahrnehmungsraum) ist derjenige Bereich, in dem akzeptierendes Wahrnehmen trainiert, erlernt und realisiert werden soll. Das akzeptierende Wahrnehmen hat die Rolle des bewußten Verhaltensprinzips und psychotherapeutischen Handlungsangebots, das den konstruktiven Umgang mit den Erlebnisinhalten des Patienten ermöglichen soll.

Die einzelnen Stufen des Vorgehens:
1. Eine Wahrnehmungsbereitschaft wird hergestellt und
2. zu einer Wahrnehmungsdifferenzierung aufgefordert; dann erfolgt
3. eine Aufforderung zur Bewußtwerdung der Gefühlsreaktionen auf eine Wahrnehmung. Schließlich sollen
4. akzeptierte von nichtakzeptierten Wahrnehmungen unterschieden,
5. die nichtakzeptierten Wahrnehmungen näher beobachtet und der Patient
6. zu neuen Verhaltensstrategien mit dem Ziel des Akzeptierens aller Wahrnehmungen aufgefordert werden (vergleiche ebenda, S. 551).

Neben der »Regulativen Musiktherapie« haben sich zahlreiche andere Musiktherapeutinnen und Musiktherapeuten zu ihren Grundsätzen in der Arbeit mit depressiven Patienten geäußert. Auch für Gertrud Schubert (1985) geht es in ihrer Musiktherapie mit Patienten mit endogenen Depressionen darum, zunächst die Krankheit und den Körper des Patienten ernst zu nehmen: Eine Psychotherapie zur »Umstrukturierung« der seelischen Energien lehnt die Autorin ab. Jede psychodynamische Provokation sei zu vermeiden, um Ängste, Frustrationen oder gar Suizidalität durch Infragestellen der depressiven Struktur mit ihren typischen Merkmalen beharrlich, besonnen, pedantisch, wenig vital, autoritätsgebunden, unoriginell und konventionell zu vermeiden. Die Autorin beginnt daher zumeist mit Atem- beziehungsweise Entspannungsübungen bei gleichzeitigem Musikhören. Hier verwendet sie eine rhythmische Musik ohne starke Dynamik als Begleitung des Atmens, zum Beispiel Ludwig van Beethovens Violinromanzen oder Wolfgang Amadeus Mozarts Klavierkonzert KV 503. Die Übungen dauern ca. 10 Minuten und erfolgen im Sitzen. Es folgen Lockerungsübungen und ein kurzes Gespräch zum Körperempfinden. Im zweiten, aktiveren und kommunikativeren Teil folgen Übungen am Orffschen Instrumentarium. Die krankheitsbedingte Eingeschränktheit der Patientin macht es schwer, so schreibt sie, Spielvorschläge zu geben, die noch ein Erfolgserlebnis gewährleisten, ohne zu überfordern. Wichtig ist, daß der Spielcharakter einer Übung nicht verlorengeht, denn nur diesen können die Patienten akzeptieren. Gemeint ist jedoch nicht das freie Spiel des kreativen Menschen, sondern das vorgegebene, geordnete Spiel.

Die Autorin betont, daß eine verbale Aufarbeitung, ein In-Bezug-Setzen zu eigenen Gefühlen oder gar Konflikten »undenkbar und kontraindiziert« sei. Als praktikable Interaktionsspiele nennt sie: »Namen musikalisch untermalen«, »Eigenschaften spielen«, »Personen beschreiben«, »Tutti-Solo-Spiele«, »rhythmisches Singen und Sprechen«, »Sprichwörter rhythmisieren«, »Leise-laut-Spiele« und »Frage-Antwort-Spiele«. Als wichtigstes therapeutisches Verfahren erscheint hier das Singen, wobei die Liedtexte »konstruktiv, nicht zu romantisch, rührselig oder gar depressiv« sein sollten. Volkslieder wie zum Beispiel »Hoch auf dem gelben Wagen« werden als geeignet angesehen. Dabei hebt die Autorin die aggressiven Anteile der Patienten hervor, ihre hohen Erwartungen sowie die häufige Betrachtung der Therapeutin als »Autorität«. Ein Akzeptieren des Bedürfnisses der Depressiven nach Lob und Urteil wird als sinnvoll betrachtet.

Tonius Timmermann (1983) beschreibt eine »Einzelmusiktherapie mit einem suchtkranken Rockmusiker«, den er als depressive Persönlichkeit, als Borderline-Persönlichkeit mit schizoiden Zügen, schildert. Der Autor formuliert relativ allgemeine Therapieziele im Bereich der Entspannung, des Musizierens beziehungsweise Improvisierens und des Singens, zum Beispiel die innere Unruhe verringern; eine positive Einstellung zum Körper durch Wahrnehmung von Atem und Körper gewinnen; anhand von elementaren Klangstrukturen eine gesteigerte Erlebnisfähigkeit erfahren; Vorstellungen zur Lebensgestaltung entwickeln; die Lebensfreude heben, die Suizidgefahr verringern durch positive musikalische Erlebnisse; die Persönlichkeit stärken; Disziplin, Ausdauer, Durchhaltevermögen und Konzentration fördern; Kommunikationsfähigkeit und partnerschaftliches Verhalten üben und stärken.

Methodisch geschieht dies unter anderem mit Hilfe eines Monochords, bei dem die Obertöne stark hervortreten und melodiös und entspannend wirken, ohne daß der Patient einer besonderen Melodie folgen muß. Neben der Improvisation nimmt die Arbeit mit der Stimme einen wesentlichen Platz ein. Im Verlauf der Therapie lernt der Patient, seine Stimme zu erproben, zum Beispiel beim Vokale-Singen, Summen und dem Singen von Liedern. Dabei zielt die Therapie des »stimmlichen Ausdrucks« nicht auf »eine künstliche Veränderung der Stimme«, sondern auf eine Anregung des wechselseitigen Prozesses zwischen dem Akzeptieren des Ist-Zustandes und dem Experimentieren: »Selbstwahrnehmung-Selbstausdruck-Selbstwahrnehmung als zusammenwirkender Prozeß, der auch in der verbalen Aufarbeitung Erkenntnisse über die Krankheitsproblematik und deren Bewältigung beinhaltet, sind Voraussetzung für die Selbstfindung als Ziel der Individuation.«

Auch Gertrud Loos (1980) verwendet in ihrer Therapie mit einer früh gestörten Patientin mit neurotischer Depression methodische Verfahren körperbezogener Wahrnehmung neben freier Improvisation und Stimmarbeit. Hier taucht als Ziel einer zehnstündigen Kurztherapie das »Umstimmen« auf: »... umstimmen, d. h. auf krankhafte Verhaltensweisen mit verbalen und nonverbalen Mitteln aufmerksam machen, sie durcharbeiten und ohne Verurteilung ihm (dem Patienten, d. V.) seine Selbstverurteilung erkennbar machen.«

Wertvolle Hinweise für die Musiktherapie mit Depressiven gibt auch Lisa Bock (1975). Für besonders bedeutsam hält sie »... eine bewußt und gezielt eingesetzte Aktivität von seiten des Therapeuten«: »Aufgrund unserer Erfahrungen mit Depressiven ist ... ein Eingehen auf ihre monotonen, metrischen Angebote nicht zielführend. Das Iso-Prinzip wirkt hier zu sehr als Verstärker der psychischen Leblosigkeit.«

Daher wird ein appellativer Umgang mit Depressiven gefordert, bei dem die Musik eine spezifische Hilfe darstellt: »In das erstarrte, durch die Selbstvorwürfe an die Vergangenheit gekettete Zeitgefühl dringt gewissermaßen ein Appell aus der Gegenwart ein, aus der toten in die ›gelebte Zeit‹ ... einzutreten.« Dabei wird nicht nur die Bedeutung der äußeren Strukturen der Musiktherapie, zum Beispiel die Regelmäßigkeit der Sitzungen, sondern auch die strukturierende Kraft der musikalischen Aktivität hervorgehoben: »Die Eigenaktivität der Depressiven ... mündet immer in einen auffälligen Prozeß, der rein metrisches Improvisieren in rhythmisches überführt. – Beides aber bedeutet Strukturierung von Zeit. Das rein metrische Agieren war ein lediglich äußerliches Einteilen von innerlich nicht erlebter Zeit ... Man könnte dem Depressiven dann ebensogut in der Beschäftigungstherapie ein Metronom in die Hand drücken ... Erst wenn der Patient zum Rhythmus findet, entstehen Ansätze zu einer dynamischen Strukturierung auch der erlebten, der inneren Zeit.«

Dieses Zeiterleben des Depressiven unterscheidet sich deutlich vom Musikerleben des Gesunden. Hier wird jeder Ton zunächst undeutlich »erwartet« und dann voll präsent wahrgenommen, bevor er abklingt und ein neuer Ton in dieses »Präsenzfeld« tritt: »Dieses ›Präsenzfeld‹ ... ist beim Depressiven durch den Verlust der retentiv-protentiven Spannkraft gleichsam in sich zusammengefallen. An seine Stelle tritt das erstarrte Gewesene und versperrt die je gegenwärtige (und als solche erlebte) Begegnung mit Mitwelt und Mitmensch. Jeder Versuch einer Kommunikation im Hier und Jetzt ist auf das äußerste erschwert.«

Aufgrund der Nähe des Krankheitsbildes des Patienten zur Psychose sollen hier abschließend auch Erfahrungen der Musiktherapie mit Psychotikern angesprochen werden. Harm Willms (1982) beschreibt ein diagnosespezifisches musiktherapeutisches Behandlungskonzept für Schizophrene und kindliche Autisten. Die schizophrene Psychose wird hier wesentlich als ein Konflikt der Urbeziehung zwischen Mutter und Kind mit resultierenden tiefgreifenden Interaktions- und Kommunikationsstörungen zwischen Individuum und Außenwelt definiert. Die entworfene Musiktherapie als eine Form krankheitsspezifischer, nichtsprachlicher Psychotherapie für Einzel- und Gruppentherapie beinhaltet »Tänzerische Gymnastik«, »Rezeptive Musiktherapie«, »Produktive Musiktherapie« und »Verbale Psychotherapie«.

Dabei soll die Musik nicht nur ein »Übungsfeld« für sozialkommunikative Handlungen darstellen, sondern auch die Aufarbeitung der Konflikte auf präverbaler Ebene vorbereiten, bis dies auch auf verbaler Ebene möglich ist. Mit der Musik sollen so soziale Bezüge wieder ermöglicht werden, die der Psychotiker zerstört hat. Das ist insofern wichtig, weil gerade der Kern der Psychose darin besteht, daß die Fähigkeit zur sozialen Beziehung, zum Konflikt etc. zerstört ist. Dabei hebt der Autor die geringe Abstraktionsfähigkeit des Kranken, seine Regression auf das Niveau analoger Kommunikation, eine mangelnde Kooperationswilligkeit und Motivation, Ich-Schwäche und die Unfähigkeit zur Reflexion eigener Probleme hervor. Der Psychotiker regrediert auf das Niveau der präverbalen Kommunikation, die in der gesunden Entwicklung eines Kindes mit Hilfe von Klangfarbe, Tonfall, Dauer, Tempo, Rhythmus, Vibration, Temperatur, Körperhaltung etc. zu einer Vertrauensbasis zwischen Mutter und Kind und zu einem stabilen Ich-Kern führt. In der Musiktherapie wird daher diese Ebene der Kommunikation zunächst akzeptiert; durch entsprechendes Agieren sollen später Vertrauen und Ich-Stärkung entwickelt werden.

Die einzelnen Therapiestunden beginnen mit tänzerischen Bewegungen. Dabei kommt es auf Konzentration und Wahrnehmung, auf die Standortveränderung und Lokomotion und den Bezug zum Raum und den Interaktionsbeginn an. Es folgen Improvisationen mit dem Ziel der Kommunikation und der freien, gegenseitigen Interaktion. Sie stehen im Mittelpunkt der Therapie. Zu Beginn liegt der Schwerpunkt auf dem Sachbezug, er verlagert sich dann auf den interpersonellen Bezug. Die Spielregeln erhalten als Strukturhilfe eine entscheidende Bedeutung, da sie festlegen, wie weit oder eng der Rahmen für die Improvisation sein soll. Bei zu sehr vorgegebenem Rahmen können Entfaltung, Selbstfindung sowie der eigene Ausdruck des Patienten verlorengehen. Zu große Offenheit dagegen kann zu Angst vor nicht bewältigter Leere, Hilflosigkeit, Angst durch Strukturierungsschwäche und Reizüberflutung führen. »Wesentlich ist also, daß die Patienten in der Improvisation nicht überfordert, nicht übertönt und nicht übervorteilt werden und daß zaghafte Ansätze des Ausdrucks des Patienten vom Therapeuten feinfühlig aufgenommen werden als kommunikative Signale.«

In diesem Zusammenhang hebt der Autor fünf Spielformen hervor:
1. gemeinsame musikalische Aufgaben auf der Grundlage der Nachahmung, Imitation und Illustration äußerer Realität (zum Beispiel »Urwald«, »Fabrik« etc.); 2. musikalischer Nach- und Mitvollzug in einem entweder melodisch oder rhythmisch vorgegebenen Rahmen, zum Beispiel beim Liedspiel; 3. musikalische Wechsel- und Kontrastspiele mit dem Schwerpunkt der Interaktion, zum Beispiel Ruf-Antwort-Spiele, Austausch von kleinen Phrasen; 4. Solo-Improvisationen über einem rhythmischen Ostinato-Teppich zur Ich-Stärkung; 5. freie Tutti- oder Kollektiv-Improvisationen. Der Improvisation folgt eine verbale, psychoanalytisch orientierte Aufarbeitung, so daß die Therapieabfolge »tänzerische Bewegung«, »rezeptive Musiktherapie«, »produktive Musiktherapie« und »verbale Interaktion« in etwa an den oralen und analen Phasen der Triebentwicklung orientiert ist. Wichtiger als diese nur als mögliche Reihenfolge zu verstehende Stundengestaltung ist jedoch der Leitgedanke einer »... Entwicklung vom Autismus zur Objektgerichtetheit, vom Umgehen mit sich selbst über den Sachbezug, also das Umgehen mit nichtbelebten Objekten zur Interaktion, der Kontaktaufnahme mit lebenden Objekten«.

Musiktherapie in der Psychiatrie

Wie oben bereits angesprochen, stellen die psychiatrischen Krankenhäuser gegenwärtig einen großen Teil der Arbeitsplätze für Musiktherapeuten. Mit dem Begriff der »Psychiatrie« ist heute nach wie vor zunächst eine Heil- und Pflegeanstalt verbunden, die den größten Teil der stationären psychiatrischen Pflege bereitstellt. Die therapeutischen Bedingungen hier sind vor allem dadurch gekennzeichnet, daß eine Bereitschaft des Patienten zu konstruktiver Mitarbeit in der Behandlung – die Grundvoraussetzung jeder psychotherapeutischen Behandlung – häufig nicht vorhanden ist. Wie bedeutend Widerstände gegen eine psychiatrische Behandlung sein können, ist zum Beispiel auch aus dem schlechten Ruf dieser Einrichtungen abzulesen. Andererseits kommen aber auch viele Patienten freiwillig, ohne jede amtsrichterliche oder strafrichterliche Einweisung. Doch selbst unabhängig vom Einweisungsmodus können in der Psychiatrie nicht alle Patienten durch die Musiktherapie angesprochen werden – vor allem der Krankheitsverlauf beziehungsweise das aktuelle Krankheitsbild sind wichtige Faktoren, die eine Therapie mehr oder weniger sinnvoll erscheinen lassen können. Letztlich entscheiden auch hier die Ärzte, ob und inwieweit einem Patienten ein Zugang zur Musiktherapie angeboten wird oder nicht.

Die besondere Behandlungssituation des Patienten in der Psychiatrie bestimmt weitgehend die äußeren Umstände, aber auch die Zielsetzungen der musiktherapeutischen Behandlung. Halten wir uns die Situation vor Augen: Zumeist scheint der Patient den Einrichtungen und ihren inneren Reglements mehr oder weniger hilflos ausgeliefert. Grundlegende Bedürfnisse werden reglementiert nach Maßstäben, die der Patient nicht beeinflussen kann. So besteht die Gefahr, daß er sich dem Krankenhausalltag und seinen Strukturen so anpaßt, daß seine Störung oder auch sogar auffällige Symptome nach einiger Zeit scheinbar verschwinden. Beachtet werden muß in vielen Fällen auch die Wirkung neuroleptischer Medikamente, die vor allem dazu dienen, Ruhe und Ordnung auf den Stationen zu erhalten. In diesem Zusammenhang kann – wie dies Bruno Abs in seinem Artikel »Bedingungen und Möglichkeiten stationärer musiktherapeutischer Behandlung in der Psychiatrie« tut – von einer »Scheinheilung« gesprochen werden. Tatsächlich könnte hier eine rein äußere Anpassung erfolgen, deren zweifelhafter Wert spätestens bei der Entlassung schnell deutlich werden kann. Gegenüber diesen Anpassungsprozessen sollten – so der Autor – die Störungen selbst Vorrang besitzen, um dem Patienten einen Zugang zu sich selbst und seinen Problemen zu erleichtern.

Prinzipiell kann in der Psychiatrie Musiktherapie in ihrer psychotherapeutischen oder soziotherapeutischen Ausrichtung angewendet werden. Im ersteren Fall werden – wie oben bereits beschrieben – psychische Störungen durch bewußte Verwendung der Therapeut-Klient-Beziehung behandelt, häufig auf der Basis der Psychoanalyse. Dies ist jedoch nur möglich auf der Basis einer entsprechenden Qualifikation und Selbsterfahrung des Musiktherapeuten. Die soziotherapeutische Musiktherapie dagegen – hier ein abstrakter Begriff für entsprechende Ansätze und Arbeitsweisen – konzentriert sich nicht auf frühkindliche Beziehungsmuster, sondern auf spätere beziehungsweise aktuelle zwischenmenschliche Beziehungen. Die Behandlung erfolgt – wie bei der Verhaltenstherapie – symptombezogen. Fehlverhaltensweisen sollen durch Löschen alter und Erlernen neuer Muster korrigiert werden. Die Musiktherapie bietet hier grundsätzlich die Möglichkeit einer Förderung positiver und einer Veränderung unerwünschter Verhaltensweisen. Auch ohne tiefenpsychologische Zielsetzungen beeinflußt der Musiktherapeut damit die Persönlichkeit des Patienten, indem er seine Aktivitäten in sinnvoll erscheinende Bahnen lenkt. Dabei gelten die sozialen Beziehungen zwischen Patient und Mitpatient, aber auch zu dem Therapeuten als ein wichtiger Heilfaktor. Ein Risiko besteht auch hier darin, daß Patienten sich unter Umständen nur äußerlich anpassen, ohne ihr Verhalten dauerhaft ändern zu können.

Beide hier skizzierten Behandlungsmodelle sind in den Psychiatrien nur bei einem Teil der Patienten anzuwenden. Aufgrund der Funktion der Kliniken als Heil- und Pflegeanstalten leben hier viele Langzeitpatienten, für die eine Therapie mit dem Ziel der Gesundung und Entlassung nicht in Frage kommt. Ein Teil des Interesses der psychiatrischen Institutionen an der Musiktherapie ist deshalb gerade diesen Langzeitpatienten gewidmet. Methodik und Zielsetzung sind dabei vor allem auf die große Gefahr ausgerichtet, daß diese Menschen deprivatisieren und ihre Persönlichkeit verlieren können – Folgen der Hospitalisierung, die wissenschaftlich wiederholt beschrieben und nachgewiesen wurden. Die Musiktherapie soll hier also vor allem einer Hospitalisierung vorbeugen und sie gegebenenfalls auch behandeln. Dabei richtet sie sich nicht auf die kranken, gestörten Anteile des Patienten, sondern vor allem auf seine gesunden, intakten Fähigkeiten, Merkmale, Kenntnisse. So kann das Leben in der Klinik für den Patienten mit Musik lebendiger, freundlicher, reicher werden. Diese Musiktherapie will also vor allem die Ausdrucks- und Erlebnisfähigkeit, die Kommunikationskompetenzen und das Sozialverhalten des Patienten fördern, was soziotherapeutischen Zielsetzungen entspricht. Ihre Erfolge sind dabei nicht immer im sichtbaren Verhalten der Patienten erkennbar. Aber Dumpfheit und Teilnahmslosigkeit, oft verstärkt durch Medikamente, schützen – so schreibt Bruno Abs – den Patienten auch davor, die Trostlosigkeit seiner Situation voll zu erleben!

In jedem Fall ist für eine angemessene therapeutische Behandlung mit Musik auch in der Psychiatrie eine enge Zusammenarbeit zwischen den Ärzten und Therapeuten notwendig. Dabei ist auch zu bedenken, inwieweit die Institution wache Patienten betreuen kann oder erneut krank macht. Teilstationäre Behandlungsmodi in Tages- und Nachtkliniken, Rehabilitationsstationen und Übergangseinrichtungen scheinen hier oft vorteilhafter, wobei auch hier die Musiktherapie nachgefragt wird. In jedem Fall aber ist die Musiktherapie ein Teil des Behandlungsumfeldes und sollte daher – was zumindest in manchen kritischen Artikeln und Berichten geschieht – ihr Verwobensein in ein bisweilen ungenügendes Behandlungsumfeld reflektieren. Wurde noch in den 70er Jahren mit der Psychiatrie-Enquete der Bundesregierung eine menschenfreundlichere Psychiatrie gefordert, so scheint sich inzwischen diese Entwicklung – nach Aussagen von Klinikleitern – wieder zurückzuentwickeln. Medikamente scheinen billiger als Therapie, und so manche Tür einer psychiatrischen Anstalt ist wieder fester verschlossen.

Fest steht aber: Die Musiktherapie gilt in der Psychiatrie oft als diejenige Therapieform, die überraschende Ergebnisse im Verhalten und auch im Gesundungsprozeß der Patienten hervorbringen kann. Berichte darüber orientieren sich häufig an den Krankheitsbildern der Psychose beziehungsweise Schizophrenie. In diesem Zusammenhang schrieb etwa Wolfgang Strobel einen hervorragenden, detaillierten Bericht, aus dem auch seine Arbeitsweise hervorgeht (siehe Anhang). Wir wollen uns jedoch hier mit einem Praxisbericht befassen, der – ohne die Klassifizierung der Patienten nach klinischen Krankheitsbildern – die musiktherapeutischen Behandlungsverfahren und -ziele in den Mittelpunkt stellt. Gesprächspartner ist Volker Mönnich, Diplom-Musiktherapeut. Er arbeitet seit mehreren Jahren an der Lippischen Nervenklinik Dr. Spernau KG in Bad Salzuflen. Dies ist eine psychiatrisch-neurologische Akutklinik mit insgesamt 116 Plätzen. Hier werden Patienten mit psychiatrischen, psychosomatischen und neurologischen Erkrankungen behandelt. Dementsprechend gibt es sehr unterschiedliche musiktherapeutische Angebote beziehungsweise Gruppen- und Einzeltherapien, so etwa vier Gruppentherapien. Gruppensitzungen finden zweimal wöchentlich je 90 Minuten mit jeweils acht bis zehn Patienten statt. Ihre häufigsten Diagnosen sind endogen psychotische Krankheitsbilder, zum Beispiel endogene Depressionen, postakute Schizophrenien – diese Patienten leiden nicht mehr unter akuten Halluzinationen. Sie sind so weit gefestigt, daß sie an einer Therapie teilnehmen und davon profitieren können. Hinzu kommen auch schwere neurotische Krankheitsbilder, Persönlichkeitsstörungen, also Patienten, bei denen eine stützende, nichtaufdeckende Behandlung sinnvoll erscheint. Volker Mönnich arbeitet auf der Grundlage eines psychotherapeutisch orientierten Verständnisses von Musiktherapie. Gerade die Arbeit mit psychotischen Patienten entspricht einer soziotherapeutischen Arbeitsweise im Sinne einer stützenden, nichtaufdeckenden psychotherapeutischen Behandlung. Lesen Sie dazu auch das Gespräch mit Martin Kusatz, Diplom-Musiktherapeut und Mitarbeiter an einem Kooperationsprojekt des Jugendamtes der Stadt Essen, bei dem eine Erziehungsberatungsstelle, eine jugendpsychiatrische Abteilung in einem Allgemeinkrankenhaus und eine psychotherapeutische Ambulanz zusammenwirken. So sollen die Patienten vor, während und nach einem stationären Aufenthalt möglichst umfassend betreut und gefördert werden.

Interview mit Volker Mönnich

Welche Ziele stehen in Ihrer Gruppentherapie im Vordergrund?

Bei den Patienten mit endogenen Depressionen, postakuten Schizophrenien und schweren neurotischen Erkrankungen geht es vorrangig darum, die Patienten zu stützen, aufzubauen. Die Hauptzielbereiche sind einmal die Ich-Stärkung gerade bei psychotischen Patienten; hinzu kommen Kontaktherstellung, Beziehungsaufnahme und Gestaltung des Gruppenlebens. Viele Patienten ziehen sich zurück, sind sehr antriebsarm. Deshalb sollte eine Handlungsaktivierung erfolgen, sollten Phantasie und Kreativität angeregt, Erlebnis- und Genußfähigkeit wieder belebt werden. Auch Affektabfuhr spielt eine wichtige Rolle sowie ein behutsamer Kontakt zum beziehungsweise eine Bewegung im emotionalen Bereich – also: Wie empfinde ich, was ich da mache? Überhaupt soll die Selbst- und auch Fremdwahrnehmung gefördert werden: Wie nehme ich mich selbst wahr? Wie sehe ich andere? Wie grenze ich mich ab? Wie reagieren die anderen auf mein Verhalten?

Wie werden diese Patienten für die Musiktherapie ausgewählt?

Die Ärzte stellen bei allen Gruppen die Indikation, auch bei den Einzeltherapien. Ich als Musiktherapeut habe allerdings die Verantwortung, den Ärzten auch erst einmal die Informationen über die Musiktherapie zu geben. Nur so können die Ärzte beurteilen, was in der Musiktherapie geleistet werden kann und was nicht. Es findet also selbstverständlich ein Austausch statt. Wenn ich den Eindruck habe, da ist ein Patient für eine Gruppe noch nicht geeignet, dann spreche ich darüber mit einem Arzt. Und dann erfolgt meist eine Einigung. Wichtig ist aber in allen Fällen, daß die musikalischen Vorkenntnisse der Patienten keinerlei Rolle spielen. Überhaupt ist es schwierig, eine »Indikation« zu treffen, da allein die Diagnose für die Behandlung nicht ausreicht. Wichtig ist zum Beispiel, ob der Patient motiviert ist für eine solche Therapie und ob er eine Gruppen- oder Einzeltherapie benötigt. Kann der Patient zum Beispiel die nicht vorhersehbaren Reaktionen und Geschehnisse in einer Gruppe aushalten? Oder braucht er eine Einzeltherapie, um dort erst einmal mit dem Therapeuten und dem Medium ganz behutsam Kontakt aufzunehmen?

Schauen wir uns Ihre Musiktherapie näher an. Wie sieht Ihre Arbeit im einzelnen aus?

Nehmen wir als Beispiel die Musiktherapie mit Patienten, die unter neurotischen Erkrankungen und Persönlichkeitsstörungen leiden. Was sind überhaupt neurotische Erkrankungen? Es gibt da unterschiedliche Theorien. Die Psychoanalyse geht davon aus, daß eine in der Kindheit traumatisch erlebte Situation durch Abwehrmechanismen ins Unbewußte verdrängt wurde. Der Patient weiß von diesen frühen Erfahrungen nichts mehr; es ist ihm völlig unklar, warum seine Probleme im Erwachsenenalter – oft sehr unvermittelt – auftreten. Man geht davon aus, daß die Krankheit durch eine Auslösesituation wieder aktiviert wird, d. h. die Gefühle, zum Beispiel von Ohnmacht, Angst und Hilflosigkeit, sind für den Patienten jetzt sehr verunsichernd, beängstigend, weil sie nicht erklärbar scheinen. Demgegenüber geht die Verhaltenstherapie davon aus, daß hier ein falsches Verhalten erlernt wurde, das jetzt zu Krankheitssymptomen führt. Diese Symptome können sehr unterschiedlich sein. So gibt es zum Beispiel Angst- oder Zwangsneurosen, auch Neurosen mit unspezifischen Symptomen wie Hemmungen, Kontaktstörungen, depressiven Verstimmtheiten, Selbstunsicherheiten, Ambivalenzen oder Arbeitsstörungen.

Eine Musiktherapiestunde beginnt bei mir meistens damit, daß am Anfang eine Übung steht, bei der die Patienten die Möglichkeiten haben, sich erst einmal zu sammeln, sich auf sich selbst zu konzentrieren – was habe ich für Stimmungen, Erwartungen, Wünsche, Bedürfnisse? Das kann so aussehen, daß wir eine Körperwahrnehmungsübung machen oder daß wir Musik hören: Welche Stimmungen in der Musik finden bei jedem einzelnen Resonanz, welche »inneren Saiten« werden da angeschlagen? Im

Gespräch tragen wir dann zusammen, was jeder gespürt hat. Daraus wird also schon deutlich, daß ich kein »Programm« für meine Arbeit habe, keinen »Verlaufsplan« wie in der Schule, sondern es hängt sehr viel davon ab, was die einzelnen Patienten wollen beziehungsweise benötigen, ohne daß hierbei die therapeutischen Ziele aus den Augen verloren werden. Wichtig ist aber auch, daß die Rahmenbedingungen stimmen: In der Gruppe sind meist fünf bis neun Patienten – wenn es weniger als fünf sind, ist die Dynamik in der Gruppe manchmal zu gering. Wenn es mehr als neun sind, so meine Erfahrung, dann wird das Geschehen für mich als Therapeut sehr unüberschaubar, gerade in den musikalischen Aktionen. Das kann dann auch eine Reizüberflutung für die Patienten bedeuten.

Inwieweit kann die musiktherapeutische Behandlung von neurotisch erkrankten Patienten auf ihre Konfliktkonstellationen eingehen?

Die musikalische Arbeit mit den Konflikten muß sehr langsam angebahnt werden. Das passiert meist nicht in der ersten oder zweiten Musiktherapiestunde. Hier muß erst einmal Vertrauensarbeit geleistet werden, müssen Ängste abgebaut, muß das Medium selbst vertraut werden. Ich habe erfahren, daß viele Patienten zu Beginn sehr skeptisch sind, daß sie zum Teil auch Ängste haben, sich bloßzustellen, weil sie denken, sie müßten etwas vorspielen, was sie nicht können. Wenn aber die Gruppe so weit zusammengewachsen ist, daß Vertrauen da ist, können auch persönliche Dinge angesprochen werden. Dann kann es passieren, daß ich einem Patienten, der sehr ängstlich und unruhig ist, das Angebot mache, mal zu probieren, diese Angst in einer Improvisation auszudrücken beziehungsweise sich Klänge oder Instrumente zu suchen, mit denen diese Angst verdeutlicht werden kann. Die Gruppe spielt dann mit und versucht, den Patienten zu stützen, ihm zu zeigen, daß er mit seinen Gefühlen nicht allein ist. Solche Improvisationen nehme ich meist auf Tonband auf. Wir können sie dann besprechen, herausfinden, was da abgelaufen ist in der Musik, was hörbar geworden ist: Gibt es Auffälligkeiten, sind auch andere Gefühle als Angst deutlich geworden? Manchmal kommen dann eben zum Beispiel auch Aggressionen zum Vorschein, die vorher nicht gefühlt worden sind, die aber nun näheren Aufschluß geben können.

Können Sie ein Beispiel nennen, das Sie besonders beeindruckt hat?

Eine Patientin kam mit der Diagnose einer »neurotischen Depression« in die Musiktherapie. Hier spielte auch Angst eine große Rolle. In ihrem musikalischen Spiel kamen die unterschiedlichen Gefühle, die damit zusammenhingen, zum Ausdruck: Trauer zum Beispiel, aber auch Wut und Zorn. Im weiteren Verlauf der Therapie begann die Patientin eine bisher verdrängte Trauerarbeit, um den Verlust eines ihr nahestehenden Menschen aufzuarbeiten. Sie begann, die bisher verdrängten Gefühle von Schmerz, Angst etc., vielleicht auch die Angst vor dem eigenen Tod, an sich heranzulassen. Sie konnte sie erst einmal auf einer nichtverbalen Ebene zum Klingen bringen. Dann lernte sie, im Gespräch damit umzugehen. Sie hörte auch von anderen, die ähnliche Erfahrungen wie sie gemacht hatten. Da wir eine Akutklinik mit einer relativ kurzen Aufenthaltsdauer sind, können leider bis zur Entlassung meist nicht alle Probleme gelöst werden, die müssen dann in einer Tagesklinik oder in einer ambulanten Therapie weiter bearbeitet werden. Aber dennoch verlief in diesem Fall die Krisenintervention sehr erfolgreich. Wir konnten eine Stütze geben, neue Sichtweisen und Perspektiven vermitteln und der Patientin so helfen, wieder Boden unter den Füßen zu bekommen.

Woran erkennen Sie Gefühle wie Schmerz im Spiel der Patienten?

Der Patient – wie auch der Therapeut! – muß erst einmal lernen, genau hinzuhören. Er muß lernen, einen Bezug herzustellen zwischen dem, was er hört, und dem, was er fühlt. Wenn ein Patient zum Beispiel diesen Kontakt nicht herstellen kann, dann empfindet er sein Spiel bald als ein »Geklimper« oder »Rumhämmern«, und ich merke, es geht so nicht weiter.

Das heißt, diese Patienten sind dann nicht für eine Musiktherapie geeignet?

Das möchte ich so nicht sagen, aber es ist erst einmal sehr schwer für diese Patienten, sich überhaupt auf die musikalische Ausdrucksform einzulassen. Es ist dann einfach mehr Zeit zur Gewöhnung nötig, manchmal ist auch die Frage berechtigt, ob eine andere Therapieform sinnvoller sein könnte. Zum Teil ist das Verhalten dieser Patienten aber auch Ausdruck einer Abwehrhaltung: Sie kommen mit der Musik für ihre Verhältnisse viel zu schnell an wunde Punkte, machen einfach dicht, um vor sich selbst und der Gruppe nicht ihre Schwächen zu zeigen. In diesem Zusammenhang spielt auch die Einzeltherapie mit neurotischen Patienten eine Rolle. Wenn zum Beispiel ein Patient in der Gruppe noch nichts von sich erzählen mag oder wenn er die Neigung hat, seelische Probleme körperlich auszudrücken, zum Beispiel in Kopfschmerzen, dann arbeite ich auch einzeln mit ihm.

Wo und wann ist die Musiktherapie am effektivsten?

Am effektivsten erscheint mir die Musiktherapie mit Patienten, die sich mit sich selbst, mit ihren Gefühlen und Konflikten vorläufig leichter nonverbal als verbal auseinandersetzen können. Das bedeutet, daß Patienten, deren Probleme im Bereich der Wahrnehmung und des Ausdrucks der eigenen Emotionen liegen, die Schwierigkeiten im Bereich ihrer zwischenmenschlichen Beziehungen haben oder die antriebsarm, in ihrer Kreativität, Flexibilität und Erlebnis- und Genußfähigkeit eingeschränkt sind, mit einer musiktherapeutischen Behandlung gute Erfolge erzielen können.

Interview mit Martin Kusatz

Welche Symptome zeigen die Jugendlichen, mit denen Sie arbeiten?

In den letzten Jahren standen Probleme mit der Schule, der Familie und auch mit anderen Jugendlichen im Vordergrund. Ein besonderer Schwerpunkt ist immer mehr der sexuelle Mißbrauch von Kindern und Jugendlichen geworden; auch die Drogenproblematik spielt eine große Rolle, neben neurotischen Erkrankungen, Psychosen, auch psychosomatischen Erkrankungen, ähnlich wie bei den Erwachsenen. Allerdings bin ich als Musiktherapeut auch mit einer eher pädagogischen Aufgabe befaßt, da ich zum Teil stellvertretend für die Familie erzieherische Aufgaben mit übernehmen muß. Da ich in einem Team mit Ärzten, Kunsttherapeuten und Psychologen arbeite, wird jeweils überlegt, ob die Musiktherapie im Einzelfall geeignet erscheint oder nicht. Ich versuche allerdings, ohne Zuweisungen auszukommen, d. h. die Musiktherapie so attraktiv zu machen, daß die Jugendlichen von sich aus dazu motiviert sind. Gerade in der Arbeit mit Jugendlichen erscheint mir dies sehr wichtig, da hier eine Art »natürliches Spannungsverhältnis« zwischen Erwachsenen und Jugend besteht und die Jugendlichen sich häufig als sehr fremdbestimmt erfahren. Ich versuche, ein gleichwertiger Ansprechpartner zu sein.

Was sind Ihre Ziele?

Ich möchte erst einmal mit den Jugendlichen in Kontakt kommen: d. h. ich mache ein Angebot und warte, welches Angebot die Jugendlichen an mich richten, welche Wünsche, Hoffnungen etc. sie zum Beispiel haben. Ich helfe dann bei dem, was die Jugendlichen mit der Musik selbst machen. Der eigentliche Vorteil der Musiktherapie ist ja gerade, daß sie die Sprache nicht unbedingt benötigt, um zum Beispiel zu kommunizieren. So versuche ich, eine gemeinsame Form des Austausches zwischen Therapeut und Teilnehmer und auch in der Gruppe anzuregen – ein

Prozeß, der mehrere Wochen andauert. Dies geschieht einmal über die Improvisation mit Instrumenten. Hier gibt der Therapeut wenig oder gar nichts vor. Der Patient erhält viel Assoziationsraum und alle Freiheiten, seine Situation und Konflikte auszuleben. Daneben benutze ich eine sehr strukturierte Arbeitsform. So gebe ich zum Beispiel musikalische Übungen vor, die genau definiert sind. Damit vermeide ich eine Überforderung des einzelnen in der freien Improvisation, was sehr häufig auftritt. Mit präzisen Aufgaben, die leicht geleistet werden können, kann so etwas vermieden werden.

Welche Übungen können das sein?

In einer Gruppe erhält jeder zum Beispiel die Aufgabe, nur einen einzigen Ton zu spielen. So kann ich über einem Grundton einen oder mehrere Klänge aufbauen. Hier kann auch so etwas wie »musikalische beziehungsweise soziale Verantwortung« erfahren werden, wenn zum Beispiel ein wichtiger Ton plötzlich fehlt. Zugleich wird deutlich, daß aus festen Rollen auch Erfolg und Befriedigung hervorgehen können.

Können Sie ein Beispiel nennen?

Eine fünfzehnjährige Patientin mit vielfältigen Problemen, zum Beispiel Interaktionsstörungen in der Familie, Verdacht auf sexuellen Mißbrauch, war seit längerer Zeit in stationärer Behandlung. Hier war es nicht möglich, mit ihr zu sprechen – Psychotherapie war also unmöglich. Sie kam dann zu mir, und ich hatte den Vorteil, nicht auf ihre sprachliche Verweigerung reagieren zu müssen. Damit aber verlor die sprachliche Verweigerung ihren Sinn, denn wir konnten uns ja musikalisch austauschen. Dies führte dazu, daß nach drei Sitzungen die Verweigerungshaltung aufbrach. Die Patientin fing an, in der Musiktherapie zu singen. Schließlich konnten auch andere traditionelle Therapieformen wieder sinnvoll angewendet werden.

Wie sehen Sie generell das Verhältnis von Sprache und Musik?

Der beschriebene Fall ist sicher eher eine Ausnahme. Sprache und Musik müssen sich nicht ausschließen. Man kann Erfahrungen mit der Sprache aufarbeiten, aber man kann auch Sprache und Musik in der Therapie kombinieren. So arbeite ich zum Beispiel in einer Gruppentherapie mit Jugendlichen, die über Gitarren, Schlagzeug, Synthesizer etc. verfügen können. Sie eifern zumeist einem Idol nach, sind also recht motiviert. Sie kommen freiwillig, und es macht ihnen Spaß. Immer wieder entwickeln sie – mit meiner Unterstützung – eigene Texte, die sie anschließend vertonen. Die Texte behandeln immer persönliche Probleme, zeigen aber auch Lösungsmöglichkeiten beziehungsweise Alternativen auf. Schließlich spielen wir das Stück, nehmen es auf Band und geben jedem Jugendlichen eine Cassette. Er hat so eine Möglichkeit, seine Probleme an Freunde, an die Familie etc. heranzutragen.

Was sind Ihrer Meinung nach die Vorteile, aber auch die Gefahren der Musiktherapie?

Ein besonderer Vorteil ist für mich die Flexibilität des Mediums Musik, der nahe Bezug von Musik und Emotionen. Immer schwingen da Gefühle mit! Daher kann die Musiktherapie auf hervorragende Art und Weise Emotionen wahrnehmen und ausdrücken und aufgestaute Emotionen abbauen. Zudem kann hier emotional miteinander kommuniziert werden in einem angstfreien Raum, der nicht so konkret wie die Sprache ist. Gefahren können dann auftreten, wenn die Musik falsch eingesetzt wird, zum Beispiel von nicht genügend qualifizierten Therapeuten, die etwa den psychotischen Patienten weiter in eine musikalische Traumwelt treiben. So kann die Krankheit unter Umständen noch verstärkt werden. Ähnliches kann passieren, wenn starke Emotionen auftreten; hier ist es zum Beispiel nötig, diese Emotionen aufzufangen beziehungsweise aufzuarbeiten. So können manchmal sehr starke Emotionen des Patienten auch den Therapeuten selbst gefährden, und es ist sehr wichtig, hierüber im behandelnden Team zu sprechen.

Musiktherapie in der Kinder- und Jugendpsychiatrie

Vor einiger Zeit besuchte ich Dr. Wolfgang Meyberg, Musiktherapeut an der Kinderklinik in Oldenburg, Abteilung Kinder- und Jugendpsychiatrie. Was ich bei meinen Besuchen dort erleben konnte, hat mich einmal mehr von der Wirkung musiktherapeutischer Arbeit überzeugt, und ich möchte daher in diesem Abschnitt versuchen, die wesentlichen Erfahrungen und Arbeitsweisen Wolfgang Meybergs zu beschreiben. Dabei wird er selbst zu Wort kommen, ebenso wie der Psychologe Ottmar Krauß. Er leitet eine Kinderstation, die Musiktherapie anbietet. Selbstverständlich liegt hier – wie auch bei allen anderen beschriebenen oder skizzierten konkreten Behandlungsverfahren – ein individuelles Konzept vor, dessen Berechtigung sich aber so oder ähnlich meiner Meinung nach auch in anderen kinderpsychiatrischen Institutionen leicht nachweisen ließe.

In den Mittelpunkt stellt der Musiktherapeut ein Instrument, dessen Gebrauch er selbst in traditionellen Zusammenhängen in Afrika erforscht hat: die Trommel. Eine Publikation über seine Arbeit nennt er dementsprechend »Trommelnderweise – Trommeln in Therapie und Selbsterfahrung«. Das Trommelspiel, so schreibt Wolfgang Meyberg, hat er unter anderem bei dem afrikanischen Meistertrommler und Ritualtänzer Mustapha Tettey Addy studiert. So lernte er die Trommel als ein besonders machtvolles Instrument kennen, mit dem zum Beispiel zwischenmenschliche Beziehungen verändert werden können. Denn in den uralten Heiltraditionen Afrikas hatte die Trommel einen festen Platz beim Tanz, beim Singen oder als Medium von Ekstase, Trance und Meditation. Die Schamanen etwa als Jagdhelfer, Ratgeber und Heiler pflegten kosmologische, mythologische und epische Traditionen und Kenntnisse. Sie besaßen eine enge, ja sehr persönliche Beziehung zu der Trommel – sie lebten mit ihr, sollen sogar mit ihr gestorben sein, und bei ihrer Herstellung galten strikte Regeln. Die Existenz der Schamanentrommel ist anhand von sumerischen Darstellungen bis in das dritte vorchristliche Jahrtausend zurückverfolgt worden. Dabei gab es – etwa in

Afrika – eine Vielzahl baulich verschiedener Trommeln, die aber alle die Funktion besaßen, in festen Ritualen eine Trance einzuleiten und zu entfalten. Erinnern Sie sich an das oben beschriebene Beispiel einer unfruchtbaren Digo-Frau – auch hier spielten die rhythmischen und metrischen Akzente der Trommel sowie ihr »elementarer« Klang eine entscheidende Rolle in der Gestaltung des Heilrituals! Auch als »Königin der rhythmischen Befehle« wurde die Trommel beschrieben, und man sagte, ihre Energie sammle sich in der bewegten Muskulatur und werde dort gespeichert. Wie kann nun die Trommel – unter aktuellen Vorzeichen – sinnvoll in der Therapie mit Kindern eingesetzt werden?

Generell finden sich in der musiktherapeutischen Literatur und Praxis zahlreiche Erfahrungen mit Trommeln. Bekannt ist, daß ihr Spiel den Ausdruck besonders starker Gefühle bis hin zur »Zerstörungswut« ermöglicht. Besonders rastlose und angespannte Patienten bevorzugen dieses Instrument, wie Therapien zum Beispiel mit schizophrenen Patienten oder geistig Behinderten gezeigt haben. Trommeln wecken Aufmerksamkeit und ermöglichen musikalische Reaktionen. Beim Spiel ist die Resonanz der Trommelfläche zu spüren, und mit den Händen kann der Kontakt zu dem Fell aufgenommen werden. Vor allem in der Therapie mit emotional und sozial gestörten Kindern und Jugendlichen werden seit Jahren verstärkt Percussioninstrumente verwendet – neben Trommeln Bongos, Congas und lateinamerikanische Rhythmusinstrumente. So können auch starke Aggressionen ausgedrückt und in ein gemeinsames rhythmisches Spielen umgewandelt werden. Gehemmte Kinder lernen beim Trommelspiel, ihre Aggressionen auszudrücken und mit ihren Gefühlen und Spannungen besser umzugehen. Immer kommt dabei der Therapie zugute, daß nahezu jedes Kind große Lust verspürt, auf dem Instrument zu spielen. Sein hoher »Aufforderungscharakter« sowie seine elementare Spielweise sprechen besonders emotional und sozial gestörte Kinder und Jugendliche an – als ein Mittel zum spontanen Ausdruck von Gefühlen und Stimmungen, aber auch als ein Instrument, mit dem kommuniziert und Botschaften ausgetauscht werden können. Dies gilt besonders für die Conga: Zumeist gehen die Kinder spontan darauf zu, denn bereits durch ihre Größe und bauchige Bauweise weckt dieses Instrument ihr Interesse. Daß die Fellmitte einen tiefen und der Fellrand einen hohen Ton besitzt, kann auch sofort erkannt werden. Der Wechsel von Schlägen auf dem Fellrand beziehungsweise auf der Fellmitte ermöglicht damit zwei verschiedene Klangfarben, was die Experimentierfreude, so Wolfgang Meyberg, stark fördert. Hinzu kommt, daß in einer Gruppensituation durch das Spiel mehrerer Kinder sofort wechselseitige rhythmische Beziehungen entstehen, was zum Beispiel gehemmte Kinder entlasten kann.

Methodisch muß hier – wie in anderen Bereichen der Musiktherapie – zwischen einem experimentell-improvisatorischen Spiel und dem Spiel vorgegebener Rhythmen unterschieden werden. Ein freier Umgang mit der Trommel, so Wolfgang Meyberg, kann bei Kindern die Phase des Vertrautwerdens und des Sich-Öffnens unterstützen – die Suche nach Klängen und Tönen regt Körperwahrnehmung und Sensibilität an. Dabei werden Arme, Hände, Fingerspitzen, Knöchel und Fingernägel benutzt, und das Trommelfell kann ertastet, gekratzt, gestreichelt, geschlagen werden. Das Spiel mit Schlegeln schafft demgegenüber eine größere Distanz zu den Instrumenten, was eventuelle Ängste vor der Musik, dem Spiel oder dem Instrument verringern kann. Zugleich wird so die Lautstärke erhöht, was die Wirkung des Instruments verstärkt. Dabei darf nicht vergessen werden, daß das Schlagen als Bewegung von Armen und Händen ein geläufiger, prinzipiell unkomplizierter und elementarer Vorgang ist – jeder »kann also sofort spielen«. Das Instrument stellt zudem eine Art »Schutz« dar: Es klingt immer, es hält den härtesten Schlag aus. Trommeln als das Umsetzen von Bewegung in Rhythmus und Klang ist eine Form von Körpererfahrung, wobei mittels der Hände Kribbeln, Prickeln, Schmerz oder ähnliches gefühlt werden. Oft werden auch die Schmerzen beim Trommeln lustvoll erlebt; die Freude an körperlichen Erfahrungen, so der Musiktherapeut, wird hier erkennbar. Hinzu kommt aber auch der Gebrauch der Nacken- und Schultermuskulatur. Spannungen können erkannt und abgebaut werden.

Gerade in einem gemeinsamen Gruppenspiel können Kinder oft relativ lange spielen, also in einem musikalischen Kontakt mit dem Instrument und mit den anderen Kindern oder dem Therapeuten bleiben. Das gleiche gilt für den Zugang zu eigenen Gefühlen wie Zorn, Wut, Ärger, Haß. Ihre Energien werden nun konstruktiv und kreativ in das Spiel eingebracht. Dabei spielt auch der »Transfer-Effekt« eine bedeutsame Rolle: Trommeln ist Bewegung, die in Rhythmus umgesetzt wird. Andererseits werden Klänge und Rhythmen aber auch wiederum an den Bewegungen von Armen und Händen sichtbar – zumal der Spieler leicht den Mitspieler anschauen kann, ohne abbrechen zu müssen. Für Kinder mit Kontakt- oder Wahrnehmungsstörungen kann es zum Beispiel eine Hilfe sein, das Trommeln in ein Sich-Bewegen im Raum zu transferieren. Die Stimme ist darüber hinaus ein weiteres Medium, mit dem Gefühle beim Trommeln ausgedrückt werden können – was häufig spontan in einem Lachen, Schreien oder Singen geschieht. Therapeutisch bedeutsam ist auch der Umgang der Kinder mit Grenzbereichen ihres Handelns und ihrer Wahrnehmung. Grundsätzlich können sie mit dem Trommeln etwas Neues ausprobieren, können Grenzen des bisher Bekannten überschreiten. In der Gruppenimprovisation erfahren sie zudem die Extreme des Kontaktes mit anderen und des Rückzuges auf das eigene Spiel. Musikalisch drücken sich diese Grenzerfahrungen zum Beispiel aus in einem schnellen oder langsamen Spiel oder in dynamischen Veränderungen. Vor diesem Hintergrund entstanden in jahrelangen Erfahrungen vor allem Spielmuster beziehungsweise Spielkonzepte mit folgenden therapeutischen Wirkungen:

1. Zentrierung – Herstellen von Aufmerksamkeit und Interesse;
2. Aktivierung – Förderung der Beweglichkeit und des Ausdrucks;
3. Sensibilisierung – Förderung der Wahrnehmung;
4. Ausgleich – Ausdruck von Spannungen und ein Umgang mit Extremen.

Die Spielkonzepte sind, so Wolfgang Meyberg, nach dem Prinzip des Kontrastes aufgebaut. Übertreibung, Umkehrung und Reduzierung heben Ausdruck und Interaktion besonders hervor. Der Impuls zu diesem Spiel kann von den Patienten oder auch vom Therapeuten kommen. Wichtig scheint nur, daß die Therapiestunden allmählich von den Kindern selber auch gestaltet werden – dies fördert Intensität und Authentizität der therapeutischen Arbeit. Dabei haben diese Spiele auch einen diagnostischen Charakter, weil der Therapeut – je nach Spielwunsch – die momentane Befindlichkeit des Kindes erkennen kann. Je nachdem, was geboten erscheint, können so Erlebnisaktivierung, Konfliktzentrierung oder ein Üben in den Vordergrund gestellt werden. Hier einige Spielkonzepte, die Wolfgang Meyberg in Gruppen von zumeist drei bis fünf Personen erprobte:

1. Bei der »Trommel-Bühne« wird frei auf der Conga improvisiert. Die Teilnehmer sitzen im Kreis, jeder spielt auf einem Instrument. Die Instrumente stehen eng zusammen, ihre Trommelfelle sind die »Bühne«, auf der mit Nähe und Distanz, Kontakt und Trennung gespielt wird. Der einzelne kann auf dem eigenen, aber auch auf dem benachbarten Instrument spielen. Es gibt keine »richtigen« oder »falschen« Rhythmen oder Anschlagsarten. Kein Spieler darf jedoch behindert werden. Diese Improvisationen führen, so Wolfgang Meyberg, zu einem Abbau von Hemmungen, aber auch zu einer allgemeinen Aktivierung.

2. Beim »Stop-Trommeln« wird die freie Improvisation durch einen Gruppenteilnehmer plötzlich unterbrochen, und zwar durch ein verabredetes Zeichen: Er hebt die Hand und ruft »Stop«. Danach wird weitergespielt, bis ein anderer das Stop-Zeichen gibt und so weiter. So wird der Kontrast von Spiel und Pause, Lärm und Stille, Bewegung und Stillstand deutlich. Dabei ist die Wahrnehmungsfähigkeit des einzelnen auf das Stop-Zeichen konzentriert. Jeder muß also auf den entsprechenden Mitspieler achten. Derjenige, der das Stop-Zeichen gibt, erlebt sich selbst als Mittelpunkt der Gruppe, was sein Selbstvertrauen fördern kann.

3. Beim »Imitationstrommeln« wird eine Person beim Trommeln in allem, was sie tut, imitiert. Damit steht wieder eine einzelne Person im Mittelpunkt. Auf ihr Verhalten müssen sich alle anderen konzentrieren. Dabei wird zugleich auf die Stimme, auf Bewegungen, Gesichtsausdruck etc. geachtet. Der Beziehungsaspekt steht hier deutlich im Vordergrund. Aktion und Reaktion, Vorspiel und Nachahmung vermischen sich hier schnell.

An diesen wenigen Beispielen wird klar, daß die Spielkonzepte jeweils einen oder mehrere Aspekte der obengenannten vier Therapieziele: Zentrierung, Aktivierung, Sensibilisierung oder Ausgleich besonders betonen. Mit diesen Spielideen kann der Musiktherapeut jeweils auf die besonderen Gegebenheiten der Gruppe eingehen. In hervorragender Art und Weise geschieht dies mit einem Therapiekonzept, das nun ausführlicher beschrieben werden soll. Ich selbst konnte einmal an einer solchen Therapiestunde teilnehmen – zusammen mit Kindern, deren Eltern, dem Musiktherapeuten sowie Mitarbeitern des Krankenhauses.

Eine Besonderheit dieser Therapiegruppe ist ihre große Teilnehmerzahl, sie schwankt zwischen zehn und 25, manchmal sogar 27, 28 Personen. Zunächst sind die zur Zeit in Behandlung befindlichen sieben bis acht Kinder der Station dabei, hinzu kommen die Kinderkrankenschwestern und Erzieherinnen, die jeweils im Dienst sind. Darüber hinaus nehmen die Mütter und Väter teil, die jeweils ihre Kinder besuchen. Grundsätzlich ist die Teilnahme freiwillig. Das Therapiegeschehen selbst ist aufgrund der großen Gruppe fest strukturiert, damit sich alle schnell orientieren können – nicht zuletzt die Kinder, die zum größten Teil, so Wolfgang Meyberg, sehr starke Wahrnehmungsstörungen haben und auch große Probleme im sozialen Miteinander. Die Struktur der Therapie soll also – ohne viel reden oder erklären zu müssen – für alle Beteiligten transparent und leicht nachvollziehbar sein:

Zunächst sitzen alle – Erwachsene und Kinder – in einem Kreis. Teilnehmer, die erstmalig dabei sind, stellen sich mit ein paar Worten vor. Dann wird kurz über das gesprochen, was nun geschehen soll, und dann beginnt der Therapieabschnitt »Trommeln und Tanzen«. Die fünf Congas – eine kindgerechte kleinere Ausführung als üblich – werden zumeist spontan zunächst von Kindern besetzt. Jetzt nimmt ein Kind einen Stock, hält ihn hoch, und dann kommt der Stock runter, und das heißt: Alle trommeln und tanzen, zu zweit, zu dritt oder manchmal auch allein. Das geht jeweils so lange, bis der Stock wieder oben ist – auf diese Weise entstehen ausgiebige Aktions- und Ruheintervalle. Die Bedeutung dieser Therapiephase, so Wolfgang Meyberg, liegt darin, daß Musik gemacht und getanzt wird, daß alle gemeinsam aus sich herausgehen und »mal richtig ins Schwitzen« kommen.

Daraufhin folgt eine Entspannungsphase: Der größte Teil der Gruppe legt sich auf den Boden, die Vorhänge werden zugezogen, und der Musiktherapeut spielt auf einem afrikanischen Daumenklavier eine Musik, die beruhigend wirkt – leise, mit wiederkehrenden Tonfolgen. Einige Kinder gehen nun herum und streicheln mit Stöcken, die etwa dreißig Zentimeter lang sind, die Personen, die auf dem Boden liegen. Sie sind die »Streicheltiere«, nach denen dieser Therapieabschnitt auch benannt ist. Erfahrungsgemäß gehen die Kinder dabei sehr vorsichtig mit den Stöcken um, kitzeln selten, schlagen fast nie. »Wir sind immer wieder erstaunt«, so der Musiktherapeut, »daß Kinder, von denen wir wissen, daß sie sehr aggressiv sind, sich hier gut kontrollieren können!« Hier in der Entspannungsphase kann der einzelne zu sich kommen, auch mal ruhig am Boden liegen und die positive Stimmung einfach genießen. Am Ende der Sitzung, die eigentlich den Charakter eines festen »Rituals« besitzt, wird in der Regel ein »Stockbild« gelegt. Alle sitzen in einem großen Kreis zusammen, und eine Person nach der anderen legt ihren Stock in die Mitte, und daraus entsteht denn irgendein gemeinsames Bild. Manchmal wird es vorher verabredet – ein Haus, ein Auto oder ähnliches –, manchmal entsteht das Bild spontan. Darauf geachtet wird hier, daß die Kinder in fester Reihenfolge ihre Stöcke ablegen.

Interview mit Wolfgang Meyberg

Welche therapeutischen Effekte sind mit der beschriebenen Spielgruppe für Kinder und Erwachsene beabsichtigt?

Am wichtigsten ist, daß die Kinder lernen, Spaß zu haben, laut zu sein, aus sich herauszugehen und trotz allem konstruktiv zu sein, etwas miteinander zu machen! Um ein wichtiges Moment zu nennen: Die Trommeln werden ja »geschlagen«, das heißt, es ist ein sehr aggressiver Akt, gleichzeitig aber etwas Konstruktives, denn es ermöglicht, die gemeinsame Energie loszuwerden und in etwas Positives – nämlich gemeinsame spielerisch-musische Erfahrungen – umzusetzen. Damit verbunden sind aber auch elementare Lernprozesse der Wahrnehmung: »Wann bin ich dran?«; »Was passiert, wenn ich so oder so spiele?«. Hinzu kommt die Wahrnehmung im akustischen und im optischen Bereich, auch die Wahrnehmung von Körperkontakt zu anderen, der etwa beim Tanzen zumeist entsteht. Wichtig sind besonders die Entwicklungen, die die Kinder in der Musiktherapie erleben – sie nehmen ja daran teil, solange sie auf der Station sind, das heißt zwei bis drei Monate im Durchschnitt. Wir haben zum Beispiel viele Kinder, die sehr gehemmt sind. Nach drei bis vier Wochen trauen sie sich meist, zu tanzen, auch allein zu tanzen. Das sind dann für alle Beteiligten sehr schöne Augenblicke, wenn wir merken, das Kind traut sich jetzt, das heißt, es ist vertraut mit der Struktur der Therapie und kommt aus sich heraus!

Welche Rolle spielen grundsätzlich die wichtigsten Elemente Ihrer Musiktherapie – das Trommeln und die Bewegung?

Ein für mich grundlegender Gedanke ist die Frage nach den Bedürfnissen unserer Kinder. Eine wichtige, für viele alltägliche, zentrale Erfahrung ist eine große Unstrukturiertheit der Eindrücke und Erfahrungen – ein Chaos. So erleben sie Chaos zum Beispiel sehr häufig im Fernsehen, bisweilen aber auch in der eigenen Familie oder unter Freunden. Dieses Erlebnis von Chaos spielt sich aber zunächst nur in ihrem Inneren ab, und sie kommen gewaltig ins Schleudern, wenn sie ihre Eindrücke herauslassen sollen. Ich benutze daher hier die Bewegung und das Trommeln als eine Form der Gestaltung und des kreativen Auslebens von Chaos, oberflächlich ausgedrückt als eine Art »Ventilfunktion«. Dabei geht es tatsächlich aber nicht nur darum, »Dampf abzulassen«, sondern auch darum, mit dem spontanen Trommeln und der dadurch stimulierten Bewegung eine positive Erfahrung zu machen. Und das betrifft nicht nur die Kinder, sondern auch die Eltern.

Zum zweiten dient mir die Musik dazu, Stille und Ruhe zu gestalten. Die Musik erlaubt mir, einen zeitlichen Raum zu gestalten und wahrzunehmen, in dem ich »zu mir selbst finden kann«. Damit meine ich zunächst nur: bei mir sein, auf dem Boden liegen, alles andere weglassen, nichts anderes passiert. Ich sitze da und spiele auf meiner Kalimba. Manchmal singe ich auch dazu, sehr oft singen oder summen die Kinder mit. Man könnte es auch als Meditation bezeichnen, wobei dahinter kein »Muß« steckt, kein Druck, nach dem Motto: Wer's nicht schafft, fliegt 'raus ...! Alles geschieht in einem spielerischen Rahmen, und gerade das ist mir sehr wichtig!

Grundlage Ihrer Musiktherapie ist ja eigentlich die afrikanische Trommelkultur. Damit verbunden sind jahrtausendealte, magische Heiltraditionen, die wir auch in diesem Buch dargestellt haben. Was hat Sie selbst daran so fasziniert, daß Sie sie aufgegriffen haben?

Einmal ist dies das Instrument, die Trommel, selbst, das mich fasziniert, mit dem ich mich beschäftigen möchte. Das andere ist die konkrete Erfahrung, daß in Afrika beim Spiel der Trommel »Transformationen« von diesem Instrument hin zum Körper und eben zur Kommunikation miteinander stattfinden. Das hat mich sehr beeindruckt!

Es ist also weit mehr, als daß da jemand »ganz toll« oder »virtuos« auf die Trommel schlägt – wie wir es so häufig machen in unserem Musikleben. Das Virtuose besitzt ja hier seit vielen Jahren einen herausragenden Stellenwert. Demgegenüber hat hier das Spiel auf der Trommel vor allen Dingen die Funktion, Lebensenergie auch hörbar zu machen, um sie auszuleben und mitzuteilen. Das hat durchaus auch die Bedeutung einer »Heilung«: nicht nur oder in erster Linie bei akuter Erkrankung, sondern auch als eine vorbeugende Heilung. Es ist ein Signal, auf unsere Energien zu achten, sie kennenzulernen. Man kann auch sagen, eine Tür, die den Zugang zu unseren Energien öffnet – etwas, was wir alle brauchen. Wir alle besitzen Energien in uns, die uns helfen können, Krisen zu überwinden. Ich glaube zwar, daß wir auf Spezialisten angewiesen sind, aber auch auf die Spezialisten in uns selbst!

In meinem beruflichen Alltag versuche ich schon seit vielen Jahren, diese Energien mehr zu fördern, damit sie rauskommen, zu fließen beginnen. Diese Aufgabe hat für mich auch diese besondere Gruppentherapie: Die Kinder trommeln für die Erwachsenen, die Erwachsenen für die Kinder; wir bewegen uns zum Spiel des anderen, der andere bewegt sich zu unserem eigenen Spiel; wir bewegen uns gemeinsam, berühren uns. Da kommt etwas aus den Menschen heraus, das sich heilend auswirken kann. Verbunden ist damit immer die Fähigkeit, sich auszudrücken oder zu lernen, sich wieder auszudrücken und mit anderen zu kommunizieren und gemeinsam Spaß zu haben. Das ist gerade in der Therapie mit Kindern und Jugendlichen ganz besonders wichtig.

Generell ist aber die beschriebene Gruppe mit 25 und mehr Teilnehmern in meiner musiktherapeutischen Arbeit eine Ausnahme: In der Regel mache ich – neben den Einzeltherapien – Gruppentherapien mit maximal drei Kindern. Hier haben sowohl ich als auch die Kinder eine relativ gute Kontrolle über das, was musikalisch, kommunikativ, auf der Gefühlsebene etc. passiert. Und hier stehen dann auch offene, improvisierte Spielsituationen stärker im Vordergrund. Wir haben ein ziemlich großes Instrumentarium zur Verfügung. Es gibt daher auch Tage, an denen wir gar nicht trommeln, sondern zum Beispiel nur auf Xylophonen spielen, mit der Stimme arbeiten oder mit anderen Instrumenten.

Interview mit Ottmar Krauß

Zu einem angemessenen Verständnis der Musiktherapie Wolfgang Meybergs in der Kinder- und Jugendpsychiatrischen Abteilung der Kinderklinik Oldenburg gehört auch ihre Einbettung in das übrige Therapieangebot. Gerade aus diesen Zusammenhängen heraus wird die spezifische Rolle der Musiktherapie in der Gesamtbehandlung deutlich. Lesen Sie dazu das folgende Interview mit dem Leiter der medizinisch-psychologischen Station, dem Psychologen Ottmar Krauß:

Wie sehen die Krankheitsbilder von Kindern und Jugendlichen aus, denen Sie eine Musiktherapie anbieten?

Insgesamt sind derzeit 120 Betten in der Klinik, davon sind ca. 100 immer belegt. Es gibt insgesamt neun Stationen, davon sind sieben somatische Stationen und zwei psychosomatische beziehungsweise psychiatrische Stationen. Auf der medizinisch-psychologischen Station, die ich betreue, werden im Augenblick zum Beispiel acht Kinder im Vorschulalter und im frühen Schulalter behandelt. Die Kinder kommen zu uns mit psychosomatischen Erkrankungen im weitesten Sinne und mit psychosozialen Entwicklungsstörungen. Das sind Kinder, die einnässen, einkoten, die unter Hyperaktivität leiden. Viele haben auch große Schwierigkeiten im Umgang mit anderen Kindern, zum Beispiel im Kindergarten. Dann sind da Kinder, die aus Familien kommen, in denen sie mißhandelt und unter Umständen sogar sexuell mißbraucht worden sind. Die meisten Kinder sind zwischen vier und acht Jahre alt, d. h. vor dem schulpflichtigen Alter.

Welche Rolle spielt auf Ihrer Station die Musiktherapie?

Wir haben ein breitgefächertes therapeutisches Regelangebot – von der Psychotherapie über das Schwimmen und Turnen bis hin zu Interaktionsspielen. Die Musiktherapie ist hier ein Baustein. Sie gibt uns als Mitarbeitern der Station, aber auch den Eltern und natürlich den Kindern die Möglichkeit, neue Erfahrungen in einem neuen Kontext zu machen. Die Musiktherapie eignet sich dazu besonders gut, weil sie ein völlig neues Medium ist – ein Medium, das zum einen frei ist von Sprache, zum anderen aber auch sehr schnell Aktivitäten erlaubt. Kinder und Eltern können lernen, sich neu zu verhalten, neu miteinander zu kommunizieren und neue und positive Erfahrungen zu machen – miteinander und in der Gruppe mit den anderen Mitpatienten und Eltern. Auch das ist für uns wichtig: Wir betreiben hier eine sehr intensive Elternarbeit, und wir wünschen, daß die Eltern so viel wie möglich, also täglich, auf der Station anwesend sind und an unseren Angeboten teilnehmen. Es ist ja wichtig, daß das Kind die neuen Verhaltensweisen nicht nur bei uns, sondern auch zu Hause anwendet; deshalb sollen die Eltern ebenfalls an der Musiktherapie teilnehmen.

Ist es legitim, die Frage nach den »Erfolgen« der Musiktherapie zu stellen?

Ich halte es für berechtigt, nach dem Erfolg unserer Arbeit, auch der Musiktherapie, zu fragen. Nur: Wie will man ihn messen, ihn beziffern? Das ist sehr schwierig. Ich denke, ein Erfolg ist dann gegeben, wenn wir als Behandler gemeinsam mit den Kindern und Eltern arbeiten und anschließend alle Beteiligten sagen können: Es ist irgend etwas passiert, mit dem alle zufrieden sein können! Das ist ein Erfolg! Der kann natürlich sehr unterschiedlich aussehen. Wie groß der Anteil der Musiktherapie daran ist, läßt sich ganz schwer beziffern. Ich glaube, das kann nur im Kontext der Gesamtbehandlung bewertet werden.

Musiktherapie mit Autisten

Der Kinofilm »Rainman« mit Dustin Hoffman machte in den 80er Jahren das Phänomen des Autismus weltweit bekannt. Offenbar handelte es sich bei Autisten demnach um Menschen, die nicht sprechen können und kaum Kontakte zur Umwelt aufnehmen können, dafür aber – zum Beispiel im mathematischen Bereich – »geniale« Begabungen besitzen. Tatsächlich sind aber die im Film gezeigten Symptome nicht für alle Autisten repräsentativ – »den« Autisten gibt es nicht. Fest steht nur, daß statistisch in der Bundesrepublik derzeit – mit steigender Tendenz – von je 10 000 geborenen Kindern 2 typische und 2,5 weniger typische Autisten diagnostiziert werden. Insgesamt sprechen Ärzte und Psychiater bei rund 2000 Kindern von einem »autistischen Syndrom«, wobei aber nach Erhebungen – mit steigender Tendenz – rund 7000–8000 Kinder davon betroffen sind. Hier wird in vielen Fällen noch unspezifisch von »Spätentwicklern« oder geistig behinderten Kindern gesprochen. Welche Rolle kann die Musik bei der Behandlung von Autisten spielen, von denen einige sogar über musische Sonderbegabungen, etwa das »absolute Gehör«, verfügen? Autismus – wörtlich übersetzt: Auf-sich-selbst-Bezogenheit – gehört zu den Psychosen und wird als eine Verhaltensstörung angesehen. Der Begriff »autistisches Syndrom« hat sich gegenüber dem Begriff des »frühkindlichen Autismus« durchgesetzt, da für eine eindeutige Diagnose mehrere Symptome zusammenkommen müssen. Als Kernsymptome gelten:

1. Störung des Kontaktes zur Umwelt,
2. charakteristische Sprachstörungen bis hin zum Mutismus, also Sprachunfähigkeit,
3. Perseverationstendenzen, das ist ein Haften an bestimmten Handlungen und Vorstellungen, auch ständige Wiederholungen und Zwangsvorstellungen,
4. zeitliche und örtliche Veränderungsängste.

Die Diagnose »frühkindlicher Autismus« ist nur zulässig, wenn die ersten Symptome vor dem 30. Lebensmonat aufgetreten sind. Prof. H. Kehrer vom Autismusforschungsinstitut Münster hat dazu zum Beispiel einen Symptomkatalog als Diagnose-Hilfsmittel entwickelt. Viele der Kernsymptome des Autismus treten einzeln auch bei anderen Krankheitsbildern auf, zum Beispiel bei der kindlichen Schizophrenie, bei neurotischen Kontaktstörungen oder bei Sprachentwicklungsstörungen. Als Ursachen des Autismus gelten verschiedene Faktoren: Vererbung, exogene Hirnschädigungen – zum Beispiel durch Krankheiten der Mutter während der Schwangerschaft oder durch Komplikationen bei der Geburt –, aber auch hirnorganische Defekte. Die Annahme, der Autismus sei die Folge einer unsachgemäßen Betreuung durch die Mutter, also eine Interaktionsstörung, wurde oft widerlegt. Neuere Forschungsergebnisse stimmen darin überein, daß beim Autismus eine Störung der Informations- beziehungsweise Wahrnehmungsverarbeitung im Gehirn vorliegt. Ein Zusammenhang zwischen der äußeren und inneren Welt scheint so vielen Autisten nicht verständlich. Sie bevorzugen daher elementare Sinneserfahrungen wie Tasten, Riechen und Schmecken, weil sie Informationen der »höheren« Sinne nicht adäquat verarbeiten können. Die über das Auge, vor allem aber über das Ohr aufgenommenen Umwelteindrücke lösen oft Verwirrung und Schrecken aus. Der biologische Schutzmechanismus der Wahrnehmungsselektion scheint hier nicht ausreichend zu funktionieren. Gerade in unvorhergesehenen, hektischen Situationen neigen viele Autisten zu Autoaggressionen, die häufig von heftigen Schrei- und Wutanfällen begleitet sind. Viele Autoaggressive tragen daher Schutzhelme. Männliche Autisten zeigen häufig auch Fremdaggressionen. Die meisten Autisten können nicht sprechen, schon als Babys lallen sie weniger, erlangen sehr spät, wenn überhaupt, die Sprachfähigkeit. Ein Mangel an abstraktem Denkvermögen verhindert, daß sie den Symbolcharakter der Sprache erkennen. Nur rund 10% aller Autisten verfügen über intellektuelle Sonderbegabungen im mathematischen, zeichnerischen oder musischen Bereich. Sie können diese aber in der Regel nicht zielgerichtet im Leben anwenden. Musische Sonderbegabungen äußern sich oft in einem schnellen Erlernen von Melodien, aber – wie schon erwähnt – auch manchmal in einem absoluten Gehör. Seit den Anfängen der Autismusforschung in den 40er Jahren wurde darüber hinaus jedoch immer wieder festgestellt, daß Musik bei sehr vielen Autisten ein besonderes Interesse hervorruft – sie singen, summen, hören gern Lieder, erkennen Klänge und Melodien, spielen gern auf dem Klavier, hören bestimmte Musiksendungen. Unabhängig von der auffälligen Vorliebe für Musik stellt sich jedoch zunächst die Frage: Welche Therapiemöglichkeiten gibt es überhaupt beim Autismus?

Autisten sind lernfähig. Dies zeigen Erfahrungen der letzten Jahrzehnte. Dabei kommt es allerdings auf sorgfältig strukturierte Lernsituationen an, die von den Betroffenen möglichst lustvoll erlebt werden müssen. Ziel kann allerdings nicht eine Heilung sein, sondern nur eine möglichst weitgehende Anpassung an die Umwelt, damit sie möglichst selbständig werden können. Dabei muß allerdings die autistische Abkapselung aufgebrochen beziehungsweise eingeschränkt werden. Diese Aufgabe steht auch im Mittelpunkt der Musiktherapie mit Autisten.

In der Musiktherapie ist die Frage, wie Musik Autisten helfen kann, seit Jahren ein vieldiskutiertes Thema – Sonderhefte und Tagungen gerade zu diesem Aspekt zeigen das große Interesse der Musiktherapeuten. Im praktischen Bereich arbeiten viele Musiktherapeuten zum Beispiel in den »Autismus-Ambulanzen«. Dabei ist die Musik nicht in erster Linie ein Medium für Sonderbegabte, sondern zunächst vor allem ein Mittel für Selbstausdruck und Kommunikation. In der Literatur setzten sich zahlreiche Musiktherapeutinnen und -therapeuten mit der Frage nach den angemessenen Zielen und Behandlungsverfahren auseinander. Juliette Alvin zum Beispiel unterschied zwischen körperlichen, sinnlichen, intellektuellen und emotionalen Reaktionen von Autisten auf Tempo, Klangfarbe, Tonhöhe, Tonvolumen, Rhythmus und Melodie. Harm Willms hob besonders folgende Erfahrungen mit psychotischen beziehungsweise autistischen Kindern hervor: Sie sind empfindlich gegenüber Lärm und Lautstärke; Wiederholungen vermitteln Sicherheit; Ziel der Behandlung ist es, mit Hilfe der Musik eine Beziehung in dialogischer Form herzustellen; es können Bezüge zur Spieltherapie hergestellt werden, zum Beispiel wenn Tiere musikalisch imitiert werden; Singen schult die Sprachfähigkeit.

Viele Musiktherapeuten heben hervor, daß Musik die soziale Interaktionsfähigkeit von Autisten vergrößern kann. Oft scheint es möglich, gerade mit Musik an das Innere des Autisten heranzukommen, wozu herkömmliche pädagogische oder therapeutische Strategien nicht ausreichen. So kann Musik zum Beispiel eine wortlose, entspannte Umgebung schaffen, die dem Patienten Aktivität und Selbständigkeit erlaubt. Obwohl die musiktherapeutischen Konzepte etwa bei Juliette Alvin, Nordoff/Robbins und Gertrud Orff zum Teil sehr unterschiedliche Verfahrensweisen vorschlagen, gilt doch bei allen Ansätzen die Musik in erster Linie als ein nonverbales Kontakt-Medium, wobei Improvisation, Stimme und Bewegung eine große Rolle spielen. Dabei werden bisweilen multisensorische Therapien, aktive und/oder rezeptive Formen bevorzugt. Bei der Musik-Körpererfahrungs-Therapie (MKT) sollen durch einen Körperkontakt zwischen Patient und Therapeut unter dem Einfluß entspannender Musik Körperbewußtsein, Selbstwertgefühl und Selbststeuerung gefördert werden. Benenzon dagegen behandelt autistische Kinder wie Ungeborene, die er mit Klängen beschallt, die an die Schwangerschaft erinnern. Für ihn ist der Autismus eine pathologische Verlängerung des vorgeburtlichen Seelenzustandes.

Ich selbst habe mich 1990 mit der Musiktherapie in einer Autismus-Ambulanz im niedersächsischen Bersenbrück vertraut gemacht. Die Musiktherapeutin Renate Wahrmund arbeitete hier grundsätzlich mit einer Spiel- und einer Bewegungstherapeutin eng zusammen, so daß Lernfortschritte oder besondere Therapieerfahrungen miteinander besprochen werden konnten. Im Mittelpunkt der Bemühungen der Musiktherapeutin stand dabei der Wunsch, daß die Kinder die Musiktherapie als etwas Lustvolles und Angenehmes erleben. Daher knüpfte sie möglichst an die Äußerungen oder Bewegungen der Kinder – oder auch der Erwachsenen – an, um daraus ein gemeinsames Spiel zu machen. Eine besondere Rolle spielte die Stimme als nonverbales

Kommunikationsmittel. Neben dem Orff-Instrumentarium verwendete sie vor allem auch asiatische Zupf- und Schlaginstrumente.

Bei meinen Besuchen in der Ambulanz, in Gesprächen mit der Musiktherapeutin und ihren Kolleginnen, aber zum Beispiel auch mit den Eltern eines autistischen Mädchens, gewann ich den Eindruck, daß hier folgende Merkmale für die Musiktherapie mit Autisten eine besondere Rolle spielten: Die Musik als zentrales Therapiemedium erscheint hier wesentlich als ein offenes Medium und als Träger individueller Erfahrungen. Gerade weil der Hörsinn des Menschen, so die Musiktherapeutin, schon relativ früh entwickelt ist, sind menschliche Erfahrungen ursprünglich verbunden mit dem, was wir hören. Die Musik kann daher die Vielfalt menschlicher Erfahrungen spiegeln – Trauer, Freude, Chaos, Ordnung. Dabei spielt der rhythmische Impuls durch den Herzschlag und Atem der Mutter eine besondere Rolle. Diese Eigenschaft oder »natürliche Rolle« der Musik wird in der Musiktherapie eingesetzt, um Selbstheilungsprozesse in Gang zu setzen. Damit dies in der Praxis möglich ist, muß die Therapeutin sich intensiv mit jedem ihrer Patienten – diese waren zum damaligen Zeitpunkt zwischen zwei und 28 Jahre alt – beschäftigen, seine Verhaltensweisen und Fähigkeiten kennenlernen: Wie stark ist er auf sich orientiert? Wo nimmt er Kontakt zu Gegenständen, zu Personen auf? Wie benutzt er seine Stimme? Welche Musikinstrumente nimmt er wahr, welche berührt er?

Was geschieht nun im einzelnen in der Therapie? Sehr oft, so Renate Wahrmund, zielt ihre Musiktherapie auf eine Begleitung der Äußerungen des Patienten. Findet zum Beispiel ein Kind auf einem Xylophon eine kleine Melodie von drei Tönen, dann versucht die Therapeutin, diese aufzunehmen und zunächst nur in den Tonhöhen und in dem Rhythmus des Kindes zu begleiten. So entsteht im gemeinsamen Spiel von Therapeutin und Patient eine direkte Kommunikation, die mit der Sprache unmöglich wäre. Gerade diese Interaktion ist das Zentrum der Musiktherapie mit Autisten, wobei die grundsätzliche Bedeutung von Kommunikation für die Entwicklung eines Menschen nicht oft genug hervorgehoben werden kann. Die populäre amerikanische Musiktherapeutin Shelley Katsh beschrieb sie einmal so:

»*Kein Mensch kann in Isolation leben, und deshalb ist Klang ein wichtiges Medium, um die eigene Schale zu durchstoßen und Kontakte mit Menschen herzustellen – von der Geburt bis in den Tod: Schreien, Keuchen, Klappern, Rufen, um anderen kundzutun, wo wir sind und was wir machen. Und wenn wir als Kinder ›erhört‹ werden, können wir auch später leichter anderen zuhören und ihnen antworten: Call and Response – Ruf und Antwort, das ist die Basis unserer menschlichen Kommunikation.*«

Wie reagiert nun der autistische Patient, wenn er merkt, daß seine eigenen musikalischen Impulse verstanden und begleitet werden? Sehr häufig entsteht bei dem Patienten – aber auch bei der Therapeutin – ein Gefühl einer gelungenen Kommunikation, ein Glücksgefühl, wie Renate Wahrmund sagt. Sehr häufig ist dies an einem Lächeln des Patienten abzulesen. Aber auch diese Beobachtung ist keine »feste Regel«: Jeder Patient reagiert anders, es gibt kein »Patentrezept«. Die Frage zum Beispiel, welches Instrument therapeutisch sinnvoll erscheint, muß immer wieder neu beantwortet werden. Hilfreich ist dabei die große Zahl von Instrumenten, die zur Verfügung stehen – Saiteninstrumente wie Gitarre und Leier, Rhythmusinstrumente wie Trommel, Rassel, Klangstab. Aber auch ein elektronisches Keyboard gehört dazu, das immer häufiger eingesetzt wird. Ich selbst habe an einer Tonbandaufnahme die Intensität und Komplexität einer Therapiesituation nachvollziehen können: Ein 24jähriger Autist spielte auf sogenannten »Metall-Einzelklingern«, begleitet wurde er von der Therapeutin auf einem Holz-Xylophon. Dabei entstand eine kleine melodische Phrase, die die Therapeutin sofort aufnahm und durch Wiederholungen in ein kleines Lied umwandelte – prompt begann der Patient, dieses Lied mitzusummen, die Melodie nachzuahmen. Dieses Beispiel zeigte mir auch, daß hier neben einer starken Konzentration und Sensibilität großes handwerkliches Können und spontane Spielfreude da sein muß, damit solche kreativen Momente entstehen können. Für den Fortgang der Therapie ist bedeutsam, daß sie sehr häufig auf Video aufgenommen wird, um sie anschließend auswerten zu können. Dabei wird zum Beispiel auf die dynamischen Möglichkeiten des Patienten, auf den Spannungsbogen, auf Veränderungen, auf Wiederholungen, auf Tempo und Rhythmus geachtet. Auch die Beziehung zwischen Therapeut und Patient tritt in dieser Nachbetrachtung oft hervor. Und bei der Betrachtung solcher Aufnahmen wird immer wieder eines deutlich: Eine weitere Fähigkeit des Therapeuten – gerade in der Therapie mit Autisten – ist die, sich ehrlich und authentisch in den Arbeitsprozeß einzubringen. Eine Therapeutin kann sich – gerade auf Grund der Natur des Mediums Musik – nicht persönlich aus der Therapie heraushalten; der Patient, so sagt sie, muß mich als Person auch erkennen können.

Musiktherapie mit älteren Menschen

Musiktherapie mit älteren Menschen ist innerhalb der Disziplin ein relativ junger Praxisbereich. Nur wenige Veröffentlichungen beschäftigen sich bislang mit diesem Thema. Aber auch die gerontologische Wissenschaft und Forschung ist hierzulande nur wenig verbreitet. Demgegenüber steigen jedoch Lebenserwartung und Durchschnittsalter der Bevölkerung an. Im Jahr 2030 etwa werden 37 Prozent der Bürger über 60 Jahre alt sein – heute sind es 21%. Der objektive Bedarf an Hilfen und Therapiemodellen für Senioren dürfte daher künftig stark zunehmen. Was hier die Musiktherapie beitragen kann, soll im folgenden beschrieben werden. Für die wissenschaftliche Begründung einer Musiktherapie mit älteren Menschen ist zunächst zu klären, was »Alter« ist. Dabei sind biologische, psychologische und soziale Aspekte zu unterscheiden. Als ein zentraler Ausgangspunkt der Musiktherapie wird dann die psychosoziale Lebenssituation von Senioren – vor allem in Altenheimen – angesprochen. Zudem ist nach der Rolle der Musik im Alter zu fragen sowie nach der besonderen Beziehung älterer Menschen zur Musik. Nach einer Beschreibung gängiger Konzepte werden Ziele und Methoden der »Gruppenmusiktherapie mit Senioren« näher dargelegt.

Biologisch bedeutet das Alter in erster Linie: Veränderungen der Haut, des Skeletts, der Sinnesorgane, der Drüsen und Muskeln. Die allgemeine Regenerations- und Anpassungsfähigkeit des Organismus sinkt. Dies führt prinzipiell zu einer wachsenden Anfälligkeit für Krankheiten. Gleichwohl sind viele Senioren sehr selten oder nie krank, wie Untersuchungen beweisen – Faktoren wie Rücksichtnahme gegenüber der eigenen Gesundheit, Vorsorge und veränderte Umweltbedingungen spielen hier wohl eine wichtige Rolle. Zu den häufigsten Alterskrankheiten im psychischen Bereich gehören die Folgen von Hirngefäßleiden, zum Beispiel die vaskuläre Demenz oder Hirnarteriosklerose, die Alzheimersche Krankheit oder senile Demenz. Auch sprachliche, motorische und sensorische Behinderungen, zum Beispiel Aphasien, sind häufige Symptome im Alter. Hinzu kommen der Verlust des Kurzzeitgedächtnisses, emotionale Labilität und Depressionen. Forschungsergebnissen zufolge werden diese Symptome in medizinischen Diagnosen häufig ausschließlich mit körperlichen Leiden gleichgesetzt, obwohl tatsächlich auch äußere psychosoziale Bedingungen, zum Beispiel Kontaktarmut und Isolation, als die Ursachen von Depressionen, Rheuma, Kreislaufleiden, Hypertonie und Krebs angesehen werden können. Altersforscher fordern hier mehr Vorsorge und Berücksichtigung der äußeren Lebensumstände.

Im physiologischen Bereich erhöht sich in der Regel die Wahrnehmungsschwelle der Sinnesorgane, die nötig ist, damit Reize verarbeitet werden können. Dies gilt zum Beispiel für den Hör- und Sehsinn, aber auch für den Geruchs-, Tast- und Geschmackssinn. Generell sinkt das gesamte Empfindungs- und Aktivitätsniveau eines älteren Menschen, was jedoch nicht als Defizit schlechthin, sondern auch als Anpassungsleistung des Organismus an veränderte äußere Bedingungen in Familie und Beruf interpretiert wird. Psychomotorisch zum Beispiel sind eindeutige Altersfolgen erst ab 70 festgestellt worden. Vorher unterliegen alle Alterungsprozesse offenbar zugleich Faktoren der Bildung sowie des sozialen und kulturellen Umfeldes.

Eine Bewältigung der psychischen und sozialen Folgen des Alterns hängt, so meinen Forscher, vor allem von der Beantwortung dreier Fragen ab: 1. Wie wird das Ende des Berufslebens verarbeitet? 2. Welche Lernmöglichkeiten liegen noch vor? 3. Welche Haltung wird zum eigenen Tod eingenommen? Beim Lernen treten vor allem Gedächtnis- und Informationsprobleme hervor, das Lernen wird damit insgesamt »störanfälliger«. Ohne Zeitdruck allerdings lernen alte und junge Menschen gleich gut, vor allem, wenn es um das Erfassen großer Sinnzusammenhänge geht. Bezogen auf den Status als Rentnerin beziehungsweise Rentner ist die Fähigkeit bedeutsam, die Zeit sinnvoll einzuteilen und zu füllen. Darüber hinaus weisen Fachleute vor allem auf die Notwendigkeit hin, daß die eigenen Ängste und negativen Einstellungen gegenüber dem Sterben offengelegt werden sollten.

Insgesamt orientiert sich dabei die wissenschaftliche Auseinandersetzung mit dem Alter beziehungsweise dem Prozeß des Alterns vor allem an zwei unterschiedlichen Theorien: dem »Defizit-« und dem »Kompetenzmodell«. Im ersten Fall steht nach älteren Forschungen der Intelligenzvergleich zwischen jung und alt im Mittelpunkt: Nach dem 3. Lebensjahrzehnt nimmt die intellektuelle Leistungsfähigkeit stark ab. In den 60er Jahren wurde die Auffassung von der Intelligenz als Gesamtphänomen jedoch zunehmend kritisiert und zum Beispiel in sogenannte »Primärfunktionen« wie Wahrnehmung, Urteilsfähigkeit etc. aufgeteilt. Nach dem »Kompetenzmodell« der differentiellen Gerontologie werden nun einzelne Aspekte untersucht, zum Beispiel Sensorik, Psychomotorik. Dabei geraten sowohl positive als auch negative Entwicklungen in das Blickfeld, und das Altern erscheint nicht länger einseitig als ein »Defizit« oder »Verlust« einstiger intellektueller Fähigkeiten.

Ein entscheidender Ausgangspunkt für eine musiktherapeutische Behandlung von Senioren ist ihre spezifische psychosoziale Situation in Altenheimen oder sonstigen Alteneinrichtungen. Ihre Bewohner bekommen im Vergleich zu selbständig lebenden älteren Menschen doppelt so häufig psychiatrische Erkrankungen, und auch andere körperliche und psychische Probleme treten außergewöhnlich häufig auf. Dies darf jedoch keineswegs mit der Situation in den Heimen direkt in Verbindung gebracht werden. Viele Ältere gehen erst in ein Heim, wenn sie krank werden und nicht mehr allein leben können. Dennoch hat das Leben im Heim auch Auswirkungen auf den einzelnen Menschen. Typische »Institutionalisierungseffekte« zum Beispiel sind Passivität, Desorientiertheit und Depressionen. Dabei sind die Betreuer häufig noch mangelhaft ausgebildet und nehmen – so wissenschaftliche Studien zum Beispiel von Oswald/Fleischmann – eine negative Haltung gegenüber dem Alter ein. Typisch für die Beziehung zwischen Personal und Heimbewohner ist eine ambivalente, widersprüchliche Haltung. Viele Pflegerinnen – Pfleger sind in der Minderheit – leiden unter einem schlechten Gewissen, da sie in Anbetracht der allgemeinen Pflegesituation zu wenig Zeit für eine intensivere Betreuung der Heimbewohner haben. – Was kann Musiktherapie hier ausrichten? Ist sie überhaupt noch sinnvoll am Lebensabend? – Schauen wir uns die Rolle der Musik als »Spiegel der Seele« an: Welche körperlichen, geistigen und seelischen Aspekte im Leben älterer Menschen können so angesprochen werden? Welche Verhaltensweisen kann die Musik auslösen, welche Formen der Kommunikation ermöglichen? Und welche Brücken zwischen dem inneren und äußeren Erleben kann sie schaffen?

Viele ältere Menschen sind aufgrund ihrer Biographie auf besondere Weise mit der Musik verbunden, zum Beispiel mit dem Schlager. Damit sind häufig schöne Erinnerungen an die Kinder- und Jugendzeit verbunden. Diese Erinnerungen können einen wichtigen Beitrag zur Besinnung über den Verlauf des eigenen Lebens darstellen. Entsprechend den musikalischen Rezeptionsbedingungen der Musik vor 60 und mehr Jahren gehören zu diesen Erinnerungen aber häufig auch Erinnerungen an musikalische Aktivitäten, an Gemeinschaftserlebnisse. Dabei stand oft der Gesang im Mittelpunkt, sei es in der Schule, in der Familie oder bei Straßenfesten. Häufig kennen Senioren noch Lieder aus ihrer Jugendzeit, darin ist quasi ein Teil ihres Lebens »codiert«. Vor diesem Hintergrund kann nun die musikalische Tätigkeit die Erinnerung an die Jugend mit der Gegenwart verbinden. Dabei können von früher her vertraute Formen des Gemeinschaftserlebnisses und der Kontaktfindung wieder aktiviert beziehungsweise belebt werden. Deshalb wird in der Musiktherapie mit Senioren oft die Stimme beziehungsweise der Gesang als wichtigstes Ausdrucksmittel angesehen, auch und gerade in solchen Fällen, wo ein Sprechen oder eine verbale Auseinandersetzung nicht mehr möglich ist. Gerade dieser Aspekt wird von Fachleuten als eine bedeutende Legitimation für eine Musiktherapie mit älteren Menschen angesehen.

Welche psychosozialen Eigenschaften beziehungsweise Merkmale kann und soll nun die Musiktherapie gezielt aufgreifen? – Die Autorin Ruth Bright nennt hier zum Beispiel vor allem die »emotionale Verlustsituation« mit diversen Kennzeichen von Behinderung, Krankheit, Isolation, Gedächtnislücken, Trauer, Zorn bis hin zum Verlust der Selbstbestimmung bei der Alltagsbewältigung und der gesamten Lebensgestaltung. Auch das starke Bedürfnis nach sozialen Kontakten und einer Erhaltung beziehungsweise Wiedererlangung eines Selbstkonzeptes soll ihrer Ansicht nach in der Musiktherapie gezielt berücksichtigt werden – so zum Beispiel die Wahrnehmung eigener Gefühle, Ideen, Pläne. Dabei gelten die Grundsätze der Freiwilligkeit und der Achtung der Individualität des einzelnen, wobei an die momentane Befindlichkeit angeknüpft werden soll. Die musiktherapeutische Behandlung orientiert sich also nicht etwa an medizinischen Diagnosen, sondern an psychosozialen Bedürfnissen. Grundsätzlich zielt sie nach diesem Konzept nicht auf eine psychotherapeutische Konfliktbearbeitung, sondern auf eine emotionale Begleitung und Unterstützung.

Manche Musiktherapeutinnen und Musiktherapeuten sehen auch ein Hauptziel darin, älteren Menschen in ihrer Behandlung neue körperliche, geistige und seelische Beziehungen in präverbaler und emotionaler Form zu ermöglichen. So wollen sie den einzelnen dazu motivieren, innere Gefühle auszudrücken und sich von der Sorge um Krankheit und Behinderung zu befreien. Musiktherapie erscheint hier also vor allem als Ort und Raum für Gefühle und deren Austausch – eine Art »Werkstatt« für veröffentliche Emotionen. Gleichzeitig soll so ein Handlungs- und Interessenfeld für Interaktion und Kommunikation geschaffen werden, das auch ein Gemeinschaftserlebnis im Hier und Jetzt darstellen kann.

Vom Adressatenkreis her sind in der Musiktherapie mit Älteren zwei Richtungen zu unterscheiden. Die meisten Autoren wenden sich in erster Linie an gerontopsychiatrische Patienten, andere wollen aber auch die Musik allgemein in der Altenhilfe einsetzen. Hier, im Grenzbereich zwischen Musiktherapie, Musikunterricht und Freizeitgestaltung, stehen dann sehr allgemeine Ziele wie Spaß, Unterhaltung und Entspannung im Vordergrund. Dafür ist das Buch ›Musik im Leben älterer Menschen‹ von Inge Latz ein Beispiel. Einen eher spezifisch musiktherapeutischen Ansatz verfolgt dagegen zum Beispiel die Musik- und Gestalttherapeutin Isabelle Frohne. Sie möchte mit der Musik vor allem die Isolation der Senioren durchbrechen, aus Resignation und Antriebslosigkeit herausführen und Neugier und Interesse wecken. Zudem soll die Fähigkeit zum Erleben des Augenblicks wiederbelebt und ein Sinn für das eigene Leben und Sterben gesucht werden. Hier ist die Musiktherapie zugleich eine Form der Psychotherapie und hat einen eigenständigen Charakter, wobei dementsprechend die therapeutischen Gespräche einen sehr hohen Stellenwert erhalten. Im Gegensatz dazu betont Christoph Schwabe besonders eine systematische Abstimmung der Musiktherapie auf ein psychotherapeutisches Gesamtkonzept, wobei er sich an bestimmten Krankheitsbildern orientiert. Im Zentrum steht dabei ebenfalls nicht die Konfliktbearbeitung, sondern ein trainingsorientiertes Handlungsprinzip als »stützende Therapieform«.

In Anbetracht der oben skizzierten psychosozialen Situation vieler Bewohner von Altenheimen rückt als ein besonders geeignetes Therapiekonzept die Gruppenmusiktherapie in den Vordergrund, da hier Isolation und Vereinsamung am ehesten aufgehoben werden können. Der besondere therapeutische Wert der Gruppenmusiktherapie liegt dabei erstens in den bereitgestellten Kontaktmöglichkeiten als Ersatz für verlorengegangene Beziehungen. Damit verbunden ist auch ein Austausch mit Menschen, die sich in der gleichen Lebenssituation befinden. Gemeinsam können notwendige Hilfen gegeben und Interessen herausgearbeitet werden. Zweitens bietet die Gruppe einen Schutz vor einer drohenden Vereinsamung. Drittens wird ein Lernfeld für soziale Verhaltensweisen bereitgestellt. Viertens entstehen vielfältige gruppendynamische Beziehungen, unter anderem zwischen den Teilnehmern, aber auch zwischen Therapeut und Teilnehmer.

Welche Methoden und Verfahren können helfen, die zuvor genannten Ziele zu realisieren? – Wie bereits erwähnt, steht bei fast allen Musiktherapeuten das Singen an oberster Stelle. Singen ermöglicht hier zugleich Erinnerung und neues Lernen. Gerade Volkslieder etwa können positive Jugenderinnerungen mit der Gegenwart verbinden, wobei die Gruppe durch das gemeinsame Singen eine emotionale Basis finden kann. Singen ist damit Erfahrung von Gemeinschaft und – durch eine individuell begründete Auswahl – auch Wertschätzung des Individuums. Zugleich werden beim Singen die Gedächtnisleistungen trainiert: Die Erinnerung von Text und Melodie kann das Altgedächtnis aktivieren, aber auch die allgemeine Sprach- und Merkfähigkeit wird geübt. Dabei wird von Musiktherapeuten vor einer schnell eintretenden Überforderung der Möglichkeiten Älterer gewarnt. Ein weiterer positiver Effekt des Singens ist die Aktivierung von Atmung und Körper. Im Hinblick auf die Auswahl der Lieder können diverse Schwerpunkte gesetzt werden; so dienen manche Lieder vor allem als Erinnerungs- oder als Kommunikationshilfe oder auch als Stimmungsträger. Manche Stücke sprechen dagegen vor allem Inhalte an, etwa Berufe, Lebensabschnitte, Jahreszeiten, Länder etc. Zugleich muß aber betont werden, daß die jeweilige Liedwirkung niemals objektivierbar ist, da immer individuelle Erfahrungen wirksam sind.

Improvisationen sind – im Gegensatz zu fast allen anderen Praxisfeldern der Musiktherapie – grundsätzlich problematisch. Zum einen wird Instrumentalspiel hier besonders oft als eine »hohe Kunst« angesehen, so daß viele Hemmungen bestehen. Hinzu kommen häufig ein überhöhter technischer Anspruch sowie ein Musikideal, das zum Beispiel im klanglichen Bereich oder in der Stimmenreinheit nicht erreicht werden kann. Auch das Orffsche Instrumentarium wird zumeist abgelehnt. Hier muß der Therapeut zunächst Hemmungen abbauen helfen, Spaß vermitteln und Zugänge bereitstellen. Trotz aller dieser Probleme liegt aber auch bei Senioren der Reiz der Improvisation darin, daß etwas völlig Neues und Individuelles gemacht werden kann. Themenbezüge, besondere Spielideen oder Spielstrukturen können die Improvisation ebenfalls erleichtern.

Ein weiterer methodischer Schwerpunkt ist die körperliche Bewegung beziehungsweise die Aktivierung des Körpers. Christoph Schwabe schlägt in diesem Zusammenhang eine »Tänzerische Gruppenmusiktherapie« vor. Sie soll in offener Form eine gesellige Unterhaltung ermöglichen, in deren Mittelpunkt der Volkstanz steht. Hier ist eine gewisse körperliche Fitness notwendig, die nicht immer vorausgesetzt werden kann. Dann sind auch einfachere Formen sinnvoll, durch die Musik zu Bewegung wird. Als eine vierte Methode sei hier noch auf das Musikhören als eine »leidenschaftliche Tätigkeit« hingewiesen. Dabei spielen allerdings zwei Probleme eine Rolle: Viele Senioren hören nicht gut, und viele versinken beim Hören sehr schnell in eine starre, zurückgezogene Haltung. Daher sollte das Hören mit anderen, aktivierenden Aufgaben, zum Beispiel Sichbewegen oder Malen, verbunden werden.

Zusammenfassend ist festzustellen, daß die Musiktherapie mit Älteren besonders auf die Merkmale des Alters ausgerichtet ist – abgesehen von individuell manchmal auch möglichen Methoden, wie sie bereits weiter oben anhand anderer Praxisfelder geschildert wurden (zum Beispiel in der Psychotherapie oder Psychiatrie). Wichtigste Aufgabe der Musiktherapie ist es dabei, die noch vorhandenen körperlichen und geistigen Fähigkeiten zu stärken. Dabei soll Isolation und Vereinsamung entgegengewirkt werden. In der Fachliteratur finden sich zahlreiche Berichte über eine »erfolgreiche Musiktherapie« mit Senioren. Hier fallen im Therapieverlauf häufig »Schlüssellieder« auf, die in einem besonderen Maße Lebenserfahrungen und Erinnerungen in sich bergen. So wird zum Beispiel von einer Frau berichtet, die durch das Lied ›Ich hatt' einen Kameraden‹ an ihren Mann erinnert wird. Er fiel zwei Wochen nach ihrer Heirat im Krieg – sie heiratete nie wieder. Mit Hilfe der Musik konnten ihre Emotionen wieder lebendig werden. Zugleich aber bestand die Möglichkeit, aus heutiger Perspektive über ihr eigenes Verhalten zu sprechen.

Generell nennen Musiktherapeuten häufig drei Bedingungsfaktoren, die für den erfolgreichen Verlauf einer Gruppenmusiktherapie beachtet werden müssen. Zum einen sollen die individuellen Merkmale und Erfahrungen unbedingt vom Therapeuten berücksichtigt werden. Zweitens ist auffällig, daß alte Menschen sich fast immer sehr gern erinnern. Drittens gibt es besondere Unterschiede in der musikalischen Sozialisation zwischen Stadt und Land. Es wird zudem besonders hervorgehoben, daß das Sich-Erinnern Möglichkeiten zur lebensgeschichtlichen Aufarbeitung besitzt, auch im Hinblick auf den Tod. Dabei darf allerdings nicht vergessen werden, daß zur Erinnerung auch jemand gehört, der erfolgreich zuhört und nachfragt. Dies ist die Aufgabe des Therapeuten beziehungsweise auch der anderen Gruppenteilnehmer. Wichtig ist immer die Erkenntnis, daß trotz der biologisch-physiologischen Abbauprozesse die emotionale Erlebensfähigkeit uneingeschränkt vorhanden ist. Entsprechende musiktherapeutische Verfahren, etwa das Singen, sind dadurch also keineswegs beeinträchtigt! Grundlage der Musiktherapie mit Älteren ist dabei immer deren Biographie, so daß die Musik quasi ein Mittel darstellt, um »therapeutisch geführte« Dialoge zu ermöglichen. Dabei zählt – wie generell in der Musiktherapie – nicht das »schöne Klangprodukt«, sondern allein der Prozeß des Austausches von Gefühlen, Erfahrungen, Erinnerungen und Erwartungen.

Musiktherapie mit geistig Behinderten

Ich beginne diesen Abschnitt – der leider ebenfalls nur sehr kurz sein kann – mit einem Literaturhinweis. Wer sich mit der Situation und den Entwicklungsmöglichkeiten von geistig behinderten Menschen näher auseinandersetzen möchte, dem sei das Buch ›Namenlos. Geistig Behinderte verstehen. Ein Buch für Eltern und Psychologen‹ von Dietmut Niedecken empfohlen. In dieser psychoanalytischen Studie wird veranschaulicht, daß eine »geistige Behinderung« nicht allein als ein individuelles Schicksal aufgefaßt werden sollte, mit dem die »normale« Gesellschaft nichts zu tun hat. Genau dies glauben aber viele Menschen, die das »Geistigbehindertsein« als eine Art »Institution« betrachten, eine Haltung, die sich zum Beispiel in der Forderung nach »Ghettos für geistig Behinderte«, aber auch nach »Frühförderungseinrichtungen« ausdrücken kann. Hintergrund ist hier eine Orientierung am »Normalen« beziehungsweise an einer »Normalität«, die für ein lebenswertes Dasein als unbedingte Voraussetzung erscheint. Damit verbunden ist zugleich eine Abwehr des Anders-Seins, des Nicht-Normalen, wobei auch die Angst, ausgesondert zu werden, erkennbar wird.

Mit der Darstellung solcher typischen Denk- und Verhaltensmodelle vermittelt Dietmut Niedecken eine Vorstellung davon, wie die Diagnose »geistig behindert« bereits in frühe Mutter-Kind-Beziehungen eingreift. Manche Potentiale des Kindes – da sie von vornherein ausgeschlossen scheinen – können so nicht mehr entwickelt werden. Eltern, vor allem Mütter, reagieren mit Schuldgefühlen und innerer psychischer Not. Sie können deshalb kaum noch unbekümmert und liebevoll mit ihren Kindern umgehen. Im Gegenteil: Es scheint, als ob die Umwelt von ihnen »schuldentlastende Argumente« fordert. Angesichts solch einer geballten Macht der Projektionen von Eltern, Arzt und Umwelt wird nun nachvollziehbar, wie dem Kind notwendige Spielräume vorenthalten bleiben. Lebendige, liebevolle und hoffnungsfrohe Phantasien können sich so kaum entwickeln. Die Autorin und Musiktherapeutin Dietmut Niedecken schildert am Beispiel verschiedener Diagnosen – Down-Syndrom und Autismus – die »Inszenierung eines Seelenmordes«, wobei der Lebenswille des Kindes zerstört wird. Seine tatsächlichen Bedürfnisse werden oft völlig vernächlässigt – selbst etwa bei lerntheoretisch orientierten Therapieprogrammen, die unter Umständen eher isolierend als integrierend wirken.

Die Therapie von geistig behinderten Menschen hat sich in den vergangenen Jahrzehnten stark verändert. So wird etwa der Begriff der »geistigen Behinderung« immer öfter nicht mehr in erster Linie als ein organischer Defekt, sondern als eine Behinderung im engen Zusammenhang mit sozialen Bedingungen interpretiert. Die geistige Behinderung eines Menschen wird als ein komplexer Zustand aufgefaßt, der sich unter dem vielfältigen Einfluß sozialer Faktoren aus medizinisch beschreibbaren Störungen entwickelt hat. Demnach erlauben aber die diagnostizierbaren Störungen keine Aussagen zur geistigen Behinderung eines Menschen. Diese entsteht vielmehr aus dem Wechselspiel zwischen seinen möglichen Fähigkeiten und den Anforderungen seiner Umwelt. Für Dietmut Niedecken ist geistige Behinderung das »Produkt eines spezifischen Sozialisationsvorganges zwischen einem Kind mit spezifisch beeinträchtigten körperlichen Voraussetzungen und einer dazu in spezifisch pathogener Weise sich verhaltenden Umwelt«.

Denkweisen wie diese haben in den vergangenen Jahrzehnten dazu geführt, daß sich das Leben und Wohnen geistig behinderter Menschen stark verändert hat. Sonderte man sie früher völlig aus dem öffentlichen Leben aus und brachte sie in isolierten Anstalten unter, so wurde der Ruf nach ihrer Integration in die Gesellschaft immer stärker. Daraus entstanden neue Lebens- und Wohnkonzepte. So wurden vermehrt Wohnmöglichkeiten in kleinen Wohneinheiten oder Wohngemeinschaften außerhalb der Stammeinrichtung bereitgestellt. Zugleich sollten Arbeitsplätze in beschützenden Werkstätten auch die Entwicklung einer individuellen Alltagskultur ermöglichen. Zentrales Merkmal dieser Einrichtungen ist, daß sie für Menschen mit geistiger Behinderung Lebensorte sind – das gesamte Leben findet an einem Ort statt. Dies bedeutet zugleich, daß sich viele verhaltensauffällige Menschen an *einem* Ort aufhalten, wobei Bewohner und Betreuer sehr unterschiedliche Positionen beziehungsweise Rollen einnehmen. Während die Mitarbeiter die Regeln des Zusammenlebens aufstellen und kontrollieren, stehen ihnen abhängige, hilflose Bewohner gegenüber, denen oft auch der Raum für Eigenes, Intimes, Privates fehlt. Ein weiteres Merkmal sind häufig hierarchische Strukturen, zum Beispiel auf den Ebenen von Heimleitung, Wohn-, Schul-, Freizeit- und Werkstattbereich, Wohnabteilungen oder Wohngruppen. In diesen Kontext hat sich die Musiktherapie einzuordnen. Sie gehört formal am ehesten zum Freizeitbereich. Trotz mancher Besonderheiten erscheint die Musiktherapie hier aus der Perspektive der Musiktherapeuten dennoch vorrangig als eine Form psychotherapeutisch motivierter Behandlung.

Wie kann nun in diesem Praxisfeld eine Musiktherapie konkret aussehen? – Mit geistig behinderten Menschen ist ein gemeinsames Improvisieren nicht immer möglich beziehungsweise sinnvoll. Oft ist es notwendig, daß zum Beispiel die Therapeutin oder der Therapeut, aber auch der geistig Behinderte allein spielen, selbstkomponierte Lieder singen oder in Sprache und Bild mit sonstigen symbol- oder bildhaften Materialien umgehen. Auch der Sprachgebrauch ist nur eingeschränkt möglich. Bei Schwer- und Schwerstbehinderten tritt das Sprechen zurück. Manchmal ist nur noch der Sprachklang vorhanden. Leichtbehinderte Menschen dagegen sprechen zum Teil ebenso gut wie Nichtbehinderte. Unabhängig von diesen je nach Situation und Teilnehmer verschiedenen Voraussetzungen basiert die Wirksamkeit der Musiktherapie mit geistig behinderten Menschen – wie jede psychotherapeutische Behandlung – auf dem Zugang zu den Stimmungen, Emotionen und Erfahrungen der Teilnehmer.

Wendi Reinhard, der sich selbst der »Morphologischen Musiktherapie« zuordnet, geht in seiner praktischen Arbeit davon aus, daß alle Reaktionen von Teilnehmern grundsätzlich als »sinnvolle, bedeutsame seelische Formenbildungen« zu verstehen sind. Wie seine Arbeit motiviert ist, wird an der Auswahl eines geistig Behinderten für die Musiktherapie deutlich.

Es geht um einen rund 40jährigen Mann. Er hat – so die Diagnose – ein schweres Down-Syndrom, Verhaltensstörungen und einen angeborenen Herzfehler. Seit seinem 11. Lebensjahr lebt er in einer Wohngruppe mit pflegebedürftigen, schwer geistig behinderten Männern und Frauen. Sein Verhalten wechselt sehr häufig. Entspannte Spielsituationen – etwa ein Schaukeln mit einem Betreuer – kippen plötzlich in aggressive Handlungen um, und er beginnt, seinen Betreuer zu schlagen. Bei Wutausbrüchen schreit er laut, ißt Blumen und zerstört Pflanzenkübel. Oder er versteckt sich auf dem WC und ißt Kot. Andererseits sucht er auch Nähe, zum Beispiel in Umarmungen und Zärtlichkeiten, und er zeigt Angst beim Verlassen der Gruppe.

Dieses Verhalten bringt die Betreuer und Betreuerinnen bis an die Grenzen ihrer Belastbarkeit. Daher werden Daten aus Akten und Gesprächen zusammengetragen, um zu prüfen, ob hier eine Musiktherapie sinnvoll erscheint: Der Mann kommt aus einem religiösen, ländlichen Arzthaushalt. Er summt gern Kirchenlieder. Besondere Kindheitserlebnisse waren Überlandfahrten mit dem Vater, Marschieren durchs Dorf und Spielen am Fluß. Mit zehn Jahren wurden die Geborgenheit und der ländliche Freiraum zerstört. Der Mann wurde in ein Heim gegeben. Hier bekam er statt besserer Förderung Schläge und Zwangsjacken. Der plötzliche Tod beider Eltern, die ihn häufig besuchten, stellte ein weiteres negatives Erlebnis dar. Offensichtlich kann gerade die Vorliebe für Kirchenlieder als ein Anknüpfungspunkt für eine musiktherapeutische Behandlung genutzt werden. Aber auch generell betrachtet Wendi Reinhard die Verhaltensweisen des Mannes als »sinnvoll« – es sind Versuche, seine Gefühle adäquat zu erleben und zu gestalten! Damit ist zugleich auch die Aufgabe der Musiktherapie umrissen, die ebenso aber die hohe Belastung der übrigen Therapeuten beziehungsweise Betreuer verringern soll. Statt eines offenen »Schonraumes« scheinen hier die festen Strukturen der Musik angemessen, und daher wird der Patient für eine Musiktherapie ausgewählt – mit welchem Erfolg, darüber ist mir leider nichts bekannt.

Generell ein Wort zur Indikation der Musiktherapie bei geistig Behinderten in einer Langzeiteinrichtung: Oft werden Behinderte mit einem auffallenden Leidensdruck für die Therapie ausgewählt, Menschen mit eher leichten Behinderungen nehmen aber manchmal auch von sich aus den Kontakt zum Musiktherapeuten auf. In jedem Fall steht dann am Anfang ein Aufnahmegespräch, in dem die Chancen einer musiktherapeutischen Behandlung abgewogen werden sollen. Weitere Grundbedingungen vor dem Beginn einer Therapie sind unter anderem ein

Aktenstudium sowie ein Vorgespräch mit Betreuerinnen, Ärzten etc. Es folgt unter anderem eine Probezeitvereinbarung, eine Absprache von festen Therapiezeiten etc. Die Chancen einer Musiktherapie in diesem Zusammenhang, so berichtet Wendi Reinhard, liegen vor allem darin, neue Informationen über den geistig Behinderten zu bekommen und diese gegebenenfalls mit den Mitgliedern des Wohn- und Arbeitsbereichs auszutauschen. Zum Beispiel kann gemeinsam überlegt werden, welchen Arbeitsplatz der Betreffende bekommen soll oder was er in seiner Freizeit unternehmen kann. Grenzen der Musiktherapie sind offensichtlich da erreicht, wo zum Beispiel äußerliche Faktoren ihre Wirkungen hemmen oder mindern. Dies können starre Strukturen im Alltag der Institution sein, zum Beispiel vorhandene Zeitplanungen, alte Gewohnheiten etc.

Wenden wir uns einem konkreten Behandlungsfall zu, der nun näher vorgestellt werden soll. Die Diplom-Musiktherapeutin Sabine Fleer arbeitet seit 1987 an der Westfälischen Klinik für Psychiatrie in Benninghausen. Die Klinik umfaßt verschiedene Abteilungen, in denen jeweils Musiktherapie angeboten wird. Dies sind unter anderem der Bereich der klinischen Psychiatrie, in dem vor allem schwer neurotische Patienten und auch Psychosekranke behandelt werden. Das Ziel der therapeutischen Bemühungen ist hier vor allem eine Wiedergewinnung der seelischen Stabilität. Darüber hinaus wird auch in der Gerontopsychiatrie musiktherapeutisch gearbeitet. Hier stehen ältere, seelisch und körperlich erkrankte Menschen im Mittelpunkt der Therapie. Ihnen soll geholfen werden, frühere Fähigkeiten zurückzugewinnen, noch vorhandene zu stärken und so eine Verbesserung der Lebensqualität herbeizuführen. Die Musiktherapie konzentriert sich dabei unter anderem auf die Unterstützung motorischer Fähigkeiten. Darüber hinaus, so Sabine Fleer, möchte die Musiktherapie hier besondere Ausdrucksmöglichkeiten anbieten, die dem Emotionsspektrum der Patienten entsprechen. Zudem soll eine Kommunikation der Patienten untereinander verstärkt und gestützt werden. Insgesamt ist auch hier die Musiktherapie nur ein Angebot unter vielen – von der Physiotherapie über die Sport- und Bewegungstherapie bis hin zur

Reit- oder Kunsttherapie. Zudem gibt es hier einzelne Förderzentren, die auch tagesstrukturierend Angebote für verschiedene Patientengruppen machen. Die besondere Aufgabe der Musiktherapie ist es hier, eine motorisch, psychotherapeutisch oder verhaltenstherapeutisch ausgerichtete Förderung der Patienten zu unterstützen. Die Chance, daß Gefühle ausgedrückt und Kontakte zum Medium Musik, zur Therapeutin beziehungsweise zum Therapeuten und zu Mitpatienten aufgenommen werden, ist hier, so Sabine Fleer, besonders groß. Grundsätzlich wird dabei die Indikation von einem Arzt vorgenommen, der glaubt, daß die Musiktherapie einem bestimmten Patienten zusätzlich helfen kann. Dann beginnt eine Behandlung in Form einer Einzel- oder Gruppentherapie, die je nach Krankheitsbild unterschiedlich lange andauern kann. Patienten aus dem Klinischen oder dem Rehabilitationsbereich etwa werden nur wenige Monate musiktherapeutisch behandelt, geistig Behinderte dagegen zum Teil über Jahre.

Interview mit Sabine Fleer

Können geistig Behinderte in der Musiktherapie selbst musizieren?

Auf jeden Fall! Sobald die Patienten den Musiktherapieraum betreten, fühlen sie sich von den vielen verschiedenen Instrumenten angesprochen. Sie gehen zumeist spontan darauf zu, probieren sie aus. Dabei entstehen unterschiedliche Klänge, und die Patientin beziehungsweise der Patient spürt die Vibrationen auch körperlich. Ich betrachte dies als eine Kontaktaufnahme zum Musikinstrument und zur Musik, wobei ein Angebot vieler verschiedener Instrumente hilfreich ist. Ich benutze zum Beispiel häufig das Orff-Instrumentarium, Percussioninstrumente, das Klavier, die Gitarre und in der forensischen Abteilung – hier werden Straftäter psychiatrisch behandelt – auch elektronische Instrumente wie etwa ein Keyboard oder das Schlagzeug.

Können Sie eine Behandlung beschreiben, die Sie für typisch und erfolgreich zugleich halten?

Dies wäre die Behandlung eines geistig behinderten Mannes, der mittlerweile rund 40 Jahre alt ist. Er erlitt eine geistige Behinderung, als sich bei seiner Geburt die Nabelschnur um seinen Kopf gelegt hatte. Dabei entstand ein großer Sauerstoffmangel, der die Behinderung hervorrief. Der Mann ist sein ganzes Leben durch verschiedene psychiatrische Institutionen gegangen, bis er dann eines Tages in unsere Klinik eingewiesen wurde. Die Musiktherapie begann vor zwei Jahren mit der Indikation, daß der Mann wenig sprach und einige Verhaltensauffälligkeiten zeigte: Er wurde sehr schnell nervös, begann dann laut mit den Zähnen zu klappern. Danach zog er sich aus, egal, wo er stand oder saß. Wir gingen also etwa in die Stadt – wenn er keine Lust mehr hatte oder auch aus unerfindlichen Gründen zog er sich selbst hier aus. Das rief bei uns Behandelnden Unsicherheit und Befremden hervor. Ich erinnere mich daran, daß eine Mitarbeiterin aus dem stationären Bereich diesen Patienten zum ersten Mal zu mir in die Musiktherapie brachte: Sie hatte Angst vor ihm! Ich merkte es zum Beispiel daran, daß sie pausenlos auf ihn einredete – so aber schien kein Zugang zu dem Patienten möglich. Nach diesen ersten Sitzungen entschied ich mich dafür, die Musiktherapie ohne die Anwesenheit dieser Mitarbeiterin durchzuführen. Ich ging also selbst zur Station, holte den Patienten ab, betrat mit ihm den Musiktherapieraum und begann die eigentliche Therapie.

Ein weiteres Merkmal im Verhalten des Patienten war, daß er eine sehr große Angst vor jeder Berührung hatte, und darüber hinaus fühlte er sich in den verschiedensten Situationen sehr schnell überfordert. Um ihm daher erst einmal eine gewisse Sicherheit zu geben, begann die Musiktherapie in den ersten Sitzungen immer mit einem Bewegungslied. So wurde die Wahrnehmung geschult, und er konnte seine Arme und Beine, Nase und Ohren etc. bewußt wahrnehmen. In einem zweiten Schritt versuchte ich, über Klänge beziehungsweise Klangwahrnehmung einen Kontakt zu ihm aufzubauen. Diese Phase dauerte mehrere Monate. Er kam dann zeitweise täglich zur Musiktherapie. Über eine zunehmende musikalische Kontaktaufnahme schien der Patient immer mehr Vertrauen zu mir zu bekommen, bis er schließlich die Entkleidungsaktionen unterließ.

Worauf führen Sie die Herausbildung eines Vertrauensverhältnisses zurück?

Ich glaube, es war sehr wichtig für den Mann, daß die Musiktherapie täglich stattgefunden hat. Zudem war es immer das gleiche »Setting« – Anfang und Ende jeder Stunde hatten den gleichen Inhalt. Ich glaube, er fühlte sich dadurch bald in der Musiktherapie heimisch, war auch bereit, verschiedene Dinge auszuprobieren. Ziemlich bald haben wir Entspannungsübungen gemacht, denn er wurde sehr schnell nervös – vor allem bei seinen Entkleidungsaktionen. Bei diesen Entspannungsübungen kam es auch zu körperlichen Berührungen, die ihn bald nicht mehr so stark ängstigten. Es dauerte drei Monate, bis er sich zutraute, auf dem Boden zu liegen, dann noch einmal einige Wochen, bis er dabei seine Augen schließen konnte. Ich betrachtete es als einen Erfolg, daß er sich so fallenlassen konnte!

Welche Rolle spielte denn in dieser Phase die Musik?

Ganz wichtig war meiner Meinung nach, daß ich musikalisch versucht habe, die jeweilige Stimmung des Patienten aufzufangen und auszudrücken. Ebenso wichtig aber war, meine ich, daß der Patient schließlich selbst die Möglichkeit hatte, Musik auch für mich zu machen. So hat er zum Beispiel zum Thema »Entspannung« seine Entspannungsmusik gemacht, während ich mich auf den Boden legen mußte und zuhörte. Das hat ihm sehr, sehr viel Freude gemacht. Von seiner Station hörte ich dann auch bald, daß sie sich eine Kassette mit dieser Musik wünschten – er kam einfach jewels nach der Musiktherapie erheblich besser auf der Station zurecht als vorher! Daher haben wir dann gemeinsam das Projekt gestartet, eine Kassette herzustellen – eine Seite Entspannungslieder; selbst gespielte, aber auch vorgegebene Übungen. Auf der zweiten Seite wurde anregende Musik, zum Beispiel zum Tanzen, aufgenommen. Das Interessante dabei war, daß der Patient immer den Rock'n Roll sehr stark bevorzugte! Über die Bewegung und die körperliche Wahrnehmung jedenfalls kamen wir schnell zum gemeinsamen musikalischen Spiel, zum Improvisieren. Anfänglich konnte er sich immer nur sehr kurz darauf konzentrieren, das ging aber dann immer besser – sein Konzentrationsvermögen wuchs.

Welche Bedeutung hatte das gewachsene Konzentrationsvermögen für die Musiktherapie?

Es drückte aus, daß der Patient sich mehr auf eine Sache, ein Lied, eine Idee, einen Rhythmus einlassen konnte, ohne gleich einen Methoden- oder Medienwechsel zu verlangen. Zugleich konnte er sich mehr mit seinem jeweiligen Instrument, aber auch mit seinem Gegenüber, mit mir, auseinandersetzen. So fand auf der musikalischen Ebene eine teils sehr gute Kommunikation statt. Die Folge war schließlich, daß er angefangen hat zu reden, sogar viel zu sprechen! Ja, sein gesamtes Rede- und Gesprächsverhalten hat sich innerhalb dieser zwei Jahre geändert! Zugleich aber hat er auch gelernt, sich allein auf dem Gelände der Klinik zurechtzufinden – dazu wurde auch ein spezielles Wegetraining absolviert. Er weiß jetzt ganz genau, wo die Musiktherapie ist, geht dort gezielt hin! Mittlerweile wurde die Stundenzahl reduziert, und außer der Einzeltherapie besucht er jetzt auch eine Gruppentherapie. Hier soll die Gruppenfähigkeit weiter gefördert werden. Und, wie gesagt: Er spricht auf der Station mit den Mitpatienten mittlerweile sehr viel. Im Moment wird die Therapie weitergeführt mit dem Ziel, noch mehr Selbständigkeit in sein Leben zu bringen. Er äußert jetzt ganz klipp und klar, was er möchte und was er nicht möchte! Dieses feste Setting aus der Anfangsphase ist mittlerweile nicht mehr nötig. Wenn er den Musiktherapieraum betritt, müssen wir also nicht mehr immer mit dem gleichen Anfangslied beginnen: Wir gestalten es jetzt jedes Mal bewußt anders, wobei der Patient selbst bestimmt, was gemacht werden soll. Diese Entwicklung ist ein sehr gutes Beispiel für eine hilfreiche Musiktherapie mit geistig Behinderten!

Worin sehen Sie den Erfolg der Musiktherapie aus der Perspektive des Patienten?

Dem Patienten ist es mit Hilfe der Musiktherapie gelungen, sich selbst besser wahrnehmen zu lernen. Das war eine wichtige Voraussetzung für eine zunehmend lebenspraktische Schulung, etwa das Zurechtfinden auf dem Klinikgelände. Dies steht nun erst einmal in keinem direkten Zusammenhang zur Musiktherapie. Dennoch bekam er durch sie überhaupt erst einmal den Reiz, irgendwo hingehen zu müssen. Darüber hinaus ist besonders die zunehmende Bereitschaft und Fähigkeit zur Kommunikation zu nennen, sei es in der Musik, aber auch im Gespräch! Nun scheint dieses längerfristige Ziel nicht mehr ganz unerreichbar: Vielleicht kann der Patient sein weiteres Leben in einem Wohnheim verbringen – eine ungeheure Erhöhung von Lebensqualität für diesen Mann, der 40 Jahre ausschließlich auf einer Station gelebt hat.

Ausbildungsmöglichkeiten in der Musiktherapie – Eine Übersicht

Musiktherapie ist eine relativ junge Disziplin, deshalb sind auch Informationen über aktuelle Ausbildungsmöglichkeiten in der Öffentlichkeit bislang nur spärlich verbreitet. Dies hängt auch mit dem Angebot selbst zusammen: In der Bundesrepublik gibt es bislang – verglichen mit anderen medizinischen, psychologischen oder therapeutischen Ausbildungsmöglichkeiten – nur wenige Ausbildungs- und Studiengänge für Musiktherapie, die sich zudem in Charakter und Inhalt sehr unterscheiden. Generell sind hier grundständige und berufsbegleitende Ausbildungsformen zu unterscheiden, aber auch private und staatliche Ausbildungsangebote. Letztere setzen häufig eine verwandte Berufsqualifikation, zum Beispiel Musikpädagogik oder Psychologie, voraus.

Damit sind auch die beiden großen Gruppen der möglichen Interessenten umfaßt: diejenigen, die nach der Schulausbildung direkt Musiktherapie studieren wollen, und diejenigen, die neben einem Hauptberuf oder nach Abschluß einer entsprechenden Tätigkeit zur Musiktherapie wechseln wollen. An beide Gruppen richten sich die folgenden Informationen. Da in allen Ausbildungsbereichen immer wieder Veränderungen möglich sind, kann für sie jedoch keine Gewähr übernommen werden – dies gilt selbstverständlich auch für die weiter unten zur Verfügung gestellte Adressenliste. Dennoch dürfte so ein erster Überblick über Qualifikationsanforderungen, Studiendauer etc. möglich sein.

Grundlage der folgenden Beschreibungen, die – im Zeichen eines forcierten europäischen Zusammenschlusses – auch einige Studienorte im benachbarten Ausland berücksichtigen, ist der Studienführer ›Studienlandschaft Musiktherapie‹, 6. Auflage (1995), herausgegeben von der »StudentInnenvertretung der Deutschen Gesellschaft für Musiktherapie e. V. (DGMT)«. Dies ist ein überregionaler Zusammenschluß von Musiktherapiestudierenden in der DGMT mit dem Ziel eines Erfahrungsaustausches. Die DGMT ist wohl neben dem »Deutschen Berufsverband der Musiktherapeuten e. V.« diejenige Organisation von Musiktherapeuten beziehungsweise Musiktherapeutinnen und Musiktherapieinteressierten, die in Fachkreisen über den größten Einfluß verfügt und durch ihre Zeitschrift ›Musiktherapeutische Umschau‹ einen regelmäßigen Informationsaustausch zwischen Praxis und Wissenschaft herstellen kann. Sie wurde Anfang der 70er Jahre mit Sitz in Berlin gegründet. »Pioniere der Musiktherapie« wie Gertrud Katja Loos, Prof. Johannes Th. Eschen oder Prof. Dr. Hans Volker Bolay prägten durch ihr Engagement lange die Arbeit der DGMT. Praxisbezogenes Handeln und eine enge Zusammenarbeit der Ausbildungsgänge waren beziehungsweise sind für sie wichtige Mittel, um die Position des Faches im Gesundheitswesen auszubauen. Praktikable Weiterbildungsmöglichkeiten durch qualifizierte Supervisoren und Ausbilder sowie Verhandlungen mit Kostenträgern wie den Krankenkassen sind weitere vorrangige Themen. Die DGMT ist in Landesarbeitsgemeinschaften organisiert, seit einigen Jahren wird unter anderem – nach amerikanischem Vorbild – an einem »Code of Ethics« gearbeitet, einer Berufsbildbeschreibung, die den lange Zeit ungeschützten Begriff »Musiktherapeut« angemessen definieren soll. Vor dem Hintergrund dieses Stellenwerts der DGMT, der meines Erachtens bereits auf ihrem 8. Deutschen Kongreß für Musiktherapie 1992 in Lübeck in zahlreichen Diskussionen, Workshops und Vorträgen deutlich wurde, halte ich die oben genannte Informationsschrift zu Ausbildungsfragen für Musiktherapieinteressierte für einen wichtigen Bezugspunkt. Wer will, kann sie über die DGMT (vergleiche Adressenanhang am Ende dieses Kapitels) beziehen. Ich möchte mich hier auf einige ausgewählte Informationen beschränken, die einen ersten Einblick in den jeweiligen Ausbildungsgang ermöglichen.

I. Private grundständige Ausbildungseinrichtungen

1. Die Freie Musikschule Bad Filbel bietet ein Wanderstudium Musik/Kunst-Pädagogik-Therapie an. Es basiert auf den Grundsätzen der Anthroposophie und findet an verschiedenen Orten Europas statt. Die Absolventen müssen mindestens 21 Jahre alt sein und Fähigkeiten im Singen und im Instrumentalspiel nachweisen. Das Studium dauert ein bis drei Jahre und kostet monatlich circa 400 Mark; eine berufsbegleitende Ausbildung ist geplant. Das Abschlußzeugnis wird staatlich nicht anerkannt.

2. Eine Berufsausbildung Musiktherapie kann an der »Musiktherapeutischen Arbeitsstätte e. V.« in Berlin absolviert werden. Sie besteht seit 1963 und baut auf den Anschauungen Rudolf Steiners auf. Voraussetzungen sind ein Mindestalter von 23 Jahren, Fachhochschulreife, langjährige Musikpraxis, ein sechsmonatiges pflegerisches oder heilpädagogisches Vorpraktikum und eine bestandene Aufnahmeprüfung. Die Ausbildung dauert drei Jahre, zuzüglich einem Anerkennungsjahr. Die Kosten betragen 300 Mark im Monat. Schwerpunkte sind im ersten Jahr Pädagogik, im zweiten Heilpädagogik und im dritten Musiktherapie im klinischen Bereich. Das Abschlußzertifikat findet ebenfalls keine allgemeine staatliche Anerkennung.

3. Auch das »Institut für Musiktherapie Berlin«, Waldhüterpfad 38, bietet eine Berufsausbildung zum Musiktherapeuten an. Es besteht seit 31 Jahren. Musiktherapie wird seit 24 Jahren angeboten. Das Studium dauert acht Semester, die Schwerpunkte liegen in der Einzel- und Gruppentherapie. Selbsterfahrungsanteile sind obligatorisch. Die Kosten betragen 300 Mark im Monat. Daneben bietet das Institut ein berufsergänzendes Fortbildungsseminar von drei Semestern an. Die Kosten hierfür sind 150 Mark im Monat. Der Abschluß ist nicht staatlich anerkannt.

4. Eine Berufsausbildung gewährleistet auch die »Anny-von-Lange-Schule« in Hamburg. Möglich ist eine Vollzeitausbildung (drei Studienjahre plus zwei Anerkennungsjahre) oder ein berufsbegleitendes Studium (fünf Studienjahre plus zwei Anerkennungsjahre). Voraussetzungen sind ein Alter von 23 Jahren; an-

throposophische Orientierung; ein dreimonatiges soziales Praktikum und eine musikalische Eignungsprüfung. Die Kosten betragen 750 beziehungsweise 450 Mark monatlich. Am Ende wird ein privates Zertifikat erteilt.

5. Eine Berufsausbildung mit anthroposophischer Orientierung bietete auch die »Stiftung Akademie ›De Wervel‹ « in Zeist in den Niederlanden. Voraussetzung sind eine abgeschlossene höhere Schulbildung, Kenntnisse der Anthroposophie, ein Mindestalter von 21 Jahren und musikalische Fähigkeiten, die neben theoretischen Kenntnissen in einer Aufnahmeprüfung getestet werden. Selbsterfahrung gehört nicht zur Ausbildung. Die Kosten betragen pro Jahr 3100 Gulden. Am Ende steht ein staatlich nicht anerkanntes Diplom.

II. Grundständige Studiengänge

Hier ist zunächst der Diplom-Fachhochschulstudiengang »Musiktherapie« an der – staatlich anerkannten – »Fachhochschule Heidelberg« der »Stiftung Rehabilitation Heidelberg« zu nennen; Fachbereich Musiktherapie. Studienvoraussetzungen sind eine allgemeine (Fach-)Hochschulreife, ein sechswöchiges Praktikum im klinisch-rehabilitativen Bereich sowie musikpraktische und -theoretische Grundkenntnisse. Die musikalische und psychische Eignung wird in einer zweitägigen Aufnahmeprüfung ermittelt; Kosten 150 Mark. Das Studium dauert acht Semester, kostet monatlich 420 Mark und endet mit dem Abschluß »Diplom-Musiktherapeut/in (FH)«. Er ist in der Bundesrepublik Deutschland wie in allen Staaten der EG anerkannt. Das Studium ist stark an der Praxis orientiert, unter anderem mittels musiktherapeutischer Praktika und einer musiktherapeutischen Ambulanz, die zur Fachhochschule gehört. So spielen hier – aber auch für die Absolventen im späteren Berufsleben – psychiatrisch-medizinische, psychosomatische und psychotherapeutische Praxisfelder, zum Beispiel in sozial-, heil- oder sonderpädagogischen Institutionen, eine besonders wichtige Rolle.

Die Ausbildungsinhalte lassen sich unterteilen in: 1. musikalische Fächer, 2. psychologische und medizinische, 3. musiktherapeutische Fächer und 4. Ambulanz und Supervision. Im ersten Bereich dominieren die musikalische Produktion und Realisation sowie eine therapeutische Musizierpraxis, wahlweise mit Klavier oder Gitarre. Dazu gehören auch eine Liedbegleitung in diversen Stilen, Jazz und andere Improvisation sowie das Ensemblespiel. Als zweiter Bereich ist eine Einführung in sozial- und entwicklungspsychologische Fragen, in die Psychoanalyse und psychologische Diagnostik sowie in die Grundlagen der Psychiatrie und Psychosomatik ausgewiesen. Musiktherapeutische Fächer sind unter anderem Therapeutenverhalten, Methodik, Praxis und Fallanalysen. Vorgeschrieben sind eine studienbegleitende Supervision und Selbsterfahrungsanteile in Gruppen oder einzeln.

III. Aufbau-Ausbildungen

1. Das »Institut für Gestalttherapie und Gestaltpädagogik« in der Friedrichstraße, Berlin wendet sich seit 1991 an Angehörige psychosozialer und musikalischer Berufe. Interessenten werden anhand eines Auswahlseminars und eines musikalischen Tests ermittelt. Die Studiendauer beträgt vier Jahre. Verbindlich ist eine gestalt- und musiktherapeutische Selbsterfahrung in einer Ausbildungsgruppe über eineinhalb Jahre sowie eine Einzeltherapie beziehungsweise Lehrtherapie von 120 Stunden. Am Ende wird ein entsprechendes Zertifikat ausgestellt. Die Kosten betragen monatlich 420 Mark.
2. Die »Zukunftswerkstatt Tanz, Musik und Gestaltung GmbH« in Düsseldorf bietet eine berufsbegleitende Fortbildung »Musik-Sozialtherapie« an. Voraussetzung ist eine abgeschlossene Ausbildung in einem sozialen, pädagogischen, pflegerischen, therapeutischen oder verwandten Beruf. Sonderregelungen sind möglich. Personale und soziale Kompetenz, zum Beispiel Gruppenfähigkeit, sowie die musikalische Kompetenz werden in einer Aufnahmeprüfung getestet. Die Ausbildung dauert zweieinhalb Jahre. Selbsterfahrung ist nicht vorgesehen.

Die Absolventen erhalten ein Zertifikat. Die Kosten für die Ausbildung betragen circa 7000 Mark.

3. Auch die »Europäische Akademie für Psychosoziale Gesundheit und Kreativitätsförderung Hückeswagen« (früher: »Fritz-Perls-Institut«) bietet eine berufsbegleitende Aus- und Weiterbildung an. Die Teilnehmer müssen 24 Jahre alt sein und – im psychotherapeutischen Zweig – über ein abgeschlossenes Medizin- oder Psychologiestudium und wenigstens 12 Monate Berufspraxis verfügen. Im soziotherapeutisch-pädagogischen Zweig sind die Voraussetzungen ein Studium der Sozialpädagogik, Pädagogik, Musikwissenschaft, Musikpädagogik oder Rhythmik oder eine Ausbildung in einem pädagogischen Beruf von mindestens drei Jahren; außerdem ebenfalls ein Jahr Berufserfahrung. Die Ausbildung dauert vier bis fünf Jahre und kostet ca. 14 000 Mark ohne Gestaltanalyse und Einzeltherapie. Sie endet mit der Graduierung zum/zur »Musiktherapeuten/in« im psychotherapeutischen Bereich beziehungsweise zum/zur »klinischen Musiktherapeuten/in in Integrativer Musiktherapie«.

4. Die »Deutsche Akademie für Entwicklungs-Rehabilitation München« bietet eine berufsbegleitende Ausbildung in »Orff-Musiktherapie« an. Diese richtet sich an Fachkräfte der Behindertenhilfe. Sie müssen musikalische Grundkenntnisse besitzen, mindestens ein Instrument spielen und Musik, Musikpädagogik, Sonderpädagogik, Psychologie, Medizin oder ähnliches studiert haben. Die Ausbildung ist in 20 Wochenendkursen über zwei Jahre organisiert, wobei von Ende des ersten Jahres an Supervision und die Betreuung eigener Patienten integriert ist. Sie endet mit dem Zertifikat »Diplom-Orff-Musiktherapeut/in«. Die Kosten betragen insgesamt 3700 Mark. Inhaltlich wird die Orff-Musiktherapie als eine multisensorische Therapie verstanden: Neben dem Akustischen werden das Taktile, das Optische, die Bewegung und das Kinästhetische verbunden mit einer kindgerechten klinischen Therapieform, wie sie in der Praxis mit behinderten Kindern im Kinderzentrum München entwickelt wurde. Im Mittelpunkt der Ausbildung stehen die Fächer Orff-Musiktherapie, Musiktheorie, Psychologie, Medizin und Bewegungslehre.

5. Ebenfalls in München ist eine »Berufsbegleitende Weiterbildung Musiktherapie« am »Institut für Musiktherapie/Freien Musikzentrum e. V.« möglich. Voraussetzung sind ein Mindestalter von 26 Jahren, Berufserfahrung in einem geeigneten Vorberuf, ein klinisches Musiktherapie-Vorpraktikum sowie 30 Stunden musiktherapeutischer Selbsterfahrung. Praktische und theoretische musikalische Fähigkeiten werden in einer Aufnahmeprüfung getestet. Die Ausbildung beinhaltet fortlaufende musikalische Selbsterfahrung und dauert drei Jahre. Am Ende wird ein Zertifikat mit detaillierten Angaben von Kenntnissen und Erfahrungen ausgehändigt. Die Weiterbildung ist so konzipiert, daß die Aufnahmebedingungen des Deutschen Berufsverbandes der Musiktherapeuten (DBVMT) erfüllt sind. Die Kosten betragen monatlich 380 Mark zuzüglich Kosten für Einzel-Lehrmusiktherapie und Instrumentalunterricht.

6. An der Universität Gesamthochschule Siegen gibt es seit April 1992 eine fünfsemestrige Zusatzausbildung »Regulative Musiktherapie« etc. Zulassungsqualifikationen sind ein Mindestalter von 24 Jahren, ein abgeschlossenes Studium in Sozialarbeit, Sozialpädagogik, Psychologie, Medizin oder ähnliches oder eine Ausbildung in einem helfenden Beruf mit mindestens zweijähriger Berufserfahrung. Aufnahmeprüfung gibt es keine. Für Studierende fallen in den ersten drei Semestern lediglich 100 Mark für die Wochenendkurse an, im vierten und fünften Semester Kosten für Supervision; für Berufstätige in den ersten drei Semestern 2700 Mark, Gasthörergebühr (20 Mark pro Semester, Begleitkurse je 150 Mark). Abschlußqualifikation ist ein Zertifikat.

7. Einen »berufsbegleitenden Lehrgang« bietet die Akademie für angewandte Musiktherapie Crossen« in Niederpöllnitz bei Gera an. Voraussetzung ist eine abgeschlossene Berufsausbildung und/oder Berufstätigkeit im sozialen, pädagogischen oder klinischen Bereich; instrumentale Vorkenntnisse sind erwünscht, Aufnahmeprüfung gibt es keine. Die Ausbildung besteht in 11–12 Wochenendveranstaltungen pro Jahr und vier Wochenlehrgängen in »Regulativer Musiktherapie«; sie dauert ein bis zwei Jahre. Die Kosten betragen circa 3000 Mark jährlich. Am Ende erhalten die Teilnehmer ein Zertifikat.

IV. Aufbaustudiengänge

1. Der »Fachbereich Musiktherapie« der »Hochschule der Künste« in Berlin bietet ein Diplom-Ergänzungsstudium Musiktherapie mit dem Abschluß »Diplom-Musiktherapeut/in« an. Wichtigste Voraussetzung: ein abgeschlossenes Studium zum Beispiel der Musik, der Musikpädagogik, der Musikwissenschaft, Medizin, Psychologie, Sonderpädagogik oder ähnliches. Das Studium dauert bei einem Vollzeitstudium vier, bei einem Teilzeitstudium sechs Semester. In einer mehrtägigen Aufnahmeprüfung werden Musiktheorie, Interpretation und Improvisation, psychotherapeutische Eignung und spielerisch-kommunikative Fähigkeiten ermittelt. Die Ausbildung ist grundsätzlich kostenfrei (Ausnahme: zusätzliche Wahlfächer).

2. Am »Institut für Musiktherapie« der »Hochschule für Musik und Darstellende Kunst Hamburg« gibt es seit 1985 einen Diplom-Aufbaustudiengang Musiktherapie. Die Studienvoraussetzungen sind hier ein wenigstens dreijähriges Studium an einer (Fach-)Hochschule sowie drei Jahre Berufspraxis. Zudem muß eine besondere musiktherapeutische Interessenlage nachgewiesen werden, zum Beispiel durch die Teilnahme an entsprechenden Kursen oder Weiterbildungen. Weitere Voraussetzungen: die Teilnahme an 12 Gruppentherapie- sowie an 24 Einzeltherapiesitzungen (ein Setting davon mit musiktherapeutischer Orientierung), ein klinisches Praktikum von 150 bis 200 Stunden sowie 15 Stunden praktikums- oder praxisbezogene Supervision. Die Aufnahmeprüfung findet in Form eines Kolloquiums mit Einzel- und Gruppengesprächen und einer dreiteiligen Prüfung (Musiktheorie, Instrument/Gesang, Improvisation) statt. Das Aufbaustudium dauert drei Jahre und kostet monatlich ca. 470 Mark, insgesamt ca. 17 000 Mark.

3. Das »Institut für Musiktherapie« der »Universität Witten/Herdecke« bietet ein Diplom-Zusatzstudium Musiktherapie an, das ein abgeschlossenes Musikstudium mit ausreichender künstlerischer Qualifikation am Klavier voraussetzt. Zudem muß vor Studienbeginn ein mindestens achtwöchiges Praktikum im Bereich der Krankenpflege nachgewiesen werden. Die Aufnah-

meprüfung besteht hier aus einem musikalisch-praktischen und einem Gesprächsteil. Das Zusatzstudium dauert vier Semester und beinhaltet keine Selbsterfahrung.

4. Auch die »Westfälische Wilhelms-Universität Münster« hat einen Zusatzstudiengang für Interessenten entwickelt, die bereits über ein Musikpädagogikstudium verfügen. Es genügt eine schriftliche Bewerbung. Eine Selbsterfahrung ist bislang nicht vorgeschrieben, ist aber geplant. Das Studium dauert mindestens vier Semester und endet mit dem Abschluß »Diplom-Musiktherapeut/in«. Es entstehen keine Kosten. Die Prüfungs- und Studienordnung wird – so die ›Studienlandschaft Musiktherapie‹ – derzeit überarbeitet, wobei wohl über weitere Zulassungsqualifikationen, eine Eignungsprüfung sowie eine Eigentherapie im Umfang von 100 Stunden nachgedacht wird.

V. Musiktherapie im Rahmen anderer Ausbildungen und Studiengänge

Musiktherapeutische Inhalte in Theorie und Praxis finden sich auch in einigen anderen Studiengängen, die hier nicht unerwähnt bleiben sollen. Dies ist einmal die Fördermaßnahme »Musiktherapie/Rhythmik« am »Fachbereich 13/Musikerziehung bei Behinderten« an der »Universität Dortmund«. Daneben bietet der »Fachbereich Sozialpädagogik« der »Fachhochschule Frankfurt« ein weiterführendes Studium »Sozialpädagogische Musiktherapie« an. In Hamburg ist am »Fachbereich Musiktherapie« der »Hochschule für Musik und Darstellende Kunst« ein Zusatzstudium in Sonderpädagogik beziehungsweise Schulmusik möglich. Und die »Heilpädagogische Fakultät« der »Universität Köln« ermöglicht den Studienschwerpunkt Musiktherapie als ein Schwerpunktfach im Rahmen des Studiums der Heilpädagogik. Der »Fachbereich Erziehungswissenschaft, Psychologie und Sportwissenschaft« der »Universität Gesamthochschule Siegen« bietet eine musikalisch-therapeutische Zusatzausbildung an, vor allem für Sozialarbeiter, Sozialpädagogen, Psychologen, Mediziner oder ähnliche Berufe. Ebenfalls einen Studienschwerpunkt Musiktherapie gibt es im »Fachbereich Sozialwesen« der »Fachhochschule Würzburg-Schweinfurt«. Wer sich über diese Studienangebote näher informieren möchte, sei auf die Adressenliste im Anhang hingewiesen.

VI. Musiktherapie-Ausbildungen im benachbarten Ausland

1. In Amersfort in den Niederlanden – eine Kleinstadt im Zentrum des Landes – gibt es ein »Fachhochschulstudium Kreative Therapie« an der »Faculteit Sociaal Agogische Opleidingen« der »Hogeschool Midden Nederland«. Ein Voll- oder Teilzeitstudium dauert acht Semester, ein verkürztes Teilzeit-Fachhochschulstudium nur vier Semester. Voraussetzungen für ein Vollzeitstudium sind mittlere Reife oder eine dreijährige Berufsausbildung, für ein Teilzeitstudium Kenntnisse im sozialen Bereich sowie musiktherapeutische Erfahrung. Für ein verkürztes Teilzeitstudium ist ein abgeschlossenes Studium der kreativen Therapie oder Musiktherapie oder eine gleichwertige Ausbildung Bedingung. Am Ende des Studiums wird das Diplom als »Kreativtherapeut/in (NL)/Hauptfach Musiktherapie« verliehen. Damit darf in der Bundesrepublik Deutschland auch an berufsbildenden Schulen in der Beschäftigungstherapie unterrichtet werden. Die Kosten betragen im Jahr 1850 Gulden.

2. Die »Hogeschool Enschede, Sector Conservatorium« bietet ein grundständiges Vollzeit-Studium an. Voraussetzungen sind unter anderem: mittlere Reife, vokale und instrumentale Basisfähigkeiten und kreative Fähigkeiten auf musikalischem, verbalem und bildnerischem Gebiet. Das Studium dauert acht Semester. Die Kosten betragen pro Jahr 2150 Gulden.

3. Die »Hogeschool Nijmegen ›De Kopse Hof‹ « ermöglicht ein »Fachhochschulstudium Kreative Therapie«. Hier ist eine Vollzeit- sowie auch eine Teilzeitausbildung möglich. Voraussetzung ist Fachhochschulreife. Das Studium dauert acht Semester, enthält keine Selbsterfahrung und endet mit dem Abschluß »Diplom-Kreativtherapeut/in (NL) mit Schwerpunkt Musik«. Die Kosten betragen pro Jahr 2150 Gulden.

4. Die Hogeschool Sittard bietet ebenfalls ein »Fachhochschulstudium Kreative Therapie« mit dem Schwerpunkt Musiktherapie an. Zulassungsvoraussetzungen sind für ein Vollzeitstudium Mittlere Reife, Abitur oder eine dreijährige Berufsausbildung beziehungsweise ein besonderes Zulassungsexamen; für ein verkürztes Vollzeitstudium ein abgeschlossenes Musik- oder Musiklehrerstudium. Abschluß und Kosten sind wie oben.

5. Die »Hochschule für Musik und Darstellende Kunst Wien« bietet ein dreijähriges Kurzstudium an. (Eine Erweiterung auf vier Jahre ist geplant.) Voraussetzung ist die Hochschulreife. In einer zweitägigen Aufnahmeprüfung werden musikalische, psychische und körperliche Eignung ermittelt. Das Studium beinhaltet eine musiktherapeutische Gruppenselbsterfahrung. Am Ende wird ein staatlich anerkanntes Zeugnis (»Akademisch geprüfte/r Musiktherapeut/in«) erteilt, das in Österreich mit dem eines medizinischen Assistenten vergleichbar ist. Die Ausbildung ist kostenfrei.

6. Seit 1986 gibt es eine »Berufsbegleitende Ausbildung Musiktherapie (BAM)« in Zürich. Voraussetzungen sind ein Alter von 28 Jahren sowie eine mehrjährige Berufserfahrung in einem Beruf mit psychotherapeutischem oder heilpädagogischem Auftrag. Hinzu kommen eine qualifizierte fachliche Ausbildung in psychologisch-therapeutischen und musikalisch-improvisatorischen Fragen sowie eine Therapieerfahrung von 40 Stunden Einzeltherapie und 40 Stunden Selbsterfahrungsgruppen mit Musiktherapie. Das Studium dauert vier Jahre, kostet pro Semester 3500 Schweizer Franken und endet mit einem entsprechenden Zertifikat.

Verzeichnis der verwendeten Literatur

Abs, Bruno: Bedingungen und Möglichkeiten stationärer musiktherapeutischer Behandlung in der Psychiatrie. In: Musiktherapeutische Umschau, Band 4, 1983, S. 265–280

Adamek, Karl: Elemente der Selbstorganisation des Singens. In: Musik-, Tanz- und Kunsttherapie. Zeitschrift für künstlerische Therapien 1, 1990, S. 117–180

Alvin, Juliette: Musiktherapie, München/Kassel 1983

Barth, Cristian u. a.: Die Musik. 1000 Jahre illustrierte Musikgeschichte. Menschen, Instrumente und Ereignisse in Bildern und Dokumenten, Stuttgart 1983, Originalausgabe London 1979

Benenzon, R. O.: Einführung in die Musiktherapie, München 1983

Berendt, Joachim-Ernst: Nada Brahma. Die Welt ist Klang, Reinbek bei Hamburg 1985

Berendt, Joachim-Ernst: Das Dritte Ohr. Vom Hören der Welt, Reinbek bei Hamburg 1985

Bock, Lisa: Musiktherapie und Zeiterleben in der Depression. In: Harrer, Gerhart (Hrsg.): Grundlagen der Musiktherapie und Musikpsychologie, Stuttgart/New York 1982², S. 257–262

Bödefeld, Gerda: Depressionen. Eine Krankheit unserer Zeit? Interview mit Dr. Luise Reddemann. In: Brigitte, Heft 25, 1989, S. 114–117

Brägelmann, Sigrid: Das autistische Syndrom und dessen Behandlung durch die Musiktherapie. Diplomarbeit am Institut für Musikpädagogik an der Westfälischen Wilhelms-Universität Münster, Münster 1990

Bräutigam, Walter: Reaktionen – Neurosen – Abnorme Persönlichkeiten. Seelische Krankheiten im Grundriß, Stuttgart/New York 1985⁵

Bright, R.: Musiktherapie in der Altenhilfe, Stuttgart/Kassel 1984

Brockhoff, M. E.: Musik und Medizin in Geschichte und Gegenwart. In: Hörmann, G.: Musiktherapie aus medizinischer Sicht, Münster 1986, S. 19–36

Brockhoff, M. E.: Musik und Medizin. Eine Bestandsaufnahme in kritischer Sicht. In: Kossolapow, L./Mannzmann, A. (Hrsg.): Kreativität und Therapie, Bad Honnef 1985, S. 213–259

Cordes, H. u. a.: Kommunikation zwischen Partnern. Frühkindlicher Autismus. Herausgegeben von der Bundesarbeitsgemeinschaft Hilfe für Behinderte e. V., Düsseldorf 1987

Deest, Hinrich van: Musiktherapie mit einer chronifiziert depressiven Patientin. Diplomarbeit an der Westfälischen Wilhelms-Universität im Studiengang Musiktherapie, 1990

Deest, Hinrich van: Musiktherapie und musikalische Erwachsenenbildung. In: Musik-, Tanz- und Kunsttherapie, Heft 4, 1989, S. 225–228

Decker-Voigt, Hans-Helmut (Hrsg.): Handbuch Musiktherapie. Funktionsfelder. Verfahren und ihre interdisziplinäre Verflechtung. Lexikalische Stichwörter, Lilienthal/Bremen 1983

Decker-Voigt, Hans-Helmut: Aus der Seele gespielt. Eine Einführung in die Musiktherapie, München 1991

Decker-Voigt, Hans-Helmut: Von der Macht des Instruments oder Was mich zum Instrument greifen läßt. In: Musik-, Tanz- und Kunsttherapie. Zeitschrift für künstlerische Therapien 2, 1991, S. 119–174

Dörner, Klaus/Plog, Ursula: Irren ist menschlich. Lehrbuch der Psychiatrie/Psychotherapie, Bonn 1989[5]

Eckel, Kurt: Der Anteil der Sinnesphysiologie an der menschlichen Hörwelt. In: Harrer, Gerhart: Grundlagen der Musiktherapie und Musikpsychologie, Stuttgart 1982

Egger, Rita: Erwägungen zu verschiedenen Formen der Musiktherapie. Literaturvergleich ausgewählter Publikationen von 1955–1978. In: Musiktherapeutische Umschau 4, 1983, S. 11–21

Ernst, Heiko (Hrsg.): Thema: Psychotherapie heute. Welche Therapie? Weinheim/Basel 1987

Ernst, Heiko: »Grenzfälle« als Chiffre für die Spaltung unserer Welt. In: Ernst, Heiko (Hrsg.): Thema: Zeitkrankheiten. Leiden an der Gegenwart, Weinheim/Basel 1987, S. 25–38

Faust, Volker: Depressionsfibel. Stuttgart/New York 1989²

Flatischler, Reinhard: TA KE TI NA – Der Weg zum Rhythmus. In: Musik-, Tanz- und Kunsttherapie. Zeitschrift für künstlerische Therapien 2, Heft 1, 1991, S. 7 ff.

Frank, Christel: Musikrhythmen als möglicher Synchronisator für biologische Rhythmen? In: Harrer, Gerhart: Grundlagen der Musiktherapie und Musikpsychologie, Stuttgart 1982

Frohne, Isabelle: Rhythmisch-Musiktherapeutische Arbeitsansätze. In: Musiktherapeutische Umschau 2, 1981, S. 19–27

Frohne, Isabelle: Musiktherapie auf der Grundlage der integrativen Gestalttherapie. In: Musiktherapeutische Umschau 7, 1986, S. 111–123

Gustorff, Dagmar: Lieder ohne Worte – Musiktherapie mit komatösen Patienten auf der Intensivstation. In: Musiktherapeutische Umschau 11, Heft 2, 1990, S. 120 ff.

Haenel, T.: Zur Geschichte der Depressionsbehandlung. In: Schweizerische Medizinische Wochenzeitschrift 116, Heft 47, 1986, S. 1652–1659

Hamel, Peter Michael: Durch Musik zum Selbst. Wie man Musik neu erleben und erfahren kann, Kassel/Basel/London 1980

Hannich, H.-J.: Bewußtlosigkeit und Körpersprache. Überlegungen zu einem Handlungsdialog in der Therapie komatöser Patienten. Vortrag anläßlich der 1. Essener Gespräche 1992

Harm, Tobias: Grenzen der musiktherapeutischen Forschung? Ein Bericht einer Arbeitstagung in Oldenburg. In: Musiktherapeutische Umschau 7, 1986, S. 303–306

Harner, Michael: Der Weg des Schamanen, Reinbek bei Hamburg 1986

Harrer, Gerhart: Das »Musikerlebnis« im Griff des naturwissenschaftlichen Experiments. In: Ders. (Hrsg.): Grundlagen der Musiktherapie und Musikpsychologie, Stuttgart 1982, S. 3 ff.

Harrer, Gerhart: (Hrsg.): Grundlagen der Musiktherapie und Musikpsychologie, Stuttgart 1982

Harvey, Arthur: Musik and Health, Manuskript, o. A.

Hegi, Fritz: Improvisation und Musiktherapie. Möglichkeiten und Wirkungen von freier Musik, Paderborn 1988²

Hensel, Herbert: Die Sinneswahrnehmung des Menschen. In: Musiktherapeutische Umschau 1, 1980, S. 203–218

Hörmann, Georg (Hrsg.): Musiktherapie aus medizinischer Sicht, Münster 1986

Hörmann, Karl: Musiktherapie: Die heilende Kraft der Klänge. In: Ernst, Heiko (Hrsg.): Thema: Psychotherapie heute. Welche Therapie? Weinheim/Basel 1987

Husemann, Arnim J.: Der musikalische Bau des Menschen. Entwurf einer plastisch-musikalischen Menschenkunde, Stuttgart 1982

Jochims, Silke: Präverbaler Kontakt. Musiktherapie zur Erweiterung diagnostischer Möglichkeiten im Frühstadium schwerer Schädel-Hirn-Traumen. In: Zeitschrift für Allgemeine Medizin 68, 1992, Seite 549–554

Jochims, Silke: Emotionale Krankheitsverarbeitungsprozesse in der Frühphase erworbener zerebraler Läsionen. In: Musik-, Tanz und Kunsttherapie. Zeitschrift für künstlerische Therapien 3, 1992, S. 129 ff.

Kapteina, Hartmut: Musiktherapie für Suchtkranke. In: Musiktherapeutische Umschau 10, Heft 1, 1989, S. 17 ff.

Katsh, Shelley/Merle-Fishman, Carol: The Music within you. How you can enhance your creativity, communication and confidence through music, New York 1985

Kind, Hans: Psychotherapie und Psychotherapeuten. Methoden und Praxis, Stuttgart/New York 1982

Klausmeier, Friedrich: Die Lust, sich musikalisch auszudrükken. Eine Einführung in sozio-musikalisches Verhalten, Reinbek bei Hamburg 1978

Kümmel, W. F.: Musik und Medizin. Ihre Wechselbeziehungen in Theorie und Praxis von 800 bis 1800, Freiburg/München 1977

Laux, Gerd: Chronifizierte Depressionen. Eine klinische Verlaufsuntersuchung unter Berücksichtigung typologischer, therapeutischer und prognostischer Aspekte, Stuttgart 1988

Linke, Norbert: Heilung durch Musik? Didaktische Handreichungen zur Musiktherapie, Wilhelmshaven 1977

Lohmer, Matthias: Die stationäre Therapie mit Borderline-Patienten, Berlin 1988

Loos, Gertrud: Kurztherapie bei einer psychosomatischen Patientin. In: Musiktherapeutische Umschau 1, 1980, S. 57–70

Lorz, Astrid: Fallstudien in der »Musiktherapeutischen Umschau«. In: Musiktherapeutische Umschau 5, 1984, S. 95–113

Maler, Thomas: Musik und Ekstase. Medizinmann-Praxis in Ostafrika. In: Musik und Medizin 12, 1976, S. 33–46

Masterson, James F.: Psychotherapie bei Borderline-Patienten, Stuttgart 1980

Meyberg, Wolfgang: Sanza, Sanza. In: Musiktherapeutische Umschau 12, 1991, S. 148–155

Meyberg, Wolfgang: Trommeln und Tanzen. Ein Ritual für Kinder und Erwachsene. In: Decker-Voigt, H.-H. (Hrsg.): Musik und Kommunikation. Band 2, Lilienthal/Bremen 1988

Meyberg, Wolfgang: Trommelnderweise. Trommeln in Therapie und Selbsterfahrung, Hemmoor 1989

Möller, H.-J.: Musik gegen »Wahnsinn«, Stuttgart 1971

Müller, G.: Auditive Grundlagen der Musikwahrnehmung. Musik und Medizin, Heft 8, 1979, S. 35–39

Musiktherapeutische Umschau: Themenheft »Autismus«, Band 9, Heft 1, 1988

Musiktherapeutische Umschau: Themenheft »Einsatz der Stimme in der Musiktherapie«, Band 11, Heft 2, 1990

Musiktherapeutische Umschau, Themenheft »Das Klavier im Blickpunkt der Musiktherapie«, Band 13, Heft 2, 1992

Niedecken, Dietmut: Namenlos. Geistig Behinderte verstehen. Ein Buch für Psychologen und Eltern, München 1989

Nöcker-Ribaupierre, Monika: Ontogenese des Hörens. Mögliche Konsequenzen für Entwicklungsförderung und Therapie. In: Musiktherapeutische Umschau 7, 1986, S. 93–101

Perls, Laura: Leben an der Grenze. Essays und Anmerkungen zur Gestalttherapie, Köln 1989

Peters, Uwe Henrik: Wörterbuch der Psychiatrie und medizinischen Psychologie, München/Wien/Baltimore 1990[4]

Rauhe, Hermann u. Flender, Reinhard: Schlüssel zur Musik, Düssseldorf u. Wien 1986

Reinhard, Wendi: Der Weg zur Musiktherapie in einer Langzeiteinrichtung für geistig behinderte Menschen. In: Musiktherapeutische Umschau 12, Heft 3, 1991, S. 192 ff.

Reinhardt, Axel/Ficker, Friedemann: Erste Erfahrungen mit Regulativer Musiktherapie bei psychiatrischen Patienten. In: Psychiatrie, Neurologie und medizinische Psychologie, Heft 10, Leipzig 1983, S. 605–610

Reinhardt, Axel/Röhrborn, Helmut/Schwabe, Christoph: Regulative Musiktherapie (RMT) bei depressiven Erkrankungen – Ein Beitrag zur Psychotherapieentwicklung in der Psychiatrie. In: Psychiatrie, Neurologie und medizinische Psychologie, Heft 9, S. 547–553

Rittner, Sabine: Zur Rolle der Vokalimprovisation in der Musiktherapie. In: Musiktherapeutische Umschau 11, 1990, S. 104–119

Rock, Oliver T. R.: Das musikalische Erlebnis als Psychotherapie. Zur Psychologie der Musiktherapie. In: Musiktherapeutische Umschau 5, 1984, S. 189–195

Rohde-Dachser, Christa: Das Borderline-Syndrom, Bern/Stuttgart/Wien 1979

Rudhyar, Dane: Die Magie der Töne. Musik als Spiegel des Bewußtseins, München 1988

Rueger, Cristoph: Die musikalische Hausapotheke, Genf/München 1991

Schirmer, Hanna: Die Beschreibung von Musik und ihre Relevanz für musiktherapeutische Verfahren. In: Musiktherapeutische Umschau 7, 1986, S. 125–130

Schmidt, R. F. (Hrsg.): Grundriß der Neurophysiologie, Berlin/Heidelberg/New York/London/Paris/Tokyo 1987

Schröder, Eberhard: Mathematik im Reich der Töne, Leipzig 1988

Schubert, Gertrud: Musiktherapie in Gruppen. Ein mehrjähriges Experiment mit endogen depressiven Patienten. In: Beschäftigungstherapie und Rehabilitation, Heft 1, 1989, S. 6–12

Schulze-Görlitz, Folkert/Krack, Elisabeth: Der Stand der Musiktherapie im Rahmen des psychiatrischen Krankenhauses. In: Harrer, Gerhart: Grundlagen der Musiktherapie und Musikpsychologie, Stuttgart 1982

Schuster, Volker: Was passiert, wenn wir Musik hören? Das zweigeteilte Gehirn. In: Musiktherapeutische Umschau 5, 1984, S. 197–205

Schwabe, Christoph: Regulative Musiktherapie, Leipzig 1987

Schwabe, Christoph: Entspannungstraining mit Musik, Leipzig 1987

Simon, Walter C. M.: Abriß einer Geschichte der Musiktherapie. In: Harrer, Gerhart (Hrsg.): Grundlagen der Musiktherapie und Musikpsychologie, Stuttgart/New York 1982², S. 165–172

Strobel, Wolfgang/Huppmann, Gernot: Musiktherapie. Grundlagen – Formen – Möglichkeiten, Göttingen/Toronto/Zürich 1978

Strobel, Wolfgang: Musiktherapie mit schizophrenen Patienten. Erfahrungen und Überlegungen. In: Musiktherapeutische Umschau 6, 1985, S. 177–208

Strobel, Wolfgang: Von der Musiktherapie zur Musikpsychotherapie – Kann aus der Musiktherapie eine anerkannte Form von Psychotherapie werden? In: Musiktherapeutische Umschau 11, Heft 4, 1990, S. 313 ff.

Stroh, Wolfgang Martin: Arbeitstagung: »Forschungsprobleme der Musiktherapie«. Schlußplenum (14. 6. 1986) Ergebnisse in Stichworten. In: Musiktherapeutische Umschau 7, 1986, S. 306–308

StudentInnenvertretung der DGMT e. V. (Hrsg.): Studienlandschaft Musiktherapie, Heidelberg 1995

Timmermann, Tonius: Einzelmusiktherapie mit einem suchtkranken Rockmusiker. In: Musiktherapeutische Umschau 4, 1983, S. 39–50

Tölle, Rainer: Psychiatrie, Berlin/Heidelberg/New York/London/Paris/Tokio 1988⁸

Touma, Habib Hassan: Außereuropäische Heilmusik. In: Harrer, Gerhart (Hrsg.): Grundlagen der Musiktherapie und Musikpsychologie, Stuttgart/New York 1982², S. 287–292

Tüpker, Rosemarie: Ich singe, was ich nicht sagen kann. Zu einer morphologischen Grundlegung der Musiktherapie, Regensburg 1988

Tüpker, Rosemarie: Wissenschaftlichkeit in kunsttherapeutischer Forschung. In: Musiktherapeutische Umschau 11, 1990, S. 7–20

Tüpker, Rosemarie: Beschreibung und Rekonstruktion. Methodik der Auswertung musiktherapeutischer Improvisation. Unveröffentlichtes Manuskript

Wehner, Karl Heinz: Einblick in die cerebralen Grundlagen bei der Verarbeitung von Musik. In: Musiktherapeutische Umschau 1, 1980, S. 123–140

Willms, Harm: Musiktherapie bei psychotischen Erkrankungen. In: Harrer, Gerhart (Hrsg.): Grundlagen der Musiktherapie und Musikpsychologie, Stuttgart/New York 1982[2], S. 223–232

Literaturempfehlungen

1. Hegi, Fritz: Improvisation und Musiktherapie. Möglichkeiten und Wirkungen von freier Musik. Verlag Junfermann, Paderborn 1988, 2. durchgesehene und überarbeitete Auflage von 1986.

Der Autor dieses Buches, das für mich aus mehreren Gründen aus der neueren musiktherapeutischen Literatur herausragt, war Lehrer, bevor er Suchttherapeut, Gestalt- und Musiktherapeut wurde. Er arbeitet – so sagt es der Klappentext des Buches – als Musiktherapeut, Improvisationslehrer und Musiker in Zürich unter anderem als Projektleiter der »berufsbegleitenden Ausbildung Musiktherapie« (vergleiche Kapitel 5). Fritz Hegi ist Jazzmusiker, spielt Klavier, Akkordeon, Percussion – und singt.

So viel Praxis und Musikbegeisterung kann nicht in akademisch-trockene Ausführungen münden: In dem Buch werden die elementaren Eigenschaften der Musik, etwa Rhythmus, Klang, Melodie, Dynamik und Form vor dem Hintergrund musiktherapeutischer Fragen ausführlich und klar dargestellt, an Beispielen und Übungen erläutert. Auch für Nicht-Therapeuten wird so ein Verständnis des musiktherapeutischen Geschehens als eine Form der Psycho- beziehungsweise Gestalttherapie ermöglicht, wobei Praxisbeispiele, zum Beispiel aus der Therapie mit Süchtigen oder Depressiven, eine wichtige Rolle spielen.

2. »Musiktherapeutische Umschau. Forschung und Praxis der Musiktherapie«. Herausgegeben von der Deutschen Gesellschaft für Musiktherapie e. V., Verlag Gustav Fischer, Stuttgart.

Diese Zeitschrift spielt meiner Meinung nach augenblicklich eine sehr wichtige Rolle in der Diskussion um die Aufgaben, Möglichkeiten und Grenzen der Musiktherapie, und das aus mehreren Gründen. Zum einen schreiben hier Praktiker für Praktiker, womit die Belange und Fragen der alltäglichen Musiktherapie tatsächlich zu Wort kommen können – Falldarstellungen, Projektbeschreibungen, Veranstaltungshinweise etc. machen so diese vierteljährlich erscheinende Zeitschrift zu einer unentbehrlichen Lektüre für Musiktherapeuten, die ein Forum für ihre Probleme und Fragen suchen.

Gleichzeitig scheint auch die Nähe zu Wissenschaft und Forschung gesichert, was an entsprechenden Beiträgen von Psychologen, Medizinern, Psychotherapeuten etc. deutlich wird. Hinzu kommt der Mut der Redaktion, zu Themenschwerpunkten Sonderhefte zu gestalten, so etwa zu dem Thema »Autismus«, »Klavier«, »Stimme« etc.

Die Zeitschrift erscheint mittlerweile im 14. Jahr, und mittels eines Indexes kann damit bereits ein Zugang zu einer Vielfalt von Artikeln und Aufsätzen gefunden werden. Ein Band (vier Hefte pro Jahr) kostet im Moment 98 Mark, für Studierende ca. 70 Mark. Ich meine, eine Investition, die sich für alle lohnt, die einen Zugang zur Musiktherapie als Profession suchen.

3. Meyberg, Wolfgang: Trommelnderweise. Trommeln in Therapie und Selbsterfahrung. Verlag Mike Behrens, 1989.

Wolfgang Meyberg ermöglicht in seinem Buch einen direkten und anschaulichen Zugang zu seiner alltäglichen musiktherapeutischen Arbeit. Daß er dabei gerade über das Trommeln – das Kinder und Jugendliche besonders anspricht – einen speziellen instrumentalen und methodischen Ansatz entwickelt, veranschaulicht seine Praxiserfahrungen ebenso wie die Schilderungen der Probleme seiner Patienten: Kinder und Jugendliche, die immer häufiger in ambulante oder stationäre psychiatrische Behandlungen kommen, weil Aggressionen und Hemmungen, Ängste und psychosomatische Probleme wie Schlafstörungen, Kopf- oder Magenschmerzen immer mehr zunehmen.

Daß bei den unterschiedlichen Konzepten und Spielformen, die Meyberg entwickelt hat, auch die Eltern und Betreuer eine wichtige Rolle spielen, zeigt die Kooperationsbereitschaft und -fähigkeit der Vertreter dieser modernen Form der Musiktherapie mit denen anderer Therapien; darüber hinaus kann hier über Traditionen und Ursprünge der Musiktherapie am Beispiel der Trommel nachgelesen werden.

4. Tüpker, Rosemarie: Ich singe, was ich nicht sagen kann. Zu einer morphologischen Grundlegung der Musiktherapie. Verlag Gustav Bosse, Regensburg 1988.

Ich habe den theoretischen Ansatz der Autorin oben ausführlich dargestellt, und in dem Interview mit ihr wurden wohl auch wesentliche Erfahrungen und Verfahrensweisen ihrer »morphologischen« Musiktherapie deutlich. Natürlich ist das Buch weitaus eher in der Lage, den Rahmen dieses Konzeptes darzustellen und es abzugrenzen von anderen »Schulen« der bundesrepublikanischen Musiktherapie. Ohne Zweifel hat die Autorin hier die Frage, wie die freie Improvisation eines Patienten eine psychotherapeutische Behandlung bereichern kann, wie die Musik das Sprechen ergänzen und weiterentwickeln kann, gründlich aufgearbeitet. Dem Buch kommt außerdem das Verdienst zu, diese Methoden und Verfahrensweisen Schritt für Schritt an einer Behandlung ausführlich zu demonstrieren. Ich meine, das Buch ist ein Muß für alle, die musiktherapeutisch mit der freien Improvisation arbeiten wollen, sich aber zudem auch einen Einstieg in grundlegende wissenschaftstheoretische Fragestellungen wünschen.

5. Berend, Joachim-Ernst: Das dritte Ohr. Vom Hören der Welt. Verlag Rowohlt, Reinbek bei Hamburg 1986.

Dies ist kein Buch über Musiktherapie, sondern – wie der Titel besagt – über das Hören generell. Es ist eine augen- und damit kulturkritische Hommage an das Hören, deren Ausflüge zum Beispiel in die harmonikalen Forschungen ich bereits oben erwähnt habe. Joachim-Ernst Berend, der sich mit ähnlicher Materie bereits in dem Buch ›Nada Brahma. Die Welt ist Klang‹, Rowohlt 1983, beschäftigt hat, erweist sich hier als ein Weltreisender in Sachen Augen- und Hörkultur, dessen Erfahrungen, Denkwürdigkeiten, Ideen und Utopien dem Leser meiner Meinung nach einen neuen Zugang zu den einfachsten Fragen des alltäglichen Lebens ermöglichen: Kann ich anderen, mir selbst, meinen Bedürfnissen, den Bedürfnissen anderer etc. überhaupt noch zuhören? Bekommen meine Ohren überhaupt noch »etwas zu hören«? Höre ich noch regelmäßig Musik? Oder versinke ich in einer visuellen Umwelt aus Verkehrsgeräuschen, TV-Berieselung, Small-Talk und Video-Spektakel, was zugleich Oberflächlichkeit, mangelnde Konzentration, vielleicht sogar Krankheit bedeuten kann? – Nicht für Musiktherapeuten speziell, für alle Hörinteressierten!

6. Hörmann, Georg (Hrsg.): Musiktherapie aus medizinischer Sicht. Verlag Ferdinand Hettgen, Münster 1988.

Quasi stellvertretend für den Bereich der medizinisch-naturwissenschaftlichen Musiktherapie beziehungsweise musiktherapeutischen Forschung erwähne ich hier dieses Buch, in dem wesentliche Aspekte des Themenbereiches »Musik und Medizin« in Beiträgen verschiedener Autoren angesprochen werden. So etwa das Verhältnis der Disziplinen überhaupt, die neurophysiologischen Grundlagen des Musizierens, die Rolle der Musik als Anxiolytikum in der Geburtshilfe und ähnliches.

7. Hörmann, Karl (Hrsg.): Musik- und Tanztherapie. Verlag Ferdinand Hettgen, Münster 1988.

Auch dieses Buch ist eine Zusammenstellung von Beiträgen verschiedener Autoren, hier im Bereich des Themenspektrums »Musik- und Tanztherapie«. So wird die Frage nach einer Ausbildung von Musiktherapie-Supervisoren besprochen (Hans-Helmut Decker-Voigt) oder eine Standortbestimmung der Tanztherapie als einer bedeutenden Nachbardisziplin der Musiktherapie vorgenommen (Petra Klein). Wer sich für diesen speziellen Bereich interessiert, kann hier fündig werden.

8. Frohne-Hagemann, Isabelle (Hrsg.): Musik und Gestalt – Klinische Musiktherapie als integrative Psychotherapie. Verlag Junfermann, Paderborn 1990.

Ich verweise wiederum auf einen Sammelband mit diversen Beiträgen, die verschiedene theoretische und methodische Fragen der Musiktherapie ansprechen. Sie sind wohl alle als ein Beitrag zur Legitimierung der Musiktherapie als eines eigenständigen Verfahrens zu verstehen. Dazu werden bereits vorliegende Konzepte und Methoden zur Diskussion gestellt, neue Kategorien und Kriterien entwickelt. So geht es unter anderem um den Zusammenhang zwischen psychischem und musikalischem Gestalten beziehungsweise um die grundlegenden Aussagen der Gestaltpsychologie generell. Auch Gertrud Orff ist hier vertreten mit einem Aufsatz zum Thema »Musiktherapie und Gestaltbewußtsein beim Kind«, in der die erfahrene Musiktherapeutin Theorie und Praxis eng miteinander verknüpft.

9. Hamel, Peter Michael: Durch Musik zum Selbst. Wie man

Musik neu erleben kann. Verlag dtv/Bärenreiter, München/Kassel 1980.

Dieses Buch erscheint mir wichtig – wiederum stellvertretend für Publikationen mit ähnlichen Ansprüchen –, da es unter anderem über die indische, tibetische und ostasiatische Musik tatsächlich eine neue Perspektive gegenüber unserer europäischen Musikkultur einnimmt. Mystische, magische Aspekte werden ebenso angesprochen wie die Struktur von Tonordnungen, auch Jazz und Pop et cetera. Ich meine, damit trägt es wesentlich zur Fundierung einer Auffassung bei, daß Musik in allen Kulturen – bis hin zur Neuen Musik – sich immer wieder in neuer Form mit ihrem ureigensten Anliegen auseinandersetzt und -gesetzt hat: dem Glück und Wohlergehen der Menschen. Ein Buch zum Schnüffeln für Musikverliebte, die über Grenzen gehen möchten.

Anhang

Adressenliste »Ausbildung und Studium in der Musiktherapie im Bundesgebiet«

In der Reihenfolge ihrer Benennung im Text.
 1. Freie Musikschule, c/o Frau v. Büdingen Buchenweg 2, 61118 Bad Filbel, Tel. 06101 - 8 51 16
 2. Musiktherapeutische Arbeitsstätte, Arno-Holz-Str. 16, 12165 Berlin, Tel. 030 - 7 91 64 41
 3. Institut für Musiktherapie, Waldhüterpfad 38, 14169 Berlin, Tel. 030 - 8 13 50 80
 4. Anny-von-Lange-Schule, Alfredstr. 37, 22535 Hamburg
 5. Stiftung Akademie »De Wervel«, Choisyweg 2, NL-3701 TA Zeist, Tel. 00-33-34 04-2 31 94/2 33 76
 6. Fachhochschule Heidelberg, Ziegelhäuser Landstr. 1, 69120 Heidelberg, Tel. 06221 - 4 99 44/45
 7. Institut für Gestalttherapie und Gestaltpädagogik, Erasmusstr. 17, 10553 Berlin, Tel. 030 - 6 23 55 53
 8. Zukunftswerkstatt Tanz, Musik und Gestaltung GmbH, Bachstr. 1, 40223 Düsseldorf, Tel. 0211 - 33 34 04
 9. Europäische Akademie für Psychosoziale Gesundheit und Kreativitätsförderung (früher: Fritz-Perls-Institut), Wefelsen 5 (Beversee), 42499 Hückeswagen, Tel. 02192 - 85 80
 10. Deutsche Akademie für Entwicklungs-Rehabilitation München, Heiglhofstr. 63, 81377 München, Tel. 089 - 7 10 09-0
 11. Freies Musikzentrum München, Institut für Musiktherapie, Ismaninger Str. 29, 81675 München, Tel. 089 - 4 70 63 14
 12. Universität Gesamthochschule Siegen, Hölderlinstr. 3, 57068 Siegen, Tel. 0271 - 7 40 - 32 12
 13. Akademie für angewandte Musiktherapie Crossen, OT Wetzdorf, 07570 Niederpöllnitz, Tel. 036607 - 22 30, Geschäftsstelle: Wallburgweg 4, 99094 Erfurt, Tel. 0361 - 56 - 2 77 35
 14. Fachbereich Musiktherapie der Hochschule der Künste Berlin, Mierendorfstr. 33, 10589 Berlin, Tel 030 - 31 85 25 53 (studentische Beratung)
 15. Institut für Musiktherapie der Hochschule für Musik und Darstellende Künste Hamburg, Harvestehuder Weg 12, 20148 Hamburg, Tel. 040 - 44 19 55 54

16. Institut für Musiktherapie der Universität Witten/Herdecke, Alfred-Herrhausen-Str. 50, 58448 Witten, Tel. 02302 - 9 26 - 7 82

17. Westfälische Wilhelms-Universität Münster, Platz der weißen Rose 4, 48149 Münster, Tel. 0251 - 83 - 92 46

18. Fachbereich 13/Musikerziehung bei Behinderten der Universität Dortmund, Emil-Figge-Straße 50, 44227 Dortmund, Tel. 0231 - 7 55 - 21 59/2160 (Zentrale Studienberatungsstelle)

19. Fachbereich Sozialpädagogik der Fachhochschule Frankfurt, Nibelungenplatz 1, 60318 Frankfurt/Main, Tel. 069 - 15 27 95

20. Zusatzstudium Musiktherapie am Fachbereich der Hochschule für Musik und Darstellende Kunst Hamburg (vergleiche Nr. 12)

21. Heilpädagogische Fakultät der Universität Köln, Frangenheimstr. 4, 50931 Köln, Tel. 0221 - 4 70 - 49 39/47 84

22. Fachbereich Sozialwesen der Fachhochschule Würzburg-Schweinfurt, Münzstr. 12, 97070 Würzburg, Tel. 0931 - 30 4 - 0

Adressenliste »Ausbildung in der Musiktherapie im benachbarten Ausland«

In der Reihenfolge ihrer Benennung.

1. Faculteit Sociaal Agogische Opleidingen an der Hogeschool Midden Nederland, Hooglandsweg 140, Postbus 1128, NL– 3800 BC Amersfoort, Tel. 0031 - 72 83 00

2. Hogeschool Enschede, Sector Coversatorium, Van Essensgaarde 10, Postfach 3715, 7500 DS Enschede (NL), Tel. 0031 - 53 - 87 17 30

3. Hogeschool Nijmegen »De Kopse Hof«, Postbus 9029, NL– 6500 JK Nijmegen, Tel. 0031 - 80 - 60 35 55

4. Hogeschool Sittard, Sportcentrumlaan 35, Postbus 69, NL– 6130 AB Sittard, Tel. 0031 - 46 - 59 12 12

5. Hochschule für Musik und Darstellende Kunst Wien, Rennweg 8, A–1030 Wien, Tel. 0043 - 1 - 7 85 63 50

6. Projekt BAM, c/o Geschäftsstelle Schweizer Musikinstitut (SMI), CH–5000 Aarau, Tel. 0041 - 64 - 24 84 10

Weitere Anschriften

1. Deutsche Gesellschaft für Musiktherapie (DGMT). Bundesgeschäftsstelle: Weichselstraße 48, 12045 Berlin, Tel. 0 30 - 6 24 73 64

2. Sektion Studentinnen in der DGMT, c/o ebenda

3. Berufsverband Klinischer Musiktherapeuten in der BRD e. V. (BKM). Geschäftsstelle: Stader Str. 31, 28205 Bremen, Tel. 0421 - 4 98 93 79

4. Deutscher Berufsverband der Musiktherapeuten e. V. (DBVMT). Geschäftsstelle: c/o Till Mengedoth, Ophager 8, 20257 Hamburg

5. Institut für Musik- und Tanzpädagogik/Forschungsstelle für Musik- und Tanztherapie, c/o Prof. Karl Hörmann, Deutsche Sporthochschule, Carl-Diem-Weg 6, 50933 Köln

6. Dr. Arthur W. Harvey, Department of Music, Eastern Kentucky University, Richmond, Kentucky 40475, Tel (606) 6 22 - 13 43

Sachverzeichnis

Akustik 98
akustisch evozierte Potentiale 83
Altenheim, psychosoziale Situation 262
Alterserkrankungen 261 f.
Amusie 34
Anfall
– epileptischer 87
Angst 228
Ängste, Abbau von 120
Aphasie 34
arabisch-islamische Welt, Musik in der 173 f.
Arbeiten, geistiges 32
Assoziation, Methoden der 192
Asthmapatienten 146
Atemrhythmus 55 f., 135
Atemtherapie 146
Atmen, bewußtes 119
Atmungsfunktion, Stärkung der 119
Augenbewegungen, laterale 84
Augenkultur, Entfaltung der 112
Ausbildung, musikalische 35
Autogenes Training 192

Baby-Förderung 33
Barock 144
– Instrumentalmusiken des 30
Behinderung, geistige 270
Beschwörungsgesänge 162
Betonung 141
Bewegungen, tänzerische 228
Bewegungsbedürfnis, elementares 23
Bewußtlosigkeit, Erlebniswelt in der 41
Bewußtsein, Veränderung des 39 f.
Beziehung, therapeutische 215
Beziehungsgestaltung 56
Blasinstrumente 103

Cortisches Organ 78

Depressionen, neurotische 237
Dichotic listening Verfahren 82
Dissonanzen 31
Drehleier 102
Drogenprobleme 239

Einzeltherapie 239
Elektroenzephalogramm (EEG) 82 f.
Elternarbeit, aktive 252 f.
Endorphine 30
Entspannungsarbeit 39
Entwicklungsstörungen, psychosoziale 252
Erfahrung, magische und spirituelle 200 f.
Erkrankungen
– psychisch bedingte 9
– psychosomatische 252
Erleben, rhythmisches 134 f.
Erlebnisfähigkeit, emotionale 268
Erotik und sexuelle Potenz 181 f.
Erziehung, musikalische 35

Fähigkeiten, motorische 273
Forschung, interdisziplinäre 13
Fortschritt, medizinischer 8
Fötus, Sinneseindrücke des 90 f.
Frühförderungseinrichtungen 269
Frühgeborene, akustische Stimulation 96

Ganzkörperstreckbewegungen 51
Gefühle
– Abreaktion von 204
– Katharsis der 32
Geisteranrufung, musikalischer Ablauf 166 ff.
Geistervertreibung, magisch-mythische 163 f.
Geisteskrankheit, Heilmusik bei 182
Geräusch- und Tonbildung 99 f., 104

Geräusche, enotische 71
Gesangsimprovisation 50
Gesundheit(s)
– als Lebenskomponente 13
– begriff 11 f., 147 f.
– Erziehung zur 14 f.
– führer Musik 8
– ratgeber 179
– prophylaxe 11
Gesundheitsrisiko
– gesellschaftliches 13
Gruppen
– improvisation 203
– musiktherapie für Ältere 265 – 268
– psychotherapie 193
– therapie 202, 233 f.
– therapie mit Jugendlichen 251

Händigkeit 88
Handlungsaktivierung 234
Harfen 102
Harmonien und Disharmonien 97 f.
Hautreflex, psychogalvanischer 50
Heilschlaf 162
Heiltraditionen
– Afrikas 242
– magische 250
Heilung Sauls 170, 220
Hemisphärensymmetrie 87 f.
Hemisphärensynchronisation 32
Herzschlag, mütterlicher 90
Hirndurchblutung, regionale 84
Hirnforschung 39
– Untersuchungsmethoden 81– 89
Hirnwellen, Veränderung der 38
Hookesches Gesetz 78
Hören
– als Tor zur Seele 112
– pränatales 22 f.
Hörfähigkeit, intrauterine 91 f.
Hörspektrum 112 f., 116 f.
Hörvorgang 76
Hospitalisierung 231
Humoralmedizin, Diätetik der 178
Humoralpathologie 173 ff.
Hyperaktivität 252

Hypnose 170

Ich, Stabilisierung des 168
Ich-Stärkung 234
Improvisation 228
– freie 128 f., 202
Impulse, sensorische 93
Information, codierte 75
Informationssignale, Reduktion der 75
Innenohr, Aufbau des 77 f.
Instrumentalspiel 23
Instrumentenbau 99
Intelligenz und Phantasie 22

Jatromusik 185 f.

Katharsis 171
Kehlkopfmuskulatur, Versorgung der 119
Kind, Blinzelreaktionen des 92 f.
Kinder, autoaggressive 255
Klang als Symbol 36
Klangbildeinheit 80
Klarinette 103
Klassik 144
Klavier beziehungsweise Flügel 102
Klavierunterricht 148
Koma 40 – 44
Kommunikation
– analoge und digitale 169
– nonverbale 201
– präverbale 228
Kontakt, Mangel an 44
Konzentrationsstörungen 68
Konzentrationsvermögen, Schulung des 277
Körpererfahrungen 244 f.
Körpertherapie 42
Körperwahrnehmungsübungen 235
Krankenheilung, ritualgebundene 166
Krankenkassen, Politik der 200
Krankheit
– als Bedrohung 13
– Entstehung der 165

Krankheitsbilder, psychotische 233
Kultur als zweite Natur 21
Kunsttherapien 214 f.

Laien, musikalische 86
Langzeitpatienten in der Psychiatrie 231
Lärm 18, 21, 76
Lautstärke 31
Lebensgefühl, aktuelles 137
Leistungsfähigkeit, intellektuelle 262
Limbisches System 22
Linkshemisphärendominanz 85 f.
Liturgien 142

Magie als Kultur- und Kommunikationsform 165
Magnetismus, Theorie des 189
Medikamente 51 f.
Meditation 250
Medizin
– der Romantik 189
– traditionelle 13
Melodie 140 –144
Melodische Intonationstherapie 34
Messungen, physiologische 59
Mittelalter
– diätetische Musikanwendung im 178 f.
– Praxis der Heilung im 172 f.
Monochord 107
Morphologische Musiktherapie 207
Motivation 234
Musica mundana und humana 172
Musik
– allopathische Wirkung der 171
– als Ablenkung 17
– als Erlebnisform 15
– als Forschungsgegenstand 25
– als Kommunikationsmittel 18, 29
– als Sprachform 46
– als Stimulanz 36
– als Zufluchtstätte 20
– anthropologische Bedeutung der 20 f.
– auf der Intensivstation 40 – 45

– beim Baden 181
– bewußte Wahrnehmung 80 f.
– die Macht der 29
– erzieherische Macht der 171
– in unserem Alltag 17 f.
– natürliche Rolle der 258
– nur zu ihrem eigenen Spaß 29
– populäre 136
– psychosomatische Wirkung der 24
– Spiegel der Erfahrungen 160
– und Bewußtseinsentwicklung 158
– Wirkungen der 11, 16 f., 24, 26 f., 163 f.
Musikalität 88 f.
Musikausbildung 148
Musikerlebnis
– Aufmerksamkeit auf ein 18
– schönes 18
Musikhören als Selbsterfahrung 144 –161
Musikinstrumente
– Appellcharakter der 123, 127
– Einsatz von 49
– Spiel der 120
– Symbolkraft der 123 –128
Musikmeditation 153
Musiktheorie, mittelalterliche 174
Musiktherapeut
– Ausbildung des 205
– stimmliche Improvisation des 48
Musiktherapeutische Forschung 9 f.
Musiktherapie
– aktive 215
– aktive Haltung beim Hören 154
– als Begegnung von Personen 204 f.
– als Raum für Kontakt und Begegnung 63
– als Sinnesschulung 15
– Ausbildungsmöglichkeiten 279
– äußere Strukturen bei 226
– bei Depressionen 220–229
– Diagnostik in der 246
– Effizienz der 15, 238
– Erfolg der 278
– Ergebnisse der 50
– für alte Menschen 180

- gesundheitspolitische Situation der 218f.
- Grunderfahrungen 144
- Improvisation in der 212ff.
- in der Psychiatrie 229 – 241
- in einer Langzeiteinrichtung 272
- Indikationen für 204
- ist heilsam 129
- mangelnde Anerkennung der 197
- mit älteren Menschen 260 – 268
- mit Autisten 254 – 260
- mit Behinderten 208f.
- mit Drogenabhängigen 239
- mit Frühgeborenen 92 – 96
- mit geistig Behinderten 268 – 278
- mit Jugendlichen 239, 242 – 253
- mit Kindern 242 – 253
- regulative 233
- rezeptive 65, 97, 215
- Setting der 49, 212, 276
- Themen der 14
- Übersicht über methodische Linien 195f.
- Vorteile der 200f.
- wichtigstes Instrument in der 130
- Wirkungsnachweis 15
- Zielsetzungen der 143
Mutismus 65
Mutter, Stimme der 94
Mutter-Kind-Beziehung 269

Natriumamytal, Versuch mit 83f.
Naturhörner 104
Navaho, Riten der 164ff.
Nervenzellen 72
Netzkörper 74
Neurophysiologie 81f.
Neurosenlehre 192
New Age Musik 30
Nordoff-Robbins-Methode 209

Obertonsingen 116
Obertonsystem 101, 105f., 110
Offenheit des Erlebens 19
Orff-Instrumentarium 258, 274
Orgel 104

Oszilloskop 100

Patient(en)
- Abwehrreaktionen des 61
- als Subjekt des Heilungsprozesses 62
- Atemrhythmus der 45
- Beschallung des 46, 49, 53f.
- depressive 133
- Dialog mit 47
- frühgestörte 226
- komatöse 41f., 44 – 48, 64
- Kontaktaufnahme mit 45
- Kraft bei einem Spiel 129
- motorische Reaktionen 58
- Spielverhalten des 127
- Testen des 70
- Widerstände des 157
Persönlichkeitsstörungen, neurotische 235
Phoneme 80
Physik des Schalls 76
Plastizität des Gehirns 86
Pop-Musik 136
Positronen-Emissions-Tomographie (PET) 85
Potentiale, ereigniskorrelierte 58
Praxisfelder der Musiktherapie 9
Projektionsbahnen, spezifische 74
Prozeß, psychotherapeutischer 61
Psychiatrie-Enquete 232
Psychoanalyse 213f.
Psychologie, pränatale 42
Psychoneuroimmunologie 30f.
Psychophysiologie der Musik 28
Psychotherapie 8f.
- analytische 192
- persönlichkeitszentrierte 185
- Sprache und Musik in der 209
- symptomzentrierte 223
- und Musik 191– 220
- Wirksamkeit der 199
Psychotika 59
Puls 36, 135

Reaktionen
- bio-physische 36
- gefühlsmäßige 36
- körperliche 36 f.
Rechtshemisphärendominanz 85
Rehabilitation, neurophysiologische 64, 69
Reiz-Reaktions-Muster 44
Renaissance 183 ff.
- Affektenlehre der 186
Rhythmus 134 –142
- natürlicher 134 –137
Rhythmusgefühl, Verlust von 139
Rindenfelder, primäre 74
Ritualmusik, Heileffizienz der 169
- bei unfruchtbaren Frauen 170
Romantik 144

Schädel-Hirn-Traumen, schwere 64, 70
Schallwellen 71 f.
Schamanen 139, 166, 242
Schizophrenien und Psychose 227
Schlaf- und Aufwachmusiken 134, 142
Schlaflieder 19, 142
Schlaflosigkeit 183
Schlaginstrumente 105
Schlagzeug 68
Schmerzbehandlungen 38
Schulung der Wahrnehmungsfähigkeit 10, 24
Schwangere, richtige Lebensführung von 179
Schweißabsonderungen 36
Schwingung, akustische 99
Seele, Harmonisierung der 173
Selbstaktualisierung 45
Selbsterfahrung 137
Selbsterkenntnis mit Hilfe der Musik 152 f.
Selbstheilungsprozesse 258
Selbsttherapie 38
Senioren, Isolation der 265
Singen
- als Ersatz für Sprechen 34 f.
- als praktische Lebenshilfe 117
- bei Kindern 122
- eine Körpersprache 118
- im Mittelpunkt 264
- Kraft des 116 ff.
- negative Erfahrungen mit dem 117
- spontanes 115
- wirkungsvolle Eigenresonanz 118
Sinneszellen 71 f.
Solidarpathologie 187
Spannung und Entspannung, Polarität 166
Spielformen, dialogische 66
Spieltheorie 23
Spieltherapie 214
split brain 81
Sprache, menschliche 77
Sprachlosigkeit, Flucht in die 69
Sprachmelodie 140
Sprachzentrum
- motorisches 75
- sensorisches 75
Sterbebegleitung 134
Stille und Ruhe 250
Stimmbildung am Kehlkopf 100
Stimme
- Klangfarbe der 121
- Rolle der 257 f.
Stimmklang und Persönlichkeit 115 f.
Stimmung, temperierte 109
Streichinstrumente 101
Streß, Reduktion von 32
Streßreaktion, psychosomatische 69
Strukturen, musikalische 113
Subjekt in der Medizin 12
Sublimationsvorgänge 121
Sucht 225
Suchtkrankheit 127
Superlearning 32
Symbolbildung durch Musiktherapie 203
Sympathikus, Stimulierung des 31

Tafelmusiken 180
Tanzen 248

Therapie, Auswirkungen der 259
Therapiesituation, Komplexität einer 259
Tiefenpsychologie 42
Tonhöhen, Wiedererkennen von 34
Tonsystem, Entwicklung des 107
Transformationen 250
Transzendenz des Akustischen 112
Trauerarbeit 67, 237
Trommeln 242 – 251

Übergangsobjekt 127
Übungen, rhythmische 139f.
Umstrukturiertheit der Eindrücke 249
Unterbewußtsein 153
Untersuchungen zur Heilwirkung von Musik 33

Verantwortung, musikalische 240
Vergewaltigung, akustische 54
Verhaltenstherapie 192
Verhaltensweisen
– archetypische 164
– kindliche 23
Verknüpfungen, dentritische 93
Verlauf der Hörbahn 79ff.
Verlustsituation, emotionale 264
Vertrauensarbeit 236, 275f.
Videoaufzeichnungen 50, 92

Volkslieder 66
Vorgehensweise, prozeßorientierte 55

Wahrnehmung
– analytische 35
– des Klangs 275
– Einschränkung der 47
– Hören als Teil der 71 ff.
– Lernprozesse in der 249
– Störungen der 245
Wahrnehmungsraum, dreidimensionaler 223
Walkman hören 53f.
Wechsel, rhythmische 138
Weck- und Warnorgane 22
Widerstandsphänomene 213
Wiederholungen, rhythmische 138f.
Wirkung des gesprochenen Wortes 24
Wirkungsforschung, musikalische 26
Wissenschaftskategorien, neue 57
Wortklangerinnerung 79

Zeitkunst der Musik 112
Zentralnervensystem 72, 91, 93
Zusammenhang Instrument – Körper 129
Zustände, assoziativ-traumartig 46

LESEN & WISSEN

Das eigene ICH besser verstehen

K.L. Ablow
Im Labyrinth der Seele
Psychische Störungen
erkennen und behandeln
192 S., 10 Abb.
DM 39,80 / SFr 37,50 / ÖS 291,–
ISBN 3-89373-317-5

S. Breton
Die Entdeckung der Sorglosigkeit
Denkgewohnheiten ändern
und das Leben genießen
lernen
136 S., 6 Abb.
DM 24,80 / SFr 23,80 / ÖS 181,–
ISBN 3-89373-337-X

R. Diekstra
Schritte zum Selbst
Die eigene Persönlichkeit
verstehen
240 S.
DM 36,– / SFr 34,10 / ÖS 263,–
ISBN 3-89373-273-X

D. Ohm
Psyche, Verhalten und Gesundheit
Innere und äußere Einflüsse
auf unsere Gesundheit.
Das Erkennen eigener Stärken
und Schwächen. Die persönliche Gesundheitsbilanz
verbessern
118 S., 13 Abb.
DM 24,80 / SFr 23,80 / ÖS 181,–
ISBN 3-89373-111-3

H. Rheinz
Die manipulierte Seele
An den Grenzen des
Bewußtseins
220 S., 18 Abb.,
DM 44,– / SFr 41,30 / ÖS 321,–
ISBN 3-89373-303-5

TRIAS Verlag
Rüdigerstraße 14
70469 Stuttgart
Tel. 07 11 / 89 31-0
Fax 07 11 / 89 31-563

Preisänderungen und
Irrtum vorbehalten.

||| TRIAS

dialog und praxis

Psychologie Analyse Therapie

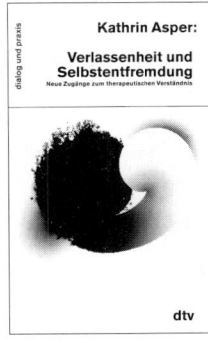

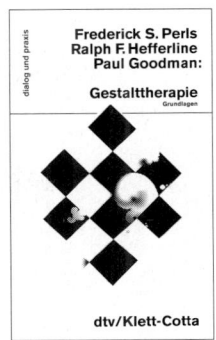

Kathrin Asper:
Verlassenheit und Selbstentfremdung
Neue Zugänge zum therapeutischen Verständnis
dtv 35018

Verena Kast:
Wege aus Angst und Symbiose
Märchen psychologisch gedeutet
dtv 35020

Mann und Frau im Märchen
Psychologische Deutung
dtv 35001

Familienkonflikte im Märchen
Psychologische Deutung
dtv 35034

Wege zur Autonomie
Märchen psychologisch gedeutet
dtv 35014

Frederick S. Perls:
Das Ich, der Hunger und die Aggression
Die Anfänge der Gestalt-Therapie
dtv/Klett-Cotta
15050

Frederick S. Perls, Ralph F. Hefferline, Paul Goodman:
Gestalttherapie Grundlagen
dtv 35010

Gestalttherapie Praxis
dtv/Klett-Cotta
35029

Jean Piaget:
Das Weltbild des Kindes
dtv/Klett-Cotta
35004

Das Erwachen der Intelligenz beim Kinde
dtv/Klett-Cotta
15098

Jean Piaget:
Die Psychologie des Kindes
dtv/Klett-Cotta
35030

Peter Schellenbaum:
Die Wunde der Ungeliebten
Blockierung und Verlebendigung der Liebe
dtv 35015

Tanz der Freundschaft
Eine ungewöhnliche Annäherung an das Wesen der Freundschaft
dtv 35067

Claude Steiner:
Wie man Lebenspläne verändert
Das Skript-Konzept in der Transaktionsanalyse
dtv 35053

Man hört nur, was man weiß

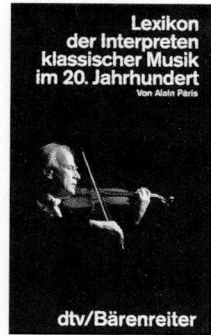 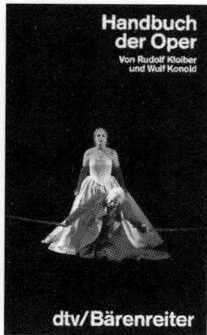 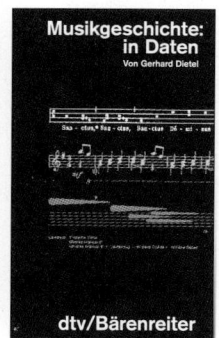

Alain Pâris:
Lexikon der Interpreten klassischer Musik im 20. Jahrhundert
dtv/BVK 3291

Ein umfassendes, zuverlässiges und aktuelles Lexikon für alle Liebhaber klassischer Musik: 2352 Biographien von Sängern, Instrumentalisten und Dirigenten, 615 Einträge zu Opernhäusern, Chören, Symphonieorchestern und Kammermusikensembles. Register mit rund 6000 Musikernamen, geordnet nach Instrument oder Stimmlage. Register der Orchester und Ensembles.

Rudolf Kloiber
Wulf Konold:
Handbuch der Oper
dtv/BVK 3297

Ein unentbehrliches Nachschlagewerk für alle Opernfreunde: das klassische Opernrepertoire in 270 ausführlichen Werkbeschreibungen, nach Komponisten geordnet. Es informiert über Handlung, Schauplätze und Spieldauer, über Solisten, Stimmfächer und Orchesterbesetzung, über die Textdichtung und den historischen Hintergrund. Anhang: Besetzungsfragen, historisch-stilistische Entwicklung der Oper, Literaturhinweise, Titelregister

Gerhard Dietel:
Musikgeschichte in Daten
dtv 3321/BVK 1174

Die ›Musikgeschichte in Daten‹ ist ein einzigartiges Nachschlagewerk: Die Werke der abendländischen Musikgeschichte werden in chronologischer Reihenfolge dargestellt. Die rund 3000 Einträge reichen vom 2. Jahrhundert bis 1993 und erläutern Entstehung, Überlieferung, Stil und Kompositionen. Mit Einführungen in die Epochen der Musikgeschichte und Personenregister.

Wer mehr liest, hört mehr

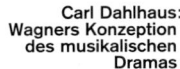

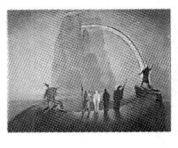

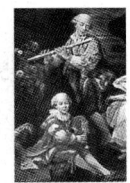

Wolf Burbat
Die Harmonik des Jazz
dtv 4472 / BVK 855

Carl Dahlhaus
Wagners Konzeption des musikalischen Dramas
Mit Notenbeispielen
dtv 4538 / BVK 4538

Alfred Dürr
Die Kantaten von Johann Sebastian Bach
Mit ihren Texten
dtv 4431 / BVK 4431
(2 Bände)

Alfred Dürr
Die Johannes-Passion von Johann Sebastian Bach
Entstehung, Überlieferung, Werkeinführung
dtv 4476 / BVK 4476

Clemens Kühn
Formenlehre der Musik
dtv 4460 / BVK 4460

Diether de la Motte
Harmonielehre
dtv 4183 / BVK 4183

Diether de la Motte
Kontrapunkt
Ein Lese- und Arbeitsbuch
dtv 4371 / BVK 4371

Diether de la Motte
Melodie
Ein Lese- und Arbeitsbuch
dtv 4611 / BVK 1173

Mozart
Dokumente seines Lebens
Herausgegeben von O. E. Deutsch und Joseph Heinz Eibl
dtv 2927 / BVK 2927

Mozarts Bäsle-Briefe
Herausgegeben und kommentiert von Joseph Heinz Eibl und Walter Senn
dtv 4323 / BVK 4323

Johann Joachim Quantz
Versuch einer Anweisung, die Flöte traversière zu spielen
Reprint der Ausgabe von 1752
dtv 4900 / BVK 1048

Peter Schleuning
Johann Sebastian Bachs ›Kunst der Fuge‹
Ideologien – Entstehung – Analyse
dtv 4585 / BVK 1050

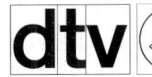

Lesend erleben, was hinter den Tönen und Klängen steckt

Die 9 Symphonien Beethovens
Entstehung, Deutung, Wirkung
Im Auftrag des Bayerischen Rundfunks
herausgegeben von Renate Ulm

Vorwort von Lorin Maazel

dtv/Bärenreiter

Beethovens Symphonien kann man nicht »unverändert in der Seele, ohne Ergriffenheit und Aufschwung, ohne Schrecken und Scham oder Trauer, ohne Weh oder Freudenschauer« anhören – so umschrieb Hermann Hesse, was heute unverändert gilt: Beethovens neun Symphonien, uraufgeführt zwischen 1800 und 1824, faszinieren Hörer und Konzertbesucher auch in unseren Tagen, u.a. durch den großen Konzertzyklus des Bayerischen Rundfunks unter Leitung von Lorin Maazel. Aus diesem Anlaß haben elf Autoren, darunter so namhafte Musikwissenschaftler wie Egon Voss, Martin Geck und Peter Rummenhöller, jede einzelne der neun Symphonien durchleuchtet.
Der Leser erfährt die Entstehungsgeschichte im biographisch-historischen Umfeld, wird in die Werkanalyse und die ästhetischen Aspekte eingeführt. Er kann lesend miterleben, was hinter den Tönen und Klängen steckt. Jeder der Beiträge ist ergänzt durch Briefzitate Beethovens, Kritiken der Uraufführungen und zeitgenössische Bildnisse. Das Vorwort des Dirigenten Lorin Maazel gibt einen Einblick in die moderne Aufführungspraxis.

Originalausgabe
208 Seiten mit
9 Beethoven-Porträts
dtv 30458
BVK 1205
Erscheint im
Dezember 1994

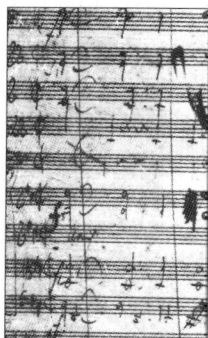

Beethovens Notenhandschrift

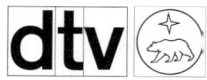

Die Geheimnisse der Genies

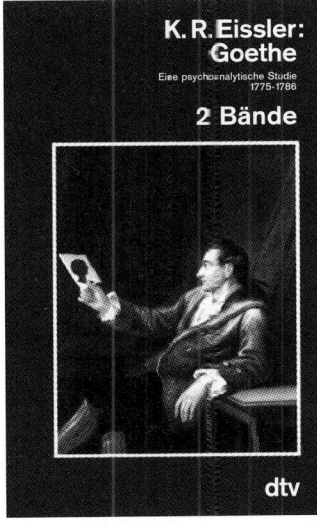
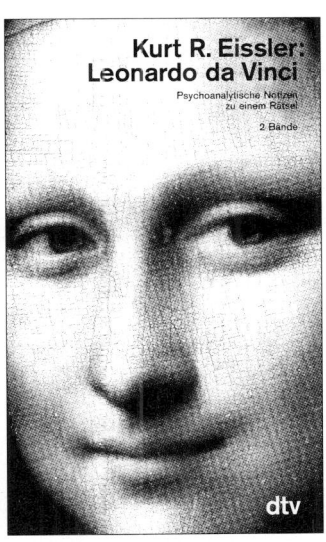

Kurt R. Eissler:
Goethe
Eine psychoanalytische Studie
1775-1786
2 Bände / dtv 4457

»Die psychoanalytische Studie liest sich weithin wie eine ›normale‹ Biographie, nur daß ihr Scharfsinn, ihr Einfühlungsvermögen, ihre Genauigkeit und Materialfülle das normale Maß weit überschreiten.«
Thomas Anz

»Das wichtigste, klügste und resultatreichste psychologische Werk über Goethe.«
Peter von Matt

Kurt R. Eissler:
Leonardo da Vinci
Psychoanalytische Notizen zu einem Rätsel
2 Bände im Schuber
dtv 59026
Für dieses Buch erhielt der renommierte Psychoanalytiker den Sachbuchpreis der Süddeutschen Zeitung 1993.

»Anregend und profund zugleich, dazu in Abschnitten leicht zu lesen, geht diese Analyse Leonardos, eines der begabtesten und undurchdringlichsten Menschen überhaupt, weit über das Fachbuch hinaus.«
Günter Metken

Who's who
Von Abraham, Kassandra, Hamlet und Schneewittchen

Who's who in der antiken Mythologie

An die 800 Figuren aus der griechischen und römischen Antike - ihre Geschichten sowie ihr Fortleben in bildender Kunst und Literatur.
dtv 30362

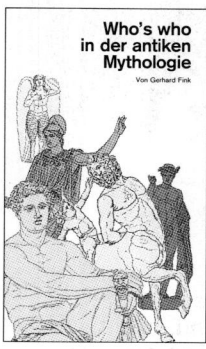

Who's who in der Bibel

Die Geschichten von mehr als 450 biblischen Gestalten und ihr Nachleben in Kunst und Literatur.
dtv 30012

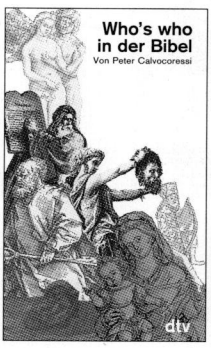

Who's who bei Shakespeare

Alles was man über Hamlet & Co. wissen muß. Informatives und Unterhaltsames zu über 300 Figuren: Frauen und Männern, Königen und Schurken, Göttern und Geistern.
dtv 30463

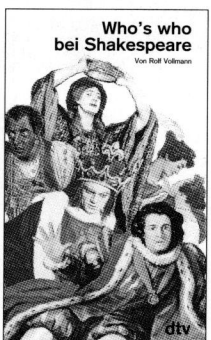

Who's who im Märchen

Über 330 Gestalten - ihre Geschichten und Deutungen sowie Parallelen zu Figuren anderer Märchentraditionen.
dtv 30503

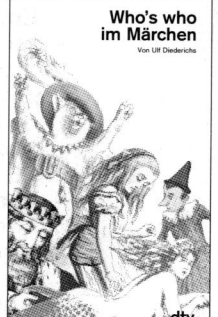

›Vom Glück, mit der Natur zu leben‹

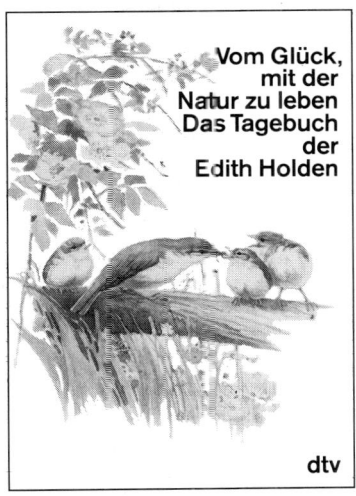

dtv 30049

dtv 30027

Naturbeobachtungen aus dem Jahre 1906. Mit zahlreichen farbigen Illustrationen. Blatt für Blatt dieses Tagebuches zeugt von Edith Holdens Liebe zur Natur und ihrer Begabung, das Erlebte empfindungsreich zu vermitteln.

Es war eine Sensation in England, als man 1988, zehn Jahre nach dem Welterfolg ihres ersten, Edith Holdens zweites, aber früheres Naturtagebuch aus dem Jahr 1905 entdeckte, dessen Authentizität durch Sotheby zweifelsfrei festgestellt wurde. Auch diese Aufzeichnungen enthalten meisterhafte Aquarelle.

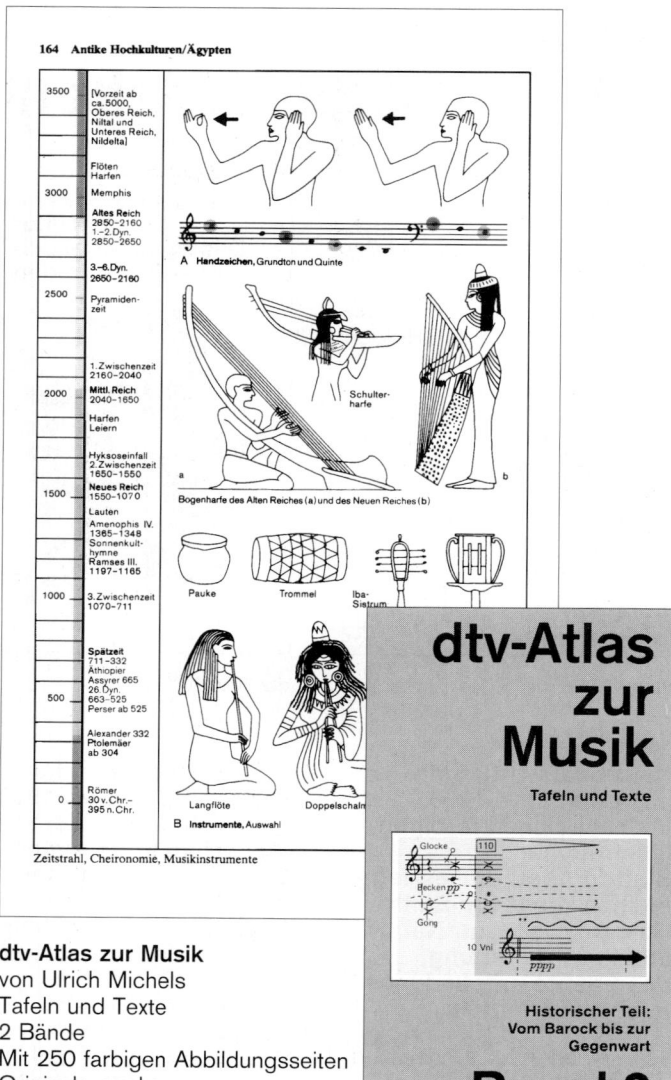

dtv-Atlas zur Musik
von Ulrich Michels
Tafeln und Texte
2 Bände
Mit 250 farbigen Abbildungsseiten
Originalausgabe
dtv 3022 / 3023